皮肤病经方集

主 编 李婷婷

东南大学出版社
SOUTHEAST UNIVERSITY PRESS
·南京·

内容简介

　　本著的编撰源于众多的史料、典籍及相关文献资料。全著分为上下两篇；上篇包含三章，下篇由十三章构成。在《圣济总录》《普济方》《外科大成》等古典医学巨著中，我们精心挑选了近千首治疗皮肤病的传统药方，并根据现代皮肤病的分类，如病毒性、细菌性、真菌性、变态反应性、物理性、红斑鳞屑性、结缔组织病、血管炎性、皮肤附属器疾病、色素障碍性疾病、遗传性皮肤病以及皮肤肿瘤和传播性皮肤病等病症，进行了细致的归类。众多方剂已在临床实践中得到广泛应用，例如紫草膏和青黛散等药膳。每个方剂都从其方源、组成、主治、用法四个方面内容进行了详细的介绍和使用总结。

　　本著编撰取之原著、尊重原著，保留了原始方剂、药材和制法，语言通俗易懂，不仅具有显著的临床应用价值和研究价值，而且具有重要的收藏意义。此外，它还为中医药业在皮肤病治疗领域的科学研究和产品开发提供了重要的参考依据。

图书在版编目（CIP）数据

皮肤病经方集 / 李婷婷主编. -- 南京 ：东南大学出版社，2024.12. -- ISBN 978-7-5766-1685-9

Ⅰ. R289.2

中国国家版本馆 CIP 数据核字第 202448AD69 号

策划编辑：陈　跃　　责任编辑：胡　炼　　封面设计：顾晓阳　　责任印制：周荣虎

皮肤病经方集　Pifubing Jingfangji

主　　编：李婷婷	
出版发行：东南大学出版社	
出 版 人：白云飞	
社　　址：南京四牌楼 2 号　邮编：210096　电话：025-83793330	
网　　址：http://www.seupress.com	
电子邮件：press@seupress.com	
经　　销：全国各地新华书店	
印　　刷：南京玉河印刷厂	
开　　本：700mm×1000mm　1/16	
印　　张：15.25	
字　　数：317 千字	
版　　次：2024 年 12 月第 1 版	
印　　次：2024 年 12 月第 1 次印刷	
书　　号：ISBN 978-7-5766-1685-9	
定　　价：106.00 元	

本社图书若有印装质量问题，请直接与营销部联系。电话（传真）：025-83791830。

前　言

皮肤病，种类繁多，病因复杂，治疗棘手，常给患者带来身心双重痛苦。千百年来，医者们在探索皮肤病的诊疗之路上，积累了丰富的经验与智慧。为了传承这些宝贵的医学成果和遗产，并助力现代皮肤病学的发展，我们特汇编了这部《皮肤病经方集》。

本书在总结前人工作的基础上，汇集了古今中外的皮肤病治疗良方，既有古代医家的经典方剂，也有现代医学的创新疗法。我们深入挖掘了传统医学的精髓，同时结合现代医学的研究成果，力求呈现一个全面、系统、实用的皮肤病治疗方案集。

书中按现代医学病名对治疗皮肤病的方剂进行分类、归纳、整理，注重方剂的实用性和可操作性，力求让每一位读者都能从中"受益"。每个方剂都附有详细的解释和用法，以方便读者理解与应用。

我们深知，皮肤病的治疗并非一蹴而就，需要医患双方的共同努力和耐心。因此，我们希望这部《皮肤病经方集》能够成为广大医者和患者朋友的"良师益友"，为皮肤病的防治贡献一份力量。

最后，我们要感谢所有为本书编写付出辛勤劳动的同仁们，感谢他们对皮肤病学事业的热爱与执着。同时，也感谢广大读者的支持与厚爱，希望本书能够为您带来实实在在的帮助。

愿《皮肤病经方集》成为您探索皮肤病治疗之路的明灯，为您的健康保驾护航。

备注：1. 本书中所包含涉及虎骨、穿山甲、鹳等当前国家保护动物的方子，本书仅保留原组方用药思路，必要时采用同功效药物进行代替。2. 本书组方中所涉及的罂粟因是制取毒品的主要原料，所以受到严格管控。水银因为毒性很强，使用也受到严格的限制。紫河车，由于伦理等诸多问题，其使用也在被不断规范。麝香由于麝类动物是保护动物，天然麝香的来源受到严格监管，现在很多是人工麝香在使用。

目　录

1

下　篇

下　篇

上 篇

第一章　皮肤病概述

　　早在古代，人们就开始对皮肤疾病有所认识和记载。随着医学科学的进步，在19世纪中叶，皮肤病学逐渐形成真正的独立学科。皮肤病学是皮肤性病学的一个重要分支，主要研究皮肤及其附属器的科学，其内容不仅包括皮肤及附属器的正常生理结构和功能，还涉及了各种皮肤及附属器相关疾病的病因、发病机制、临床表现、诊断、鉴别诊断、治疗及预防等。

　　皮肤覆盖于人体表面，是人体最大的器官，也是人体的第一道免疫防线的重要组成部分，它具有屏障、分泌、吸收、排泄、感觉、体温调节、免疫等重要的生理功能，并参与机体的各种生理活动。皮肤病种类繁多，病因复杂，主要包括感染性皮肤病、炎症性皮肤病、自身免疫性皮肤病、肿瘤性皮肤病等。皮肤病的常见症状多种多样，包括但不限于：皮肤瘙痒、疼痛、红斑、丘疹、水疱、糜烂、溃疡、脱屑、苔癣、色素沉着或减退等。此外，某些皮肤病还可能导致皮肤结构的改变，如皮肤硬化、肿胀、萎缩等。随着研究的深入，人们发现皮肤疾病的发生与遗传、环境、免疫等多种因素密切相关，总体可以归纳为内因和外因。内因主要包括遗传、免疫、内分泌、代谢等；外因则包括感染、物理刺激（如紫外线、热、冷）、化学刺激（如药物、化妆品）、过敏原等。其中遗传因素决定了个体对某些疾病的易感性；细菌、病毒、真菌等病原体感染是皮肤病的主要原因；其他如紫外线、化妆品等可诱发和加重某些皮肤病；免疫系统在皮肤病和性病的发病过程中也起着重要作用。此外，精神压力、生活习惯、环境因素等也可能成为皮肤病的诱因。皮肤病的诊断通常要结合患者的病史、临床表现、体格检查和实验室检查。常见的实验室检查包括皮肤活检、真菌培养、过敏原检测等。

　　随着医学技术的不断发展与创新，社会上涌现了许多新型的治疗皮肤病的方法。如窄谱紫外线在治疗银屑病和白癜风等难治性皮肤病方面已经取得了显著的效果[1]，为众多难治性皮肤病患者带来了新的希望。与时俱进，皮肤美容学领域近年来也取得了显著的进步，各种创新技术层出不穷，如强脉冲光、射频以及激光非剥脱技术、肉毒素除皱[2,3]、果酸换肤[4,5]等在临床上得到广泛应用，为改善人们的皮肤质量提供了更多选择。此外，分子生物学技术在皮肤病中的应用已经取得了显著的进展。众所周知，自1986年以来，科学家们提出皮肤免疫系统，随着研究的深入，非特异性免疫和特异性免疫的概念逐渐明确并得到进一步完善。非特异性免疫是指人体先天具有的、对多种病原体都有防御作用的免疫，也称为先天免疫或固有免疫。这种免疫的特点是先天性地对多种病原体都有一定的防御作用。特异性免疫是指人体经后天感染或人工预防接种而使机体获得的抵抗感染的能力，也称为获得性免疫或适应性免疫，特点是只针对某一特定的病原体或异物起防御作用，具有特异性。随着现代医学、免疫学和生物学的不断发展，研究者们不断深入探索皮肤免疫系统中各种免疫活性细胞、免疫效应物质的结构和功能，并取得诸多成果。这些技术为人们更深入地了解皮肤病的发生、发展提供了有力的工具，并为皮肤疾病的预防、诊断和治疗提供了新的方向。对于探究免疫相关疾病，如结缔组织病、自身免疫性大疱性皮肤病等的发病机制具有重要启示作用，也为研发新型治疗手段奠定了理论和实践基础。

第二章　现代医学对皮肤病的治疗

皮肤性病发病机制复杂，涉及遗传因素、免疫系统、微生物感染、物理化学因素、内分泌功能紊乱、心理神经因素、环境污染，以及药物和食物过敏等诸多方面。皮肤病与性病形态学个体差异大，相同疾病临床表现会有差异，类似的临床表现又有可能是不同疾病导致的。鉴于皮肤性病发病机制的复杂性和多样性，皮肤性病学工作者面临和承担着巨大的挑战和责任，要时刻保持对新知识、新技术和新方法的关注和学习，善于从多个角度思考，寻找其最佳的解决方案。同时，也要勇于尝试新的治疗方法和手段，为患者提供更为安全、有效和满意的治疗。随着医学科学的快速发展，皮肤病的诊疗技术也在不断进步。现代医学涵盖了诊断学、药物治疗、手术治疗、医学影像、康复医学、预防医学、公共卫生和生物医学等多个方面。这些领域的相互融合和发展为疾病的预防、诊断和治疗提供了更加全面有效的措施。我们将现代医学对皮肤病的常见治疗方法归纳如下。

1. 药物治疗

皮肤病的治疗方法多种多样，其中药物治疗是最常见且有效的方法之一。可以根据不同的皮肤病类型和严重程度，选择局部外用和系统用药两种方式。以下将简述外用药物的种类、剂型，外用药物用药原则及系统药物治疗的种类、作用机制。

1) 外用药物的种类

皮肤病外用药物是皮肤科治疗的重要组成部分，根据药物的作用机制和成分，可以将它们分为以下几类。

（1）抗生素类药：抗生素类药物主要用于由细菌引起的皮肤病，如脓疱病、毛囊炎、疖肿等。常见的抑菌药有红霉素软膏、夫西地酸乳膏等。可以抑制细菌的生长和繁殖，从而减轻炎症和感染症状。

（2）抗病毒药：主要用于治疗由病毒引起的皮肤病，如带状疱疹、单纯疱疹等。常见的抗病毒药有阿昔洛韦乳膏、喷昔洛韦乳膏等。可以抑制病毒的复制，从而减轻病毒对皮肤的损害。

（3）抗真菌药：主要用于治疗由真菌引起的皮肤病，如头癣、手足癣、体癣等。常见的抗真菌药有酮康唑乳膏、特比萘芬乳膏等。可以抑制真菌的生长和繁殖，从而减轻真菌感染的症状。

（4）糖皮质激素软膏：是一类具有抗炎和免疫抑制作用的药物，临床上被广泛用于治疗各种炎症性皮肤病，如湿疹、皮炎等。常见的糖皮质激素软膏有氢化可的松乳膏、地塞米松乳膏、糠酸莫米松乳膏、复方丙酸氯倍他索乳膏等。但需要注意的是，长期使用或滥用糖皮质激素软膏可能导致皮肤屏障受损、皮肤萎缩、毛细血管扩张等不良反应。

（5）非甾体类抗炎软膏：主要用于治疗轻至中度的炎症性皮肤病，如痤疮、玫瑰痤疮等。常见的非甾体类抗炎软膏有双氯芬酸二乙胺凝胶、布洛芬乳膏、吲哚美辛乳膏等，该类药物可以通过抑制炎症反应来减轻皮肤的红肿和疼痛。

（6）维生素 D3 衍生物药膏：主要用于治疗某些免疫性皮肤病，如银屑病、鱼鳞病等。常见的维生素 D3 衍生物药膏有卡泊三醇软膏、他卡西醇软膏等。可以通过调节免疫反应和改善皮肤细胞的代谢来减轻皮肤症状。

（7）中药药膏：是以中药为主要成分制成的外用药物，常用于治疗各种皮肤病。中药药膏的成分复杂，作用机制多样，可以根据不同的皮肤病选择合适的药膏。常见的中药药膏有黄连膏、青黛膏、青鹏软膏，神农百草膏等。这些药物可以通过清热解毒、活血化瘀、养血润燥等作用来改善皮肤症状。

以上是皮肤病外用药物的主要种类，每类药物都有其特定的作用机制和适应症。在使用这些药物时，应根据患者的具体病情选择和使用，以确保药物的有效性和安全性。

2）外用药物的剂型

皮肤科外用药物在治疗各种皮肤病中起着重要作用。根据不同的治疗需求和皮肤状况，有多种剂型可供选择。以下是常见的皮肤科外用药物剂型及其特点。

（1）溶液剂：是将药物溶解在溶剂中形成的液体剂型。它们通常用于湿敷或涂抹，可以迅速渗透到皮肤深层，发挥治疗作用。溶液剂通常适用于急性炎症、渗出性皮肤病。

（2）洗剂：是含有药物的液体，用于洗涤或涂抹患处。洗剂通常含有清洁剂或收敛剂，能够去除皮肤表面的污垢和分泌物，同时发挥治疗作用。洗剂适用于湿疹、皮炎等皮肤病。

（3）软膏剂：是将药物与油脂性基质混合制成的半固体剂型。它们通常用于涂抹患处，可以在皮肤上形成一层保护膜，保持皮肤湿润，促进药物吸收。软膏剂适用于干燥、皲裂性皮肤病。

（4）乳膏剂：是将药物与水溶性或油溶性基质混合制成的半固体剂型。乳膏剂既具有油性的滋润作用，又具有一定的水溶性，易于涂抹和洗去。乳膏剂适用于多种皮肤病，特别是需要同时保湿和治疗的情况。

（5）霜剂：霜剂与乳膏剂类似，但质地更轻盈，易于涂抹和吸收。霜剂通常含有水性和油性成分，可以在皮肤上形成一层保护膜，同时具有滋润和治疗作用。霜剂适用于多种皮肤病，尤其是轻度至中度炎症性皮肤病。

（6）贴剂：是将药物与粘性基质结合制成的剂型，可以黏附在皮肤上，持续释放药物。贴剂适用于需要长时间治疗的慢性皮肤病，如银屑病、神经性皮炎等。

（7）喷雾剂：是将药物与适当溶剂混合，通过喷雾装置形成微小颗粒，喷洒在皮肤上的剂型。喷雾剂适用于需要快速起效或大面积治疗的皮肤病，如荨麻疹、瘙痒症等。

总结来说，皮肤科外用药物的剂型多样，每种剂型都有其独特的特点和适用范围。在选择合适的剂型时，应根据患者的具体情况、皮肤状况和治疗需求进行综合考虑。

3）外用药物的治疗原则

外用药物治疗是皮肤病治疗的重要手段，以下是外用药物治疗的用药原则：在使用外用药物之前，必须详细询问患者病史和体格检查，明确疾病的类型和阶段。正确选择外用药物的种类：如真菌性皮肤病可选抗真菌类药物，细菌感染性皮肤病可选抗生素类药物，超敏反应性疾病宜选择抗组胺药及糖皮质激素等。正确选择外用药物的剂型：如急性皮炎仅有红斑、丘疹者可选用粉剂或者洗剂；炎症较重出现糜烂、渗出较多时可选用溶液湿敷，例如硼酸溶液；慢性皮炎可选用乳剂、软膏、硬膏等。此外选择适当的药物浓度、适当的使用频率。在使用外用药物时，应密切观察患者的反应，如出现红肿、瘙痒、刺痛等不良反应，应及时停药观察并咨询医生。在使用外用药物期间，患者应定期复诊，积极反馈药物使用情况，以便医生评估疗效和不良反应，及时调整治疗方案。遵循以上原则，可以确保外用药物治疗的有效性和安全性，提高治疗效果，减少不良反应的发生。

4）系统药物治疗

系统用药指的是通过口服或注射的方式，将药物输送到全身，以达到治疗皮肤病的目的。以下是常见的皮肤病系统用药及其作用机制。

（1）抗生素：该类药物主要用于治疗由细菌引起的皮肤病，如脓疱病、疖、痈等。抗生素通过不同的机制来抑制或杀灭细菌，从而治疗各种由细菌引起的感染性疾病。常见的抗生素有青霉素、头孢菌素、四环素等。

（2）抗组胺药：抗组胺药临床上被广泛用于治疗过敏性皮肤病，如荨麻疹、湿疹、接触性皮炎等。抗组胺药物能够抑制肥大细胞脱颗粒，进而减少组胺的释放，且与组胺 H1 受体竞争性结合，从而使组胺无法与其受体结合。从而减轻过敏反应引起的红肿、瘙痒等症状。常见的抗组胺药有氯苯那敏、氯雷他定、西替利嗪等。

（3）糖皮质激素：是一种具有广泛抗炎作用的药物，可用于治疗多种皮肤病，如湿疹、接触性皮炎、银屑病等。它能够抑制炎症反应，减轻红肿、瘙痒等症状。使用方法应根据不同疾病及个体情况决定糖皮质激素的剂量和疗程。一般成人用量泼尼松 30 mg/d 以下为小剂量，用于较轻病症（如接触性皮炎、多形红斑、急性荨麻疹等）；泼尼松 30～60 mg/d 为中等剂量，多用于自身免疫性皮肤病（如系统性红斑狼疮、皮肌炎、天疱疮、大疱性类天疱疮等）；泼尼松 60 mg/d 以上为大剂量，一般用于较严重患者（如严重系统性红斑狼疮、重症天疱疮、重症药疹、中毒性大疱性表皮松解症等）。冲击疗法为一种超大剂量疗法，主要用于激素常规治疗无效的危重患者如狼疮性脑病等。

（4）免疫抑制剂：免疫抑制剂是一类能够抑制或减弱机体免疫应答反应的药物，常用于治疗各种自身免疫性疾病和某些过敏反应。在皮肤病领域，免疫抑制剂也发挥着重要作用。主要用于治疗免疫性皮肤病，如银屑病、白癜风、系统性红斑狼疮等。这类药物能够抑制免疫系统的过度反应，从而减轻皮肤病的症状。常见的免疫抑制剂有环孢素 A、甲氨蝶呤、硫唑嘌呤等。这类药物需要在医生的指导下使用，因为长期使用可能会有一定的副作用。

总的来说，不同的药物具有不同的作用机制和副作用，应根据患者的具体病情选择合适的系统用药。同时，也需要注意系统药物的副作用和依赖性问题，避免长期滥用导致免疫功能紊乱。进行系统药物治疗时，患者应定期接受医生的评估和调整治疗方案，确保用药的安全性和有效性。

2. 物理治疗

物理治疗是通过物理手段对皮肤疾病进行治疗的方法。常见的物理治疗方法包括以下几种。

（1）冷冻疗法：常用的冷冻剂为液氮，利用低温作用于病变组织，使之变性坏死以达到治疗的目的。其适应证主要包括良性的皮肤病。

（2）激光疗法：属于物理治疗，激光治疗是利用激光的特定波长，对皮肤病变组织进行精确治疗。激光的种类有很多，根据工作介质的不同，可以分为气体激光、固体激光、液体激光、半导体激光，以及光纤激光。其中，常见的气体激光有二氧化碳激光，它可以使靶组织汽化达到治疗的目的，主要用于治疗一些良性的增生性疾病，如色素痣、疣等皮肤良性赘生物。固体激光如调 Q 激光，对色素性疾病如雀斑、黄褐斑、咖啡牛奶斑有很好的治疗效果。液体激光主要是脉冲染料激光，对于一些血管性疾病如鲜红斑痣、海绵状血管瘤、毛细血管扩张等有良好的治疗效果。半导体激光则主要用于脱毛，使毛囊萎缩，毛发脱落。光纤激光中的光纤点阵激光可以用于瘢痕的治疗。另外，根据能量输出方法的不同，激光又可以分为连续性、半连续性和脉冲激光。其中，二氧化碳激光属于连续输出的激光，它可以去除良性角化性皮肤疾病。而调 Q 强脉冲激光则属于脉冲激光，能精准地把握能量。

（3）光疗法：作为一种利用光线辐射能治疗疾病的物理方法，其历史可追溯至公元 2 世纪。随着科技的进步，光疗的方法也在不断发展和完善，目前在临床上被广泛应用，主要包括紫外线疗法、可见光疗法、红外线疗法。其中，可见光疗法在皮肤科中较为常用，主要利用红光、蓝光和黄光的不同特性来治疗各种皮肤问题。如红光疗法：红光的波长范围为 620～760 nm，具有强的穿透能力，可达真皮层，有抑制皮肤炎症、加快创面愈合、改善光老化、抵抗紫外线及皮肤屏障修复等作用。临床上常被用于抗炎、促进组织修复、痤疮、带状疱疹、单纯疱疹等治疗。蓝光疗法：蓝光波长范围为 400～500 nm，其穿透能力相对较弱，主要作用于表皮层。具有抗菌、抑制油脂分泌、消炎、促进新陈代谢等作用，主要应用于痤疮的治疗。黄光疗法：黄光波长范围为 570～590 nm，可达到真皮层，具有抗炎、促进皮肤屏障修复的作用。同时可以激活皮肤浅表细胞的活性，降低皮肤对外界光线、冷热刺激的敏感性。主要用于玫瑰痤疮、面部过敏、激素依赖性皮炎、接触性皮炎、敏感肌的舒缓治疗等。此外，还有光动力疗法，是一种光敏药物联合特定波长的光来治疗疾病的方法。光敏性药物选择性地聚集在病灶组织中，在特定波长的光照射下，能吸收光的能量并产生自由基等细胞毒性物质杀伤病变细胞。这种疗法对靶组织具有选择性，可以减少对正常组织的损伤[6]。与传统的手术、放疗和化疗相比，光动力疗法具有创伤小、选择性好、副作用少等优点。已被广泛应用于治疗皮肤肿瘤、癌前病变、中重度痤疮[7]、增生性皮肤疾病和血管性疾病等。总之，物理治疗适用于多种皮肤病，临床应用广泛。

3. 手术治疗

对于某些严重或顽固的皮肤病，手术治疗可能是必要选择。尤其病理活组织检查在皮肤疾病及皮肤肿瘤诊断与治疗中具有重要作用。通过病理检查可明确皮肤疾病病理状态、累及皮肤的层次、肿瘤的性质、评估肿瘤分期、指导后续治疗，有助于提高患者确诊率及疗效。手术方法包括手术切除、植皮、皮瓣转移等，可适用于如基底细胞癌、鳞状细胞癌、黑色素瘤等皮肤肿瘤的治疗。手术疗法虽然有创，但它在很多情况下都能达到更为彻底的治疗效果。

4. 免疫疗法

免疫疗法是通过调节人体免疫系统来治疗皮肤病的方法。常用的免疫疗法包括生物制剂治疗和免疫细胞治疗。在皮肤病的治疗中，生物制剂治疗尤为突出，为皮肤病的治疗提供了一种全新的、有效的手段。生物制剂是利用生物技术来合成单克隆抗体或者部分融合蛋白，能靶向作用于疾病发病过程中的某些致病因子，从而实现快速、精准、高效的治疗目的。它属于靶向治疗的内容，能较精准地破坏靶目标，属于精准治疗的一种方式。可以通过调节特定靶点来调节免疫反应[8]、抑制炎症等方式来治疗皮肤病。

5. 中医治疗

中医治疗皮肤病具有悠久的历史和丰富的经验。中医认为，皮肤病的发生与发展往往与人体内在环境失衡有关，因此在治疗过程中，中医强调从整体出发，通过调整气血、脏腑功能等，增强机体的抵抗力，从根本上改善皮肤病的症状。辨证论治是中医的核心思想，即针对每个患者的具体情况进行个性化治疗。其独特的治疗理念和方法在许多情况下为患者提供了有效的治疗方案。中医治疗皮肤病的方法多样，主要包括中药内服、中药外用[9]、针灸[10]、拔罐、药浴[11-13]等。这些治疗方法各有特色，可以根据患者的病情和体质进行灵活组合，通常中医治疗对于慢性皮肤病和顽固性皮肤病的治疗具有较好的效果。

综上所述，现代医学对皮肤病的治疗手段多样，包括药物治疗、物理治疗、手术治疗、免疫及生物治疗，以及中医治疗等。目前大部分皮肤疾病的治疗是建立在西医理论基础上的，西医借助先进的医疗技术，如影像学检查［如普通 X 光射影、超声、核磁共振成像（Magnetic Resonance Imaging，MRI）、计算机断层扫描（Computed Tomography，CT）］、实验室检查（如血常规、生化分析、免疫等），以及病理学检查等。可以为医师提供大量关于患者生理和病理状态的信息，有助于医生更准确地判断疾病的性质、发展阶段和预后。

精准医疗和免疫治疗可以说是未来皮肤病学领域的重要发展方向之一。精准医疗是一种新型的医疗概念与医疗模式，它整合了现代科技手段与传统医学方法，将根据个体的基因组、蛋白质组等信息，精确找到疾病的原因和治疗靶点，最终实现对疾病进行精准分类和诊断、对特定患者进行个性化精准治疗的目的，提高疾病诊治与预防的效益。免疫治疗又称免疫疗法，是指通过激活或调节机体免疫系统来对抗疾病的一种治疗方法。旨在增强或恢复机体免疫系统的功能，使其能够更好地识别和攻击病原体、肿瘤细胞等。免疫治疗的方法有很多，包括使用免疫调节剂、免疫细胞治疗、疫苗等。免疫治疗的优点在于其具有高度的特异性和针对性，能够精确地攻击目标，减少对正常组织的损伤。精准医疗和免疫治疗将我们带入一个关于皮肤免疫系统的微观世界。本书通过研究和归纳总结皮肤病学最新研究进展，相信可以为皮肤科各位同仁带来一些启发和借鉴。

在皮肤血管炎的研究中发现，皮肤血管炎发病机制可分为免疫性和非免疫性，其中免疫性占大多数。大多数皮肤血管炎的发病机制主要为免疫复合物的沉积于血管壁[14]，尤其是白细胞破碎性坏死性血管炎与免疫关系密切，如过敏性紫癜、血清病、乙型肝炎病毒（Hepatitis B Virus，HBV）和丙型肝炎病毒（Hepatitis C Virus，HCV）相关的血管炎，荨麻疹性血管炎和冷球蛋白血症性血管炎等。另外，如抗中性粒细胞胞浆抗体（Anti-Neutrophil Cytoplasmic Antibodies，ANCA）相关性血管炎也被认为是皮肤血管炎的发病机制之一[15]，抗中性粒细胞胞浆抗体被证实是血管炎相关的自身抗体，其靶抗原是中性粒细胞和单核细胞胞质成分[15]。炎性细胞浸润导致血管坏死，临床表现复杂多变[14]，但也有一定的规律可循，如大量研究证实ANCA 阳性是原发性系统性血管炎的重要的血清学标志，具有诊断价值，也可作为监测疾病活动性及预后的指标[16]。此外，外周血嗜酸粒细胞升高、肺部和肾脏等多器官受累特征等也为血管炎的诊断提供了依据。

关于炎症性皮肤病，研究显示，芳香烃受体（Aryl hydrocarbon receptor，AhR）是一种依赖配体激活的转录因子，在皮肤生理及病理状态下发挥着重要作用。AhR在维持皮肤屏障功能、皮肤免疫系统和抗氧化过程中起着关键作用，并能调控许多与皮肤基本功能相关的基因表达。这种受体在所有的皮肤细胞类型中均有较高水平的表达，包括特应性皮炎和银屑病在内的多种炎症性皮肤病。芳香烃受体可负向调节中性粒细胞在炎症区域的招募[17-19]。对炎症性皮肤病有益，提示芳香烃受体可能成为潜在的皮肤病治疗靶点。在临床研究中，通过配体激活 AhR 通路已被证明对炎症性皮肤疾病的治疗具有疗效。例如，AhR 激动剂本维莫德在银屑病的临床治疗中获得成功，这进一步证实了 AhR 在炎症性皮肤病中的重要作用。该报道使大家从一个新的角度认识了皮肤炎症反应的发生，为炎症性皮肤病的治疗提供了新思路。

此外，高迁移率族蛋白（High Mobility Group Protein，HMG）是一系列的染色质相关蛋白，广泛存在于真核生物细胞中，因其在聚丙烯酰胺凝胶电泳中的高迁移率而得名。几乎所有的 HMG 蛋白都可以通过修饰、弯曲或改变染色质的结构，促进各种蛋白质形成大分子复合物来调节基因转录。HMG 蛋白可调控真核细胞基因，是真核细胞内含量较丰富的一组染色质蛋白质，在染色质的结构、功能及基因表达调控过程中均发挥着重要作用。HMG 蛋白家族可分为 HMGA、HMGB 和 HMGN 三类亚家族。Straiho 等[20] 发现，在创伤皮肤表皮细胞的细胞核和细胞质中都可以检测到 HMGB1 的聚集。此外，HMGB1 还对皮肤成纤维细胞和角质形成细胞有趋化作用。Chen 等[21] 发现银屑病患者的 HMGB1 血清水平明显高于健康对照组，且与银屑病的严重程度呈正相关。HMGB1 对皮肤屏障的完整性和内稳态有直接影响[22]。另有研究表明，HMGB1 阻断可以减少胶原诱导的关节炎、动物模型中组织损伤或疾病的严重程度[23]，故通过使用 HMGB1 抑制剂和抗 HMGB1 单克隆抗体可能成为银屑病治疗研究的新方向。Nygaard 等[24] 研究发现，在特异性皮炎病变中，HMGB1 刺激角质形成细胞会损害天然屏障的形成，降低皮肤屏障关键基因的转录和蛋白表达，使皮肤的屏障功能受损。据推测，HMGB1 可能调节角质形成细胞稳态，这将成为研究特应性皮炎病理生理机制的新热点。Kim 等[25] 研究发现白癜风患者中 HMGB1 血清水平明显高于健康对照者，白癜风患者的皮损处 HMGB1 高表达。此外，在电子显微镜下观察到，给黑素细胞给予外源性的 HMGB1 后，黑素细胞的黑素生成减少。将皮肤组织进行 UVB 和氧化应激处理后均可以使表皮中的角质细胞产生大量的 HMGB1，从而导致黑素细胞凋亡和黑素产生减少。因此，证实 HMGB1 表达增加能够诱导黑素细胞凋亡以及产生黑素的能力降低，从而参与白癜风的发病机制[26]。HMGB1 在寻常型银屑病、特应性皮炎、白癜风等皮肤病血清或皮损处表达增高，提示寻找有效的 HMGB1 抑制剂靶向治疗以上皮肤病，这一新兴的研究领域值得进行大量的探索。

随着对皮肤免疫系统研究领域的拓展及对各种皮肤病发病机制的深入探讨，人们注意到除传统的免疫或炎症性疾病、结缔组织病、自身免疫性皮肤病外，银屑病、白癜风都不同程度地与免疫和炎症有关。深入研究将有助于临床医师进一步认识各种皮肤病的发病机制，寻找到更合理有效的治疗办法。

总的来说，现代医学在皮肤病治疗方面取得了显著的成果，为患者提供了多种有效的治疗方法。医学研究者也需要不断深入研究皮肤的生理、病理机制，同时结合皮肤病类型和病情严重程度为皮肤病患者提供更为科学、有效的治疗方法。以期达到最佳的治疗效果。

第三章　中西医结合对皮肤性病的治疗

　　西医作为现代医学体系的重要组成部分，在许多方面取得了显著的成就。西医学理论体系是建立在解剖、组织、病理、生理、生化等学科知识上来认识人体和疾病的发生、发展、演变和转归的，其特点是按系统病种、借助现代化的科学检查手段，对疾病做出明确诊断而后加以治疗，故其客观性和针对性较强。西医重视实证科学，具有先进的检查手段和治疗技术。同时我们也认识到，对于某些疾病，尤其是某些慢性疾病和复杂性疾病，如自身免疫性皮肤病，西医的治疗方法存在一定的局限性。比如过度依赖药物治疗，通过药物来缓解症状或杀灭病原体，然而，长期使用药物可能会导致副作用、耐药性和药物依赖性等；忽视个体差异，通常采用标准化的治疗方案，对于不同个体之间的差异考虑不足；重视短期效果而忽略长期预防和管理，这可能导致疾病的反复发作或慢性化；忽视心理和社会因素，然而，许多疾病的发生和发展与心理和社会因素密切相关。

　　随着医疗技术的不断发展和人们健康需求的日益增长，临床医疗服务正面临着前所未有的挑战和机遇。在这个背景下，中西医结合作为一种综合性的医疗模式，逐渐展现出其独特的优势和潜力。

　　中医学历史悠久，是中华民族生产与生活实践中总结出来的宝贵经验，也是中国传统文化的瑰宝。中医学理论体系的主要特点是整体观念和辨证论治。整体观念认为人体是一个由多层次结构构成的有机整体，主要体现在人体自身的整体性和人与自然、社会环境的统一性，强调人与自然、气候、环境、四时协调统一的关系。人们在日常生活中，生活起居应顺应四时；保持情志安定，以维持脏腑气机的条畅，如《黄帝内经》所讲"恬淡虚无，真气从之，精神内守，病安从来"；加强锻炼、增强体质，以改善机体新陈代谢，提高抗病能力。辨证论治，又称为辨证施治，包括辨证和论治两个过程。辨证是中医认识疾病的基本方法，它是通过观察、分析病人的症状、体征，以及询问病史等方式，对病人的病情进行综合分析，从而确定病变的性质、部位、发展阶段等，这一过程又被称为"辨证求因"。论治则是根据辨证的结果，确定相应的治疗方法，包括药物、针灸、拔罐、推拿等非药物疗法，以及饮食、作息等生活方式的调整。辨证论治的目的是针对病人的具体情况，制定个性化的治疗方案，以达到最佳的治疗效果。这一原则体现了中医学"同病异治，异病同治"的思想，即针对同一种疾病，不同的病人可能需要不同的治疗方法；而针对不同的疾病，如果它们具有相同的病理机制，则可能采用相同的治疗方法。总之，辨证论治是中医学的核心原则之一，它强调个体化治疗，注重调整人体的整体平衡，是中医学区别于西方医学体系的重要特征之一。

中西医结合的理念和实践，旨在将传统的中医智慧与现代的西医技术相结合，为患者提供全面、个性化的医疗服务[27]。中医注重整体观念和辨证论治，强调人体内部的阴阳平衡和五行调和；而西医则注重实证科学和解剖学基础，强调疾病的客观指标和治疗效果。两者各有千秋，中西医结合则能够将两者的优势融合起来，为患者提供更加全面和个性化的治疗方案。在全面性的方面，中西医结合能够综合考虑患者的身体状况、病史、家族遗传等多方面因素，制定出符合患者个体差异的治疗方案。这种综合性的治疗模式不仅能够针对疾病本身进行治疗，还能够调节患者的身体机能，提高免疫力和自愈能力，从而达到更好的治疗效果。在个性化的方面，中西医结合能够根据患者的具体情况和需求，制定出个性化的治疗方案。例如，对于同一种疾病，不同的患者可能需要不同的药物剂量、不同的治疗周期、不同的饮食调理等。通过中西医结合的模式，医生可以更加精准地把握患者的个性化需求，制定出更加符合患者实际情况的治疗方案。

中西医结合就是要吸取两者之精华，取长补短，中西医结合就是辨病与辨证论治相结合，西医辨病，明确诊断，然后中医辨证论治，或以中医辨证为主、结合西医辨病治疗。在"辨证"与"辨病"结合过程中，参考西医化验检查结果，是诊治的重要环节，西医化验检查可作为中医四诊的补充与延伸，可帮助判断疗效与预测疾病转归。中西医结合是用现代医学技术，解析中医理论和中药作用靶点，用中医整体观、个体化治疗理念指导现代医学实践，联合中药、西药，多层次、多靶点阻断病理生理过程。随着运用科学实验对中医"证"的研究，其机制正逐步被阐明，使中医逐步科学化，这也促进了中医辨证与西医辨病的有机结合。

大量研究探索出中西医结合治疗皮肤病的方法有如下几种。1. 内外结合：根据中医理论，皮肤病多与内脏功能失调有关，因此，在外部治疗的同时，还需调理内脏功能。例如，对于湿疹等皮肤病，可以采用清热利湿、养血润燥的中药汤剂进行内治，同时结合外用药物进行局部治疗。2. 综合治疗：针对不同的皮肤病类型和病情，制定个体化的治疗方案。可以结合中药治疗、西医药物治疗、物理疗法等多种手段，形成综合性的治疗方案，以达到最佳治疗效果。3. 预防性治疗：中医认为"未病先防"，因此在治疗皮肤病时，还应注重预防性治疗。例如，通过调整饮食习惯、生活习惯等方式，减少皮肤病的诱发因素，可预防皮肤病的发生[28]。

例如湿疹为皮肤科多发病，其特点是皮损对称分布，多形损害，剧烈瘙痒，有渗出倾向，反复发作，易成慢性等。研究表明，湿疹病因复杂，是内在因素与外在因素的相互作用的结果。内在因素如慢性消化系统疾病、胃肠道功能性障碍、精神紧张、失眠、过度疲劳、情绪变化等精神改变，感染病灶、新陈代谢障碍和内分泌功能失调等，都会产生或加重湿疹的病情。外在因素如生活环境、气候条件等。西医根据皮损特点将湿疹分为急性、亚急性和慢性三期，急性湿疹皮疹多为密集的粟粒大小的丘疹、丘疱疹或水疱，有明显渗出倾向，多对称分布，可发生于体表任何部位，常见于面部、耳部、手、足等外露部位及阴囊、外阴、肛门等部位。亚急性湿疹多由急性湿疹炎症减轻后或急性期处理不当导致，皮损以小丘疹、鳞屑、结痂为主，仅有少数丘疱疹或小水疱及糜烂，病程常迁延。慢性湿疹可由急性、亚急性湿疹转变而来，亦可一开始即呈慢性状态，表现为患处皮肤增厚、浸润、粗糙。根据其皮损特点，西医"辨病"明确诊断并不困难，但治疗尚欠满意，西医对于湿疹的治疗以对症治疗为主，除了尽可能寻找病因、避免各种外界刺激等一般防治外，药物治疗效果差强人意。若结合中医"辨证"，分型论治，则不但可以增加治疗方法，且收效较佳。湿疹相当于中医学的"湿疮"，根据皮损形态不同，名称各异，如浸淫全身、渗出较多者，称为浸淫疮；以丘疹为主者，称为血风疮或粟疮。根据发病部位的不同，其名称也不同，发于耳部者，称为旋耳疮；发于脐部者，称为脐疮。这与西医范畴中的局限性湿疹相对应。中医认为湿疮主要是由于禀赋不耐，饮食失于节制，或过度进食辛辣刺激荤腥动风之物，脾胃受损，脾失健运，湿热内生，又兼外受风邪，风湿热浸淫肌肤所致。其治法主要以清热利湿止痒为主，急性期以清热利湿为主，慢性期以养血润肤为主。中医辨证分为湿热蕴肤证、脾虚湿蕴证、阴虚湿热证、血虚风燥证，而分别予以清热利湿、解毒止痒，健脾利湿止痒，滋阴养血、除湿止痒，养血润肤、祛风止痒为主要治法，这是我们临床上常用的方法。

再如寻常型银屑病，目前西医认为这是一种遗传与环境共同作用诱发的免疫介导的慢性、炎症性、系统性疾病[29]。临床表现为红斑、鳞屑。根据银屑病的临床特征，一般分为寻常型、脓疱型、关节病型、红皮病型四种类型。西医治疗银屑病虽然在很多方面有其优势，但也存在一些不足之处。比如，西医治疗银屑病通常使用免疫抑制剂[8]、维 A 酸类药物、糖皮质激素等药物，这些药物可能会带来一些副作用，如皮肤刺激、干燥、瘙痒、脱屑等，严重时还可能导致肝肾功能损伤等。并且西医治疗银屑病通常采用标准化的治疗方案，较少考虑患者的个体差异，难以达到最佳治疗效果。此外，虽然西医治疗银屑病可以缓解症状，但很多患者在停药后容易复发，需要反复治疗，这给患者带来了很大的困扰。按中西医结合治疗，首先根据其皮损特点、发病部位、好发季节，以及皮肤活检等先明确诊断，然后加以中医辨证论治，可极大提高疗效。2018 年，《中国银屑病诊疗指南（2018 简版）》首次纳入中医药治疗，肯定了中医治疗银屑病的效果[30]。中医称为"白疕"，中医认为本病因营血亏损、血热内蕴、化燥生风、肌肤失于濡养所致；初起多为风寒或风热之邪侵袭肌肤，以致营卫失和，气血不畅，阻于肌表而发，或兼湿热蕴积，外不能宣泄，内不能利导，阻于肌表而发，病久气血耗伤，血虚风燥，肌肤失养，结合其临床特点分为血热内蕴证、血虚风燥证、气血瘀滞证、湿毒蕴阻证、火毒炽盛证，给予清热凉血、解毒消斑，养血滋阴、润肤息风，活血化瘀、解毒通络，清热利湿、解毒通络，清热泻火、凉血解毒为治。《中国银屑病诊疗指南（2023 版）》[31] 提出其治疗以规范、安全、个体化为原则，这也跟中西医结合理念十分契合。

此外，多型红斑，西医认为多形红斑是急性炎症性皮肤病，病因复杂，感染、药物、食物均可引起本病，单纯疱疹病毒感染是最常见的致病因素。皮疹呈多形性，如红斑、丘疹、风团、水疱等，特征性皮疹为靶形损害，根据皮损形态不同分为红斑－丘疹型，水疱－大疱型及重症型。春秋季好发，病程呈自限性。按西医辨病固属不难，其治疗方面较为单一，除了病因明确者针对病因治疗外，全身治疗仍以口服抗组胺药、系统性使用糖皮质激素治疗为主。中医将多形红斑称为"猫眼疮"，本病的发生由于机体禀赋不耐，腠理不固，感受不耐之物，博于肌肤而致。按中医"辨证"则可辨为寒湿阻络、湿热蕴结、火毒炽盛，分别施以温经散寒、活血通络，祛风清热、解毒利湿，清热凉血、解毒利湿，收效较佳。

例如带状疱疹与传染性湿疹样皮炎，二者临床表现均有水疱、潮红、糜烂、渗液等湿热之象，中医治疗均可以清热利湿。然按西医"辨病"，二者在症状上虽有相似之处，但其发病原因不同，前者系病毒所致，后者则属病灶感染所致的变应性皮肤病，若在此"辨病"基础上在带状疱疹的清热利湿方中加入板蓝根、大青叶、紫草等具抗病毒作用的中草药，而在传染性湿疹样皮炎方中添入消炎杀菌的中草药如紫花地丁、蒲公英、半边莲等，就可显著提高疗效，这种方法较好地体现了"辨证"与"辨病"相结合的优越性。由此可见，西医"辨病"结合中医"辨证"是探索中西医结合治疗的一种新方法。是"辨病"与"辨证"相结合的一种形式。现代医学利用皮损形态辨证对皮肤疾病进行初步诊断，而传统医学讲究四诊合参，也就是四诊辨证。在皮肤科诊治过程中发挥中西医各自的优势，选择更加适合患者病情的治疗方法。

近年来，已开展了不少有关中西医药结合的基础理论研究，例如阴阳学说、脏象、经络气血等方面的研究均有较大的进展和突破。作为临床学科，皮肤科中西医结合的目的，是在安全、有效、经济的前提下，解决单一手段不能解决的问题，做到优势互补、减毒增效、简单经济、防治同源。原则上加强临床效果，减轻不良反应。但临床实践中的中西医结合是复杂的，涉及诊断、治疗、预防和疗效评价等诸多方面。

本书下篇共包括十三章，分别为：病毒性皮肤病、细菌性皮肤病、真菌性皮肤病、变态反应性皮肤病、物理性皮肤病、红斑鳞屑性皮肤病、结缔组织病、血管炎皮肤病、皮肤附属器疾病、色素障碍性疾病、遗传性皮肤病、皮肤肿瘤及传播性皮肤病。我们将中医的整体调理理念和现代医学的先进技术相结合，更好地阐明皮肤病及性病的发病机制，帮助制定个体化的治疗方案，从而提高治疗效果和生活质量。

参考文献

［1］杜笑.308nm准分子光治疗皮肤病研究进展［J］.中国城乡企业卫生，2023，38（8）：41-43.

［2］刘鹤，袁强，胡芹宝.注射用A型肉毒素在面部年轻化中除皱的效果［J］.中外医学研究，

2019,17(17):132-134.

［3］王静,胡建武,左卫堂,等.A型肉毒素在皮肤科的应用[J].皮肤病与性病,2021,43(1):18-21.

［4］李晋军.果酸换肤联合氨甲环酸治疗黄褐斑的效果探究[J].中国实用医药,2023,18(10):133-136.

［5］索郎曲宗,慈仁央吉,白央,等,果酸治疗藏族人群面部轻、中度痤疮356例临床疗效分析[J].皮肤病与性病,2022,8(1):12-14.

［6］冯倩,宋印娥.不同浓度5-氨基酮戊酸光动力疗法对中重度痤疮患者的疗效比较[J].实用临床医药杂志,2020,24(23):11-14.

［7］唐清宁.光动力治疗非肿瘤性皮肤病的研究进展[J].中国冶金工业医学杂志,2023,40(5):513-515.

［8］张翰林,舒畅,晋红中.生物制剂治疗银屑病的研究进展[J].中国科学:生命科学,2021,51(8):1050-1059.

［9］李思漫,王谊,任孟月.中药复方外用治疗皮肤病的研究进展[J].广东药科大学学报,2024,40(1):127-132,142.

［10］王正婷,杨焕,魏清琳,等.火针在皮肤病中的应用研究进展[J].中医临床研究,2020,6(12):105-107.

［11］胡媛,李颖,龙宇,等.中药药浴的研究进展[J].时珍国医国药,2021,32(5):1201-1204.

［12］时悦,郭顺,李斌,等.水浴法治疗银屑病机制研究进展[J].中国中西医结合皮肤性病学杂志,2021,20(1):101-105.

［13］曹娟.皮肤病中药药浴的研究进展[J].四川中医,2023,41(6):219-221.

［14］易江华,翁智胜,彭浩雯,等.皮肤变应性血管炎23例临床及病理分析[J].皮肤性病诊疗学杂志,2014,21(4):297-299.

［15］胡浪涛,魏佳莉.抗中性粒细胞胞浆抗体相关性血管炎的治疗新进展[J].内科急危重症杂志,2023,29(2):151-155.

［16］潘伟,张爱华.抗中性粒细胞胞浆抗体在儿童过敏性紫癜早期肾脏损伤中的预测作用[J].现代免疫学,2023,43(4):296-300.

［17］Furue M,Tsuji G,Mitoma C,et al. Gene regulation of filaggrin and other skin barrier proteins via aryl hydrocarbon receptor[J]. Journal of Dermatolgical Science,2015,80(2):83-88.

［18］Smith S H,Jayawickreme C,Rickard D J,et al. Tapinarof is a natural AhR agonist that resolves skin inflammation in mice and humans[J]. The Journal of Investigative Dermatology,2017,137(10):2110-2119.

［19］Nograles K E,Zaba L C,Guttman-Yassky E,et al. Th17 cytokines interleukin (IL)-17 and IL-22 modulate distinct inflammatory and keratinocyte-response pathways[J]. The British Journal of Dermatology,2008,159(5):1092-1102.

［20］Straino S,Di Carlo A,Mangoni A,et al. High-mobility group box 1 protein in human and murine skin:involvement in wound healing[J]. J Invest Dermatol,2008,128(6):1545-1553.

［21］Chen T,Guo Z P,Li L,et al. Increased HMGB1 serum levels and altered HMGB1 expression in patients with psoriasis vulgaris［J］. Arch Dermatol Res,2013,305(3):263-267.

［22］Kang R,Chen R,Zhang Q,et al. HMGB1 in health and disease［J］. Mol Aspects Med,2014,40:1-116.

［23］Schierbeck H,Lundbäck P,Palmblad K,et al. Monoclonal anti-HMGB1（high mobility group box chromosomal protein 1）antibody protection in two experimental arthritis models［J］. Mol Med,2011,17(9-10):1039-1044.

［24］Nygaard U,van den Bogaard E H,Niehues H,et al. The "Alarmins" HMBG1 and IL-33 downregulate structural skin barrier proteins and impair epidermal growth［J］. Acta Derm Venereol,2017,97(3):305-312.

［25］Kim J Y,Lee E J,Seo J,et al. Impact of high-mobility group box 1 on melanocytic survival and its involvement in the pathogenesis of vitiligo［J］. Br J Dermatol,2017,176(6):1558-1568.

［26］Becatti M. Oxidative stress and high-mobility group box 1（HMGB1）protein release in vitiligo［J］. Br J Dermatol,2017,176(6):1436-1437.

［27］张理涛,何俊辰,秦万章.皮肤科中西医结合思路与方法［J］.中国中西医结合皮肤性病学杂志,2020,19(1):5-13.

［28］陈晔,陈翔,李芝娟,等.治未病的思想内涵及其在皮肤病防治中的作用［J］.中国中医药现代远程教育,2022,20(1):134-136.

［29］刘婧雯,朱蕾.银屑病发病机制及药物研究新进展［J］.药学学报,2023,58(10):2942-2951.

［30］张理涛,何俊辰,秦万章.皮肤科中西医结合思路与方法［J］.中国中西医结合皮肤性病学杂志,2020,19(1):5-13.

［31］史玉玲.《中国银屑病诊疗指南（2023版）》解读［J］.同济大学学报（医学版）,2023,44(5):631-633.

下 篇

第一章　病毒性皮肤病

一、单纯疱疹（热疮）

中医学称之为"热疮"。中医认为"热疮"常因体内蕴热，外感时邪疫毒，热毒相结，上蒸头面或下注二阴所致，结合单纯疱疹的症状特征和反复发作之性，中医认为体虚湿毒之气内染是产生该病的关键所在，治疗以清热利湿解毒、补虚为主。

【辨证分型】

① 风热湿毒证：皮损多见于口唇、颜面，治宜清热散风利湿，方用辛夷清肺饮加减。

② 湿热下注证：相当于生殖器疱疹。治宜清热利湿解毒，方用龙胆泻肝汤加减。

③ 气虚邪恋证：相当于复发性生殖器疱疹久治不愈者。治宜扶正祛邪，方用黄芪扶正饮。

1. 二十四制清宁丸

【方源】　《全国中药成药处方集》（杭州方）

【组成】　锦纹大黄（酒拌，蒸三日，晒干）　鲜桑叶　鲜侧柏叶　鲜桃叶　鲜槐树叶

【主治】　脏腑积热，湿热秽毒，眼目赤肿，郁热头痛，咽痛牙痛，口鼻热疮，食积腹痛，湿热黄疸，痢疾初起，里急后重，淋浊涩痛，疮肿热毒，以及妇人经水不调，产后瘀血作痛。

【制法、用法】　四味鲜叶垫蒸底，蒸透取出晒干，每大黄一斤，后药各用七钱。一次用藕汁，二次用甘蔗汁，三次用赤苓汤，四次用泽泻汤，五次用猪苓汤，六次用鲜车前子汤，七次用川黄柏汤，八次用川朴汤，九次用炒白术汤，十次用薄荷汤，十一次用米仁汤，十二次用当归汤，十三次用韭菜汁，十四次用牡丹皮汤，十五次用木通汤，十六次用川石斛汤，十七次用连翘汤，十八次用陈皮汤，十九次用半夏汤，二十次用川草薢汤，二十一次用地骨皮汤，二十二次用玄参汤，二十三次用知母汤，二十四次用甘草汤。以上每次均拌蒸透，晒干，研为细末，用黄牛乳、梨汁、陈酒和蜜、水泛丸。每服二至三钱，小儿减半，开水送下。

2. 大黄散

【方源】　《圣济总录》卷一三三

【组成】　大黄（生，为末）　消石（研）各半两　黑胶一分

【主治】　热疮。

【制法、用法】 上药先捣大黄、消石为末，用醋半合，熔胶烊，调散子如糊，涂敷患处，一日三至五次。

3. 木兰膏

【方源】 《鬼遗》卷五

【组成】 木兰一两　白芷　黄连各三两　黄柏二两　芍药一两　栀子二十一枚　黄芩　狼牙各二两　夜干　蛇床子各一两

【主治】 热疮。

【制法、用法】 上咬咀。以猪脂二升，合诸药，微火煎，膏成去滓。涂敷之。

4. 木兰皮膏

【方源】 《圣济总录》卷一三三

【组成】 木兰皮　芍药　射干　蛇床子各一两　白芷　黄连（去须）各一两半　黄柏（去粗皮）　黄芩（去黑心）　狼牙　山栀子各一两　猪脂一斤

【主治】 热疮。

【制法、用法】 上药除脂外，锉细，如麻豆大，先熬脂令沸，下药煎，候白芷黄赤色，以绵滤去滓，瓷盒盛。涂疮上，一日三至五次。

5. 火醋锭子

【方源】 《外科大成》卷二

【组成】 大黄（用醋浸晒九次）

【主治】 面上热疮，耳上热疖。

【制法、用法】 和为锭，火酒磨涂。

6. 水银膏

【方源】 方出《肘后方》卷五，名见《鬼遗》卷五

【组成】 胡粉　水银　白松脂各二两（胡洽云：一方加黄连二两）

【主治】 小儿疮疥，热疮，月蚀疮。

【制法、用法】 用腊月猪膏四两，合松脂煎，与水银、胡粉合研，以涂疮上，一日二次。

7. 生地黄膏

【方源】 《鬼遗》卷五

【组成】 生地黄　白蔹　白芷　黄连　升麻　黄芩　大黄各十两

【主治】 热疮。

【制法、用法】 上咬咀，以猪脂一升半，微火煎成膏，绞去滓。敷疮，一日四五次。

8. 生地黄膏

【方源】 《鬼遗》卷五

【组成】 生地黄四两 黄连四两 大黄三两 黄柏 甘草（炙） 白蔹 升麻各二两

【主治】 热疮。

【制法、用法】 上㕮咀，以猪脂二升半，微火合煎，膏成绞去滓。候凝可敷之。

9. 生地黄膏

【方源】 《鬼遗》卷五

【组成】 生地黄四两 黄连五两 白蔹 芍药 白及各二两 苦参 升麻各三两

【主治】 热疮。

【制法、用法】 上㕮咀，以猪脂二升半，纳诸药同熬，膏成去滓。候凝敷之。

10. 扫疥散

【方源】 《证治准绳·疡医》卷五

【组成】 大黄 蛇床子 黄连 金毛狗脊 黄柏 苦参（同为极细末）各五钱 硫黄 水银（茶末杀之） 各四钱 雄黄 黄丹各二钱五分 轻粉一钱 大风子（去壳） 木鳖子（去壳）各五钱

【主治】 诸疥疮，热疮，遍身疮疖。

【制法、用法】 上为细散。用生猪脂调，洗浴后搽疮上。此药宜晒合之，不见火。

11. 竹茹膏

【方源】 《济生》卷八

【组成】 真麻油 青木香各二两 青竹茹一小团 杏仁（去皮尖）二七粒

【主治】 黄泡热疮。

【制法、用法】 上药入麻油内，慢火煎令杏仁黄色，去滓，入松脂（研）半两，熬成膏。每用少许擦疮上。

12. 麦门冬汤

【方源】 《圣济总录》卷一三三

【组成】 麦门冬（去心，焙）二两 豉（炒）一分 人参三分 桑根白皮（锉）一两半 桂（去粗皮）半两 甘草（炙，锉）一两

【主治】 体卒生热疮。

【制法、用法】 上为粗末，每服五钱匕，用水一盏半，葱白三寸（切），同煎至一盏，去滓，空心服，晚再服。

13. 芭蕉散

【方源】 《幼幼新书》卷三十七引《惠眼观证》

【组成】 寒水石（煅锻过） 蚌粉各等分

【主治】 丹毒热疮。

【制法、用法】 上为末。用芭蕉汁调涂，鹅翎扫之。

14. 杏仁饼子

【方源】 《圣济总录》卷一一七

【组成】 杏仁（汤浸，去皮尖双仁）十四枚（别研细） 腻粉一钱

【主治】 口糜生热疮。

【制法、用法】 上药和研匀如膏，为饼如钱眼大，铅丹为衣。先用盐汤漱口，含一饼，涎出即吐。

15. 乱发鸡子膏

【方源】 《证类本草》卷十九引《传信方》

【组成】 鸡子五枚（去白取黄） 乱发如鸡子许大

【主治】 小儿热疮。

【制法、用法】 二味相和，子铁铫子中炭火熬，初甚干，少顷即发焦，遂有液出，旋取置一瓷碗中，以液尽为度。取涂热疮上，即以苦参末粉之。

16. 茄子角方

【方源】 《圣济总录》一三三

【组成】 生茄子一枚

【主治】 热疮。

【制法、用法】 生茄子一枚，割去二分，令口小，去瓤三分，似一罐子，将合于肿上角即消。如已出脓，再用，取愈为度。

17. 软青膏

【方源】 《卫生宝鉴》卷十九

【组成】 沥青 黄蜡 芝麻油各十两 巴豆十四个

【主治】 一切风热疮及小儿头疮。

【制法、用法】 上先将沥青、麻油、黄蜡熬成汁，次入巴豆，不住手搅，候巴豆焦黑，去巴豆不用，次入腻粉二钱，再搅极匀，放冷。敷疮上。

18. 钩藤汤

【方源】 《外台》卷三十五引《必效方》

【组成】 牛黄（研） 蚱蝉（炙）各二分 龙齿 麦门冬（去心） 各四分 人参三分 钩藤一分 茯神 杏仁各十二枚 蛇蜕皮三寸（炙，末）

【主治】 小儿时气，壮热惊悸，以及热疮。

【制法、用法】 上切。以水二升，煎取六合，去滓，下牛黄末，分为六服，消息服之。令尽愈。

19. 柳枝当归膏

【方源】 《东垣试效方》卷三

【组成】 当归尾（尖细梢，水浸）一两　杏仁（浸，去皮尖）一百个　黄丹（细研，水飞）六两　肥嫩柳枝（切如一寸，水洗净，令干）三两半　肥嫩桃枝（洗净，令干）一两半　芝麻油一斤

【主治】 一切热疮。

【制法、用法】 先令油热，下桃、柳枝熬令半焦。以绵裹当归、杏仁，同熬至桃、柳枝黑焦为度，去药渣，滤油澄净，抹去铫子中淬秽净，再上火令沸，旋入黄丹，熬，滴水中不散为度，或只于纸上摊透为度。

20. 桃枝当归膏

【方源】 《东垣试效方》卷三

【组成】 当归身（去细梢，洗去土，干）一两　杏仁（汤浸，去皮尖）一百个　肥嫩柳枝（切寸许，水洗，干）三两半　肥嫩桃枝（切寸许，水洗，干）一两半　黄丹（水飞）六两　芝麻油一斤

【主治】 一切恶疮。

【制法、用法】 上药先令油热，下桃枝、柳枝，熬至半焦，以绵裹当归、杏仁，熬至桃枝、柳枝黑焦为度，去药滓，滤油澄净，抹出铫子中淬秽令净，再上火令沸，旋入黄丹，熬成滴水中不散为度，或只摊纸上不透为度。用时贴患处。

21. 消石膏

【方源】 《外台》卷三十引《近效方》

【组成】 消石一斤　生麻油三升

【主治】 一切热疮肿。

【制法、用法】 上二味，先煎油令黑臭，下消石，缓火煎令如稠饧，膏成，以好瓷器中收贮。以涂贴疮肿，或热发服少许妙。用好酥煎更良。

22. 黄白散

【方源】 《古今医鉴》卷十五

【组成】 黄柏一两　轻粉三钱

【主治】 臁疮湿毒及遍身热疮。

【制法、用法】 上为末。用猪胆汁调涂，湿则干掺。

23. 黄芩膏

【方源】 《圣惠》卷九十

【组成】 黄芩一两半　黄柏　栀子仁　黄连（去须）各三分　竹叶二两　生地黄一两半　胡粉三分　川大黄　水银（入少水，与胡粉同研令星尽）各一两

【主治】 小儿热疮黄脓出。

【制法、用法】 除水银、胡粉外，上锉，如豆大，以新绵裹，用猪脂一斤半入铛内，于慢火上愈十余沸，候药色紫，去绵，以布绞去汁，候凝。下水银、胡粉，以柳木篦搅令匀，膏成，以瓷盒盛。每日夜涂三四次。

24. 黄连散

【方源】 《圣惠》卷九十

【组成】 黄连（去须） 黄柏（锉） 胡粉各一两 苦参二两（锉） 水银（与胡粉相和，点水少许。研令星尽）一两

【主治】 小儿头面身体皆生热疮。

【制法、用法】 上为散，入水银、胡粉研匀。如疮在面上，以猪脂和涂之；如头及身上，以生油和涂之。

25. 黄连膏

【方源】 《鬼遗》卷五

【组成】 黄连 生胡粉各三两 白蔹 大黄 黄柏各二两

【主治】 热疮。

【制法、用法】 上为末，用猪脂调涂。

26. 紫草膏

【方源】 《直指》卷二十四

【组成】 紫草茸 黄连 黄柏 漏芦各半两 赤小豆 绿豆粉各一合

【主治】 热疮。

【制法、用法】 上为细末，入麻油为膏。日三敷，常服黄连阿胶丸清心。

27. 燕泥散

【方源】 《内外科百病验方大全丸》

【组成】 燕子窝（连泥带粪）

【主治】 一切热疮、恶毒肿痛及小儿胎毒。

【制法、用法】 上为细散，麻油调敷；小儿胎毒，先用米汤油（即米锅内浮面油）洗净后敷。

二、 带状疱疹（蛇串疮）

带状疱疹中医称"蛇串疮""蛇丹""火丹"，因多缠腰而发，又称"缠腰火丹"。中医认为本病的病因病机主要为肝气久郁，化火生毒，循经外发；或脾虚生湿，湿郁化火，湿热外溢肌肤；体虚患者，病久不愈，湿毒蕴蒸，致肌肤壅阻，气血瘀滞，常遗留刺痛不止。

1. 加减除湿胃苓汤

【方源】 《赵炳南临床经验集》

【组成】 苍术　厚朴各二钱　陈皮三钱　滑石块　炒白术　猪苓　炒黄柏各四钱　炒枳壳　泽泻各三钱　赤苓四钱　炙甘草三钱

【主治】 带状疱疹（湿盛型缠腰火丹），湿疹（湿疡），牛皮癣（湿寒性白疕）。

2. 玉露膏

【方源】 《中医外科学讲义》

【组成】 芙蓉叶

【主治】 ①《中医外科学讲义》：一切阳毒之症。②《朱仁康临床经验集》：一切疮、疖、肿毒、痈未破时，丹毒，带状疱疹。

【制法、用法】 上为极细末，用凡士林调（凡士林 8/10，玉露散 2/10）。敷患处。

3. 地龙浸液

【方源】 《中医皮肤病学简编》

【组成】 活蚯蚓。

【主治】 带状疱疹。

【制法、用法】 洗净，放入白糖内，即化为液体。外涂。

4. 雄黄膏

【方源】 《赵炳南临床经验集》

【组成】 雄黄一斤　如意金黄散十两　蟾酥二钱　生白矾十两　冰片二钱　凡士林十二斤

【主治】 带状疱疹、急性淋巴管炎。

【制法、用法】 各药研细面，调匀成膏。外敷患处。

5. 普榆膏

【方源】 《赵炳南临床经验集》

【组成】 生地榆面一两　普连软膏九两

【主治】 一度烧、烫伤，亚急性湿疹、皮炎、带状疱疹、神经性皮炎、阴囊湿疹等。

【制法、用法】 混匀。涂敷患处。

三、疣（疣目）

（一）寻常疣

中医称寻常疣为"疣目"。对发病日久，数目较多，疣体较大者可采用中药内治，一般辨证为气滞血瘀证，治宜活血化瘀，软坚散结。

1. 鸦胆子粉

【方源】 《中医皮肤病学简编》

【组成】 鸦胆子（剥去外皮）

【主治】 寻常疣。

【制法、用法】 用鸦胆子仁压碎，置小瓶内高压消毒。患处消毒后，用小刀刮破，以见出血为止，将此药粉敷上，用纱布、胶布固定。一周即可脱落。未脱落涂硼酸软膏类即脱落。

（二）扁平疣

属于扁瘊的范畴。其原因是风热毒邪蕴于皮肤而发病，病程长者，形成气滞血瘀。

1. 紫色疽疮膏

【方源】 《赵炳南临床经验集》

【组成】 轻粉 红粉 琥珀粉 乳香粉 血竭 冰片各三分 蜂蜡一两 香油四两 煅珍珠粉三钱

【主治】 淋巴结核，下腿溃疡，慢性溃疡，扁平疣，手足皲裂等。

【制法、用法】 锅内盛油，在火上数开后离火，将前五种粉入油内溶匀，再入蜂蜡，使其完全溶化，将冷却时兑入冰片、珍珠面，搅匀成膏。贴敷患处。

2. 曾青膏

【方源】 《幼幼新书》卷三十三引《龙木论》

【组成】 曾青一两 龙脑 乳头香 朱砂 琥珀 珍珠各半两

【主治】 小儿疣目。睑中生赘外障，此眼初患时，皆因脾胃壅毒上冲入眼睑眦之中，致令生肉，初时小如麻米，后三五年间渐长大，摩隐瞳仁，赤涩泪出。

【制法、用法】 上为末，水三盏，银器内熬一盏，入蜜半两熬膏。临睡点之。

四、 手足口病（痘疮、天花）

小儿手足口病属中医"温病""时疫"等范畴，本病分为常证与变证，常证有邪犯肺脾证、心脾积热证、湿热蒸盛证、气阴两虚证，变证分为邪陷厥阴证、邪伤心肺证、湿热伤络证。初期以实证为主，后期可见气阴亏虚证。

1. 托里散

【方源】 《幼科类萃》卷二十八

【组成】 人参 当归（酒浸） 黄芪各二两 川芎 防风 桔梗 白芷 甘草 厚朴各一两 肉桂

【主治】 小儿痘疮，毒根在里，或血气虚弱，或风邪秽毒冲触，使痘毒内陷，伏而不出，或出而不匀快。

【制法、用法】 上为细末。每服半钱，木香、紫草汤调下。

2. 一七金

【方源】 《痘疹仁端录》卷十三

【组成】 郁金一钱半　甘草一钱

【主治】 痘疮起壮后，灌脓时，红紫毒重者。

【制法、用法】 用水一盏半煎干，只取郁金切片，晒干为末，用蜡一分，研匀，和猪心血调，焙干为末。每服一钱，薄荷汤下，不过一服，毒从手足身上出，即生；若便有脓出，不治。

3. 一春丸

【方源】 《痘疹仁端录》卷十四

【组成】 胆星　白附各六钱　角沉香　明天麻　僵蚕　天花粉各五钱半　全蝎甘草各一钱　光乌三钱　礞石（煅）　朱砂　狗胞各二钱　牛黄五分　射干三分

【主治】 痘疮顶陷不灌。

【制法、用法】 上为末，米饮为丸，如龙眼大，辰砂为衣。每服一丸，临服时先用酒浆磨象牙四分，匀服。

4. 二仙散

【方源】 《寿世保元》卷八引黄宾江方

【组成】 穿山甲（用好浆儿酒一斤浸，将山甲微火炙干，再浸再炙，以酒干为度）一两　麝香二分　朱砂（以麻黄水煮过）一钱

【主治】 痘疮，寒战咬牙，六七日陷而不发，不灌脓，陷入黑色，气欲绝者。

【制法、用法】 上为细末。每服五至七分，或一钱，温酒调下。

5. 二陈理中汤

【方源】 《片玉痘疹》卷八

【组成】 人参　白术　陈皮　白茯苓　半夏

【主治】 痘疮，因伤冷物，受寒气而呕吐者。

【制法、用法】 生姜为引，水煎服。

6. 十全大补汤

【方源】 《痘疹全书》卷下

【组成】 川芎　归尾　芍药　生地　人参　白术　赤茯苓　黄芪　桂心　白芷连翘　甘草节　金银花

【主治】 痘疮溃疡。

【制法、用法】 加引经药，水煎服。

7. 人参麦冬散

【方源】 《片玉痘疹》卷三

【组成】 人参　麦冬　干葛　天花粉　归尾　乌梅　甘草　生地黄　知母　木通

【主治】 痘疮，火邪甚，发热作渴。

【制法、用法】 水竹叶七片为引，水煎服。

8. 人参固肌汤

【方源】 《赤水玄珠》卷二十八

【组成】 人参 黄芪 甘草 当归 蝉蜕各等分

【主治】 痘疮表发太过，致肌肉不密，痘痂粘肉，久不落者。

【制法、用法】 加糯米一撮，水煎服。

9. 九味异功煎

【方源】 《景岳全书》卷五十一

【组成】 人参二三钱 黄芪（炙）一二钱 当归 熟地各二三钱 炙甘草七分或一钱 丁香三五分或一钱 肉桂一钱 干姜（炮）一二钱 制附子一二钱

【主治】 痘疮，寒战咬牙，倒陷，呕吐泄泻，腹痛虚寒。

【制法、用法】 用水一盅半，煎七分，徐徐与服之。

10. 三化丹

【方源】 《治痘全书》卷十四

【组成】 白术 茯苓（一两归、酒同浸，一两参、乳同浸，一两雄、附同浸，一两同米炒）

【主治】 痘疮水泡。

【制法、用法】 用甜酒服。

11. 三豆饮子

【方源】 《伤寒总病论》卷四

【组成】 赤小豆 黑豆 绿豆各一升 甘草一两

【主治】 痘疮，瘟疫。

【制法、用法】 净淘，水八升煮熟。逐日空心任性食豆饮汁七日，永不发。预服此则不发。

12. 大戟散

【方源】 《永类钤方》卷二十一

【组成】 红芽大戟

【主治】 痘疮紫黑色陷，寒战噤牙，戛齿，身黄紫肿。

【制法、用法】 上为末。三岁儿抄半钱，研芝麻汤调下。

13. 大无比散

【方源】 《赤水玄珠》卷二十八

【组成】 桂府滑石（飞过）六两 粉草一两 辰砂（飞）三钱 雄黄（飞）一钱

【主治】 痘疮热毒大甚，红黑紫陷，惊狂谵语，引饮。

【制法、用法】 上为末。每三五岁服一钱，十岁服二钱，发热之初，用败毒散调下；若报痘后，用灯芯汤调下。

14. 卫元汤
【方源】《准绳·幼科》卷四

【组成】 人参　白术　全蝎　山楂　半夏　当归　橘红　枳壳　乌梅

【主治】 痘疮。

【制法、用法】 加生姜、大枣，水煎，加乳服。

15. 小异功散
【方源】《丹溪心法附余》卷二十三引杨氏方

【组成】 人参　茯苓　白术　甘草　陈皮　木香各等分

【主治】 ①《丹溪心法附余》引杨氏方：痘疮里虚吐泻。②《种痘新书》：痘疮虚陷。

【制法、用法】 上为末。每服五钱，水一大盏，加生姜、大枣，同煎六分服。

16. 不换金正气散
【方源】《治痘全书》卷十三

【组成】 人参　五味　麦冬　杏仁

【主治】 痘疮，触犯邪气者。

17. 木香快斑汤
【方源】《痘疹全书》卷下

【组成】 木香　黄芪　人参　桂心　青皮　诃子肉

【主治】 痘疮，毒火太甚，煎熬阴血，其血干枯，而变黑色。

18. 木香参苏饮
【方源】《医学正传》卷八

【组成】 人参三分　苏叶　桔梗　干葛　前胡各四分　陈皮　茯苓各五分　枳壳（炒）三分半　木香一分半　半夏四分

【主治】 痘疮欲出而未出，因发搐者。

【制法、用法】 上细切，作一服。加生姜三片，水一盏，煎七分，温服。

19. 五苓散
【方源】《痘科类编》卷三

【组成】 泽泻一钱五分　白术　赤茯苓　猪苓各一钱　肉桂五分　姜一片　枣一枚

【主治】 痘疮，因天气炎热，过求温暖，使疮被热气熏而不收靥者；痘疮因发渴饮水过多，以致水渍脾胃，湿淫肌肉而不收靥者。痘疮饮水过多而呕吐者；痘疮身实中满，不食而泻，小便不利，或水泻而渴者。

【制法、用法】 水一盅，煎七分，温服。

20. 五香汤

【方源】 《伤寒总病论》卷四

【组成】 麝香半分 木香 丁香 沉香 乳香各一分 芍药 枳实 射干 连翘 黄芩 麻黄 升麻 甘草各半两 大黄一两

【主治】 痘疮毒气不出，烦闷，热毒气攻，腰或腹胁痛不可忍，大便不通。

【制法、用法】 上为粗末。每服四钱，水一盏，加竹沥半盏，煎八分，去滓，下朴消一钱匕和服。以利为度。

21. 五柴胡饮

【方源】 《景岳全书》卷五十一

【组成】 柴胡一至三钱 当归二至三钱 熟地三至五钱 白术二至三钱 芍药半钱（炒用） 炙甘草一钱 陈皮酌用或不用

【主治】 中气不足，外邪不散；伤寒，疟疾，痘疮。

【制法、用法】 水一盅半，煎七分，食远热服。

22. 中和汤

【方源】 《活幼心书》卷下

【组成】 人参（去芦） 厚朴（去粗皮，锉碎，每一斤用生姜一斤，薄片切烂，杵拌匀，酿一宿，慢火炒干用） 当归（酒洗） 防风（去芦） 白芷 肉桂（去粗皮） 桔梗 川芎 白芍药 沉香 檀香 乳香 藿香叶 紫苏叶 黄芪（蜜水涂，炙） 甘草各半两

【主治】 痘疮；遍身痛疖。

【制法、用法】 上㕮咀，用无灰酒四两重，拌匀晒干，天阴略焙。每服一钱，水一盏，煎七分，温服，不拘时候。

23. 化斑汤

【方源】 《疡医大全》卷三十三

【组成】 黄连 何首乌 连翘 马鞭草 木通 牡丹皮 蝉蜕 赤芍药 山栀片 黄芩 桔梗 牛蒡子 红花 白茯苓 紫草 生地 荆芥 防风

【主治】 痘疮夹斑。

【制法、用法】 水煎服。

24. 化毒排脓内补十宣散

【方源】 《局方》卷八（绍兴续添方）

【组成】 黄芪（洗净，寸截，捶破，丝擘，以盐汤润透，用盏盛，姜汤瓶上一炊久焙燥，随众药入碾成细末）一两 人参（洗净，去芦，薄切，焙干，捣用） 当归（温水洗，薄切，焙干）各二两 厚朴（去粗皮，切，姜汁淹一宿，爁熟，焙燥，勿用桂朴） 桔梗（洗净，去头尾，薄切，焙燥） 桂心（别研，不见火）

川芎（净洗，切，焙）　防风（净洗，切，焙）　甘草（生用）　白芷各一两

【主治】　①《局方》（绍兴续添方）：一切痈疽疮疖。②《普济方》：小儿痘疮，毒根在里，或气血虚弱，或风邪秽毒冲触，使疮毒内陷，伏而不出，出不匀快者。

【制法、用法】　上十味，选药贵精，皆取净，晒、培极燥方称。除桂心外，一处捣罗为细末，入桂令匀。每服自三钱加至五六钱，热酒调下，日夜各数服，以多为妙。服至疮口合，更服尤佳，所以补前损，杜后患也。不饮酒人，浓煎木香汤调下，然不若酒力之胜也；或饮酒不多，能勉强间用酒调，并以木香汤解酒，功效当不减于酒也。未成者速散，已成者速溃。败脓自出，无用手挤，恶肉白去。大抵痈疽才觉便服，倍加数服，服之醉，则其效尤速。

25. 牛蒡子饮

【方源】　《回春》卷七

【组成】　牛蒡子　前胡　黄连　黄芩　连翘　白附子　玄参　赤芍各一钱　羌活　防风　甘草各五分

【主治】　痘疮，还元痂落，有余毒聚于脏腑，时复作热，腹内疼痛。

【制法、用法】　上锉一剂。水煎服。

26. 升天散

【方源】　《痘医大全》卷三十三

【组成】　杏仁　防风　甘草　麻黄　栀子　干葛　干姜各五分

【主治】　痘疮。

【制法、用法】　水煎服。

27. 乌龙散

【方源】　《痘疹传心录》卷十五

【组成】　秋芙蓉叶　陈年小粉　文蛤各等分

【主治】　痘疮。

【制法、用法】　上为末，加乳香、没药、麝香少许，鸡子清调味。

28. 乌梅丸

【方源】　《保婴撮要》卷十八

【组成】　乌梅三十个（酒浸，肉研烂）　细辛　干姜　附子（炮）各一两　蜀椒四两　黄连一两　当归四两

【主治】　痘疮。

【制法、用法】　上为末，乌梅肉与米饭为丸，如梧桐子大。每服数丸，白汤送下。

29. 六一汤

【方源】　《医学纲目》卷三十七

【组成】 黄芪六钱 甘草（炙）一钱

【主治】 专发痘疮之脓。

【制法、用法】 上咬咀。每服二钱，水六分，入酒二分，同煎至半盏，温服。更加橄榄同煎尤好，加山药亦得。

30. 双解散

【方源】 《痘疹心法》卷二十二

【组成】 防风 川芎 当归 白芍 大黄 薄荷叶 连翘各五分 石膏 桔梗 黄芩各八分 山栀 荆芥穗各二分 滑石二钱四分 甘草一钱

【主治】 痘疮表里俱实。

【制法、用法】 生姜为引。

31. 灭瘢救苦散

【方源】 《痘疹心法》卷二十二

【组成】 密陀僧 滑石各二两 白芷半两

【主治】 痘疮痒破者。

【制法、用法】 上为细末。湿则干掺之，干则好白蜜调敷。

32. 玉颜膏

【方源】 《寿世保元》卷八

【组成】 黄柏（去皮）一两 绿豆粉四两 生甘草四两 红花二两

【主治】 痘疮初起。

【制法、用法】 上为极细末，香油调成膏。从耳前眼唇面上并涂之，一日三至五次。

33. 玉液春膏饮

【方源】 《慈幼新书》卷六

【组成】 前胡 桔梗 山楂 贯众 蝉蜕（去头足）各八分 大力子 当归 连翘各一钱 川红花 川芎 青皮 木通各三分 陈米一百粒

【主治】 痘疮起胀。

34. 四仙汤

【方源】 《疡医大全》卷三十三

【组成】 淫羊藿 陈皮 天门冬 甘草 生姜三片 大枣三枚

【主治】 痘疮。

【制法、用法】 水一盅，煎七分服。

35. 四加丸

【方源】 《种痘新书》卷三

【组成】 白术（土炒） 猪苓各八钱 木通八钱 赤茯苓六钱 车前 牛蒡各五钱 黄芩（炒） 黄连（炒）各三钱

【主治】 痘疮热泻，小便短赤而粪黄臭，粪远射而有声音者。

【制法、用法】 上为末，为丸，滑石为衣。

36. 四君子汤

【方源】 《片玉痘疹》卷三

【组成】 人参 白术 陈皮 甘草 滑石 白茯苓 白芍（酒炒） 泽泻 车前子

【主治】 痘疮光壮，中虚作泄。

37. 四味消毒饮

【方源】 《景岳全书》卷六十三

【组成】 人参 炙甘草 黄连 牛蒡子各等分

【主治】 痘疮热盛，毒气壅遏。

【制法、用法】 上为粗末。每服一钱，加生姜一片，水一盏，煎四分，去滓温服，不拘时候。

38. 白术汤

【方源】 方出《医学纲目》卷三十七引丹溪，名见《医部全录》卷四九五

【组成】 白术一钱半 黄芪（炙） 当归 陈皮各五分 甘草（炙）少许

【主治】 痘疮，疡塌不掩。

【制法、用法】 水煎，温服。

39. 地龙酒

【方源】 《张氏医通》卷十五

【组成】 活地龙（用乌芋捣绞）五至七枚

【主治】 痘疮，血热毒盛，黑陷不起。

【制法、用法】 入酒浆少许，炖热服之。

40. 地黄汤

【方源】 《慈幼新书》卷六

【组成】 熟地 当归 防风 蝉蜕 羌活 元参 大黄 黄连 白蒺藜 沙苑蒺藜 犀角 炙甘草 谷精草 木贼草

【主治】 小儿痘疮。

【制法、用法】 上为末。羊肝煎倒调食。

41. 百补汤

【方源】 《中国医学大辞典》引《保婴撮要》

【组成】 当归 芍药 地黄 白术 人参 茯苓 山药 甘草

【主治】 痘疮八九日，浆足之后，别无它证者。

【制法、用法】 清水一盏，加大枣二个，煎至六分，温服。

42. 百解散

【方源】 《治痘全书》卷十三

【组成】 升麻 白芍 甘草 葛根 麻黄 薄桂 川芎 黄芩 白芷

【主治】 痘疮，表热疮色焦紫，不起发，寒热往来者。

【制法、用法】 上为散。内服。

43. 当归活血汤

【方源】 《医方考》卷六

【组成】 当归 川芎 赤芍药 红花 紫草各一钱 生地黄（取汁更良）一钱五分

【主治】 痘疮血热壅滞者。

【功用】 活血凉血。

44. 当归活血饮

【方源】 《医钞类编》卷十九引万氏方

【组成】 归尾 红花 黄芩（酒炒） 连翘 炙北芪 人参 骨皮 牛子 甘草

【主治】 痘疮抓破出血。

【制法、用法】 加灯心，水煎服。

45. 当归凉血汤

【方源】 《痘疹全书》卷下

【组成】 红花 地骨 生地 酒芩 牛蒡 人参 当归 黄芪 连翘 甘草

【主治】 痘疮抓破，破而出血者。

【制法、用法】 水煎服。

46. 先锋散

【方源】 《眼科锦囊》卷四

【组成】 硼砂一钱 瓜蒂五分 片脑一分 大戟七分

【主治】 痘疮攻眼。

【制法、用法】 上为末，搐鼻。热泪如溅者奏效。

47. 朱砂散

【方源】 《治痘全书》卷十四

【组成】 辰砂一钱 丝瓜近蒂三寸（连子烧灰存性）

【主治】 痘疮。

【制法、用法】 上为末。蜜水调服；或以紫草、甘草汤调服尤佳。

48. 导赤散

【方源】 《片玉痘疹》卷六

【组成】 生地黄 木通 小甘草 防风 薄荷叶 辰砂

【主治】 痘疮发热有惊搐者。

【制法、用法】 灯心为引，水煎服。

49. 阴阳二血丸

【方源】 《本草纲目》卷五十一引《孙氏集效方》

【组成】 鹿血 兔血（各以青纸盛，置灰上，晒干） 乳香 没药各一两 雄黄 黄连各五钱 朱砂 麝香各一钱

【主治】 小儿痘疮。

【制法、用法】 上为末，炼蜜为丸，如绿豆大。每服十丸，空心以酒送下。

50. 豆灰散

【方源】 《种痘新书》卷十二

【组成】 黄豆

【主治】 痘疮溃烂。

【制法、用法】 烧灰为末，掺之。

51. 芥子膏

【方源】 《普济方》卷四〇四

【组成】 白芥子

【主治】 痘疮。

【制法、用法】 上为末，水调，敷足心。热毒归下。

52. 辰砂夺命丹

【方源】 《痘疹仁端录》卷十四

【组成】 辰砂（研细，用升麻、黄紫草、连翘煮汁，滤净，用汁煮砂一昼夜，收干待用）二钱 麻黄（不去报节，酒、蜜拌炒焦色）八分 蝉蜕（洗净）五分 紫草（酒炒）五分 红花子五分 山甲（酒浸，炒黑）五分 蟾酥（酒化）二分

【主治】 痘疮血热毒拥不出。

【制法、用法】 酒杵为丸，分作十粒。周岁半丸，二岁一丸，热酒化服。盖暖出汗痘即随出。

53. 扶元祛风汤

【方源】 《种痘新书》卷四

【组成】 人参 白术 茯苓 甘草 当归 川芎 羌活 防风 天麻 虫蜕 全蝎 僵蚕 木香 钩藤

【主治】 痘疮虚弱者。

【制法、用法】 如生姜为引。

54. 吹喉丹

【方源】 《种痘新书》卷四

【组成】 黄连 青黛 儿茶

【主治】 痘疮咽烂成坑。

【制法、用法】 上为细末。吹之。

55. 助神散

【方源】 《痘疹传心录》卷十五

【组成】 人牙（煅存性） 蜈蚣头（煅存性）各三个

【主治】 痘疮陷伏。

【制法、用法】 上为末，用水边芦根取汁，粟根煎汤，加酒浆和匀一小酒盏，调前末服。

56. 助浆丸

【方源】 《准绳·幼科》卷五

【组成】 黄芪（蜜炙）三两 白芍药（酒炒） 当归（酒洗）各一两半 鹿茸（鲜润色如琥珀，作鹿角胶香者，乳炙） 紫河车（酒洗去红筋，炙干） 白术（煨） 人参各一两

【主治】 痘疮七八日，浆稀不来者。

【制法、用法】 上为细末，炼蜜为丸，如芡实大。每服一二丸，炒糯米煎汤化下。

57. 快斑越婢汤

【方源】 《痘疹心法》卷二十三

【组成】 黄芪（炙） 白芍药 桂枝 防风 甘草（炙）

【主治】 痘疮手足不起发。

【制法、用法】 上锉细，加生姜一片，大枣一枚，水煎服，不拘时候。

58. 妙应散

【方源】 《圣济总录》卷一八一

【组成】 蛇蜕皮一两 蝉壳二十五枚

【主治】 痘疮入眼。

【制法、用法】 上二味，用罐子泥固济晒干，火煅过，地上出火毒一宿，研为末。每服一字匕，食后蜜水调下，一日三次。

59. 松花散

【方源】 《医林纂要》卷九

【组成】 松花粉（微炒，退冷，然后用）

【主治】 小儿痘疮，成片作烂，脓水不干者。

【制法、用法】 敷席上，使儿安卧。

60. 苦楝子汤

【方源】 《赤水玄珠》卷二十七

【组成】 苦楝子不拘多少

【主治】 痘疮不出，出亦稀少。

【制法、用法】 煎汤浴儿。

61. 苓桂参甘黄芪汤

【方源】 《四圣悬枢》卷三

【组成】 人参 甘草各一钱 茯苓三钱 桂枝一钱 黄芪三钱

【主治】 痘疮溃烂无痂者。

【制法、用法】 流水煎半杯，温服。

62. 拔毒膏

【方源】 《痘疹心法》卷二十三

【组成】 马齿苋（捣汁） 猪脂 石蜜 赤小豆（末） 绿豆（末）

【主治】 痘疮。

【制法、用法】 和合熬膏。涂肿处；如干，以水润之。

63. 河车散

【方源】 《痘疹传心录》卷十五

【组成】 干胎衣一具（切片） 白粘米一合（同炒黄色）

【主治】 痘疮气虚倒陷者。

【制法、用法】 上为末，每服一钱，用保元汤送下，酒浆亦可。又方用河车水，以粘米二合，浸一宿晒干，再浸再晒，以水尽为度，微炒为末；每用一钱，保元汤送下。

64. 泻青散

【方源】 《片玉痘疹》卷三

【组成】 防风 当归 川芎 胆草 栀子 羌活 甘草 滑石

【主治】 痘疮，心肝二经之火甚，服辰砂导赤散后而惊不退者。

【制法、用法】 灯心为引，水煎服。

65. 定中汤

【方源】 《回春》卷七

【组成】 真黄土（在碗内百沸汤泡，即以碗盖，少倾出用。如冷，倾入盏内，外以热水炖热。用两酒盏和药）一块 朱砂（研细）五分 雄黄（研细）一钱

【主治】 ①《回春》：痘疮回水时，毒伏阳明，脾胃受戕。②《东医宝鉴·杂病篇》：小儿痘疮，吐泻并作。

【制法、用法】 朱砂、雄黄和匀，以黄土汤稍加砂糖温服。

66. 定心丸

【方源】 《种痘新书》卷三

【组成】 滑石（飞过）六分 甘草一两 牛蒡 木通 车前各六钱 辰砂五钱

【主治】 小儿痘疮，心惊发搐。

【制法、用法】 先将辰砂另乳，再将诸药研末，后入辰砂乳匀，辰砂不拘多少，总以药色红赤为度。

67. 实表解毒汤

【方源】 《痘疹心法》卷二十三

【组成】 黄芪 人参 当归梢 生地黄 白芍药 甘草 柴胡 地骨皮 酒片芩 元参 升麻

【主治】 痘疮，表气虚，毒气盛，荣热卫弱，腠理不密，肌肉不坚，不能约束于外，侠毒气冲击，才发一二日间，痘便一齐涌出者。

【制法、用法】 上为细末。加薄荷叶少许，淡竹叶十片，水煎温服，不拘时候。

68. 参术丸

【方源】 《治痘全书》卷十三

【组成】 人参 白术 干姜 甘草 黄连 乌梅肉 川椒

【主治】 痘疮。脾胃伤冷，外热内寒。若不吐利，但闻食即吐蛔者。

【制法、用法】 为丸服。

69. 参苓白术散

【方源】 《片玉痘疹》卷五

【组成】 人参 白术（去油炒） 白茯苓 粉草 山楂肉 陈皮 桔梗 木香 枳壳（炒）

【主治】 痘疮，脾胃气弱不能消食。

【制法、用法】 上用水一盏，砂仁一个（捶碎），为引，煎服，不拘时候。

70. 参苓白术散

【方源】 《种痘新书》卷四

【组成】 白术一钱 人参 茯苓 苡仁 莲子 山楂 神曲各五分 肉蔻（去油） 诃子（煨，用肉） 陈皮各四分 白芍五分 木香 炙草各二分

【主治】 痘疮虚泄。小便清利，其粪或白或黑，或饮食不化，其气腥，其泄则滑溜自下而无带者。

71. 春笋丹

【方源】 《痘疹仁端灵》卷十四

【组成】 春笋尖（晒干为末）五钱 雄鸡冠血（若少，多用鸡血亦可） 羊心血 猪尾血（三血合用以布盛阴干）二两一钱 老虾（打成饼，焙干）二两一钱 紫草三钱 老鹰爪三分 穿山甲（前爪）

【主治】 痘疮初起。

【制法、用法】 上为末。每用一匙，如虚者，保元汤调下，热者，干汁汤调下，俱用鹿血三分服。

第二章　细菌性皮肤病

一、脓疱疮（黄水疮、滴脓疮、天疱疮）

古代文献中又称"黄水疮""滴脓疮""天疱疮"等。好发于儿童，可发于任何部位，但多以面部等暴露部位为主。

【辨证分型】

暑湿热蕴证：脓疱密集，色黄，疱周红晕明显，疱破后糜烂面鲜红，干燥后结污黄色厚痂，自觉瘙痒，常伴发热口干，便秘溺赤，舌质红，苔黄腻，脉濡数。治以清暑解毒利湿，方选清暑汤、升麻消毒饮或五味消毒饮加减。常用药物：连翘、天花粉、赤芍、金银花、滑石、车前草、泽泻、甘草等。

脾虚湿滞证：脓疱稀疏，色淡白或淡黄，疱周红晕不明显，脓疱破后糜烂面淡红不鲜，常伴食少纳差，面色白或萎黄，大便时溏，舌质淡红，苔薄白，脉濡缓。治以健脾除湿，兼清余毒，方选参苓白术散或淮山扁豆汤加减。常用药物：白扁豆、白术、茯苓、桔梗、莲子、人参、砂仁、山药、薏苡仁等。

1. 化毒散软膏

【方源】　《赵炳南临床经验集》

【组成】　化毒散（乳香　没药　川贝母　黄连　赤芍　天花粉　大黄　甘草　珍珠粉　牛黄　冰片　雄黄粉）二两　祛湿药膏（苦参　薄荷　白芷　防风　芥穗　连翘　苍术　大黄　鹤虱草　威灵仙　白鲜皮　五倍子　大风子　青黛面　白蜡　香油或凡士林）八两

【主治】　脓疱疮（黄水疮）、多发性毛囊炎（发际疮）、疖痈、丹毒，及体表感染初起。

【制法、用法】　上药混匀成膏。涂敷患处。

2. 万应丹

【方源】　《串雅补》卷一

【组成】　斑蝥（糯米治浸一宿，炒黄色勿令焦）　川乌（煨）　草乌（炒）　三棱　莪术　首乌　大茴　生地　熟地　黑丑　白丑　雄黄　五灵脂　朱砂　龟板　全蝎各五钱　半夏（姜制）　大黄　白芍　赤芍　麻黄各三钱　升麻二钱　僵蚕四钱　杏仁（去皮，炙）二十粒　生草一两　川蜈蚣（酒洗，炙干）十条　麝香五分

【主治】　伤寒，瘟疫，中暑，疟疾，山岚瘴气，感冒，咳喘痰多，鼻衄，吐血，肠风下血，食积腹痛，霍乱吐泻，胁痛，心气走痛，大便闭涩，五淋痛甚，四肢浮

肿，遍身骨节疼痛，腰痛怕冷，手足拘挛，痿弱难伸，年久风气疼，中风口哑不语，半身不遂，盗汗，耳聋眩晕，阴症热燥，梦与鬼交，梦泄遗精，痰迷心窍。妇人月经不调，血崩，赤白带下，乳痈，胎衣不下，产后血痛。小儿惊风发热，吐乳夜啼，慢脾风，大头瘟，疳积，泄泻，耳内流脓。无名肿毒，痈疽，背疮，流注，结核走窜，杨梅疮，天疱疮，喉癣，喉蛾，目赤涩痛，皮肤痒极，五蛊胀肿。

【制法、用法】 上为细末，用大黑枣二斤八两，去皮核蒸熟，捣如泥，入药末杵千下为丸，每丸重三分。每服一丸，随症引下，症治悉照黄金顶引送；或陈酒送下，酒随量饮。

3. 天疱丸
【方源】 《东医宝鉴·杂病篇》卷八引《治疱方》
【组成】 轻粉一钱半　朱砂　雄黄　陈石灰各半钱
【主治】 天疱疮，杨梅疮。
【制法、用法】 上为末，陈米饭为丸，如绿豆大。每服三丸，茶清吞下。

4. 木香散
【方源】 《圣惠》卷十八
【组成】 木香一分　豉一合　葱白三茎　麻黄（去根节）一两　干薄荷一分
【主治】 热病发疱疮，形如豌豆。
【制法、用法】 上细锉。以水一大盏半，煎至一盏，去滓，不拘时候，分二次温服。衣盖取汗。

5. 仙炉脂
【方源】 《洞天奥旨》卷八
【组成】 香炉盖上胭脂三钱　黄连　青黛各二钱　冰片二分
【主治】 小儿天疱疮。
【制法、用法】 上药各为细末。鸡蛋清调；或猪汁调敷。

6. 地骨皮散
【方源】 《圣惠》卷十八
【组成】 地骨皮　黄芩　黄连（去须）　川大黄（锉碎，微炒）　木香　羚羊角屑各一两　甘草（炙微赤，锉）半两
【主治】 热病疱疮，心神烦躁。
【制法、用法】 上为散。每服四钱，以水一中盏，煎至六分，去滓，不拘时候温服。

7. 青黛散
【方源】 《赵炳南临床经验集》
【组成】 青黛粉　黄柏面各五钱　滑石粉二两

【主治】 脓疱疮，急性湿疹，接触性皮炎，或脂溢性皮炎，痱子。

【制法、用法】 直接撒扑外用。

8. 独珍膏

【方源】 《朱氏集验方》卷十二

【组成】 五倍子不拘多少（瓦上焙干）

【主治】 软硬疖，诸热毒疱疮。

【制法、用法】 上为细末，数点麻油，冷水调涂。

9. 祛温药粉

【方源】 《赵炳南临床经验集》

【组成】 川黄连八钱　川黄柏八两　黄芩四两八钱　槟榔三两二钱

【主治】 急性湿疹，接触性皮炎，脓疱疮，婴儿湿疹。

【制法、用法】 直接撒扑，或用植物油调敷，或配制软膏用。一般丘疹样或有少量渗出液的皮损，可以直接撒扑或用鲜芦荟蘸药外搽，流水多或脓汁多者可用油调外用，暗红干燥脱皮者可用药粉配成软膏。

10. 祛热搜风饮

【方源】 《回春》卷八

【组成】 苦参　金银花　柴胡　连翘　片芩　荆芥　黄柏（炒）　黄连（炒）生地黄　薄荷　独活　枳壳（椒炒）　防风　甘草（蜜炙）

【主治】 疥及脓疱疮。

【制法、用法】 上锉。水煎，食远热服。

11. 神圣散

【方源】 《济众新编》卷五

【组成】 枯白矾　石硫黄各一钱五分　黄丹一钱三分　朱砂一钱　胡桐泪三分轻粉　麝香各一分五厘

【主治】 诸般恶疮，无名肿毒，及天疱疮。

【制法、用法】 上为末，以白及糊作锭。纳于疮孔。

12. 真珠散

【方源】 《斑疹备急》

【组成】 栝楼根一两　蛇蜕皮（全，炙）一钱

【主治】 斑疱疮疹，入眼疼痛，翳膜，眼赤羞明。

【制法、用法】 上为末。用羊子肝一枚，批开去筋膜，掺入药二钱，用麻缕缠定，以米泔内煮熟，任意与吃，如少小未能吃羊肝，以熟羊肝研和为丸，如黄米大，以生米泔下十丸，乳头上与亦可，一日三服，儿小未能食肝，与乳母食之佳。

13. 遢渣粉

【方源】 《中西医结合皮肤病学》

【组成】 京红粉 轻粉 元明粉各等分

【主治】 酒渣，痤疮，传染性湿疹样皮炎，脓疱疮。

【制法、用法】 上为细末，用猪油调敷。

14. 黄金散

【方源】 《疬疡机要》卷下

【组成】 滑石 甘草各等分

【主治】 天疱疮。

【制法、用法】 上为末。挑破去水敷之。

15. 黄连甘乳膏

【方源】 《赵炳南临床经验集》

【组成】 黄连粉 乳香粉各一两 炉甘石粉二两 去湿药膏（或凡士林） 七两

【主治】 下肢溃疡（臁疮），女阴溃疡（阴蚀），脓疱疮（黄水疮）。

【制法、用法】 调匀成膏。外敷患处。

16. 黄连解毒汤

【方源】 方出《肘后方》卷二，名见《外台》卷一引《崔氏方》

【组成】 黄连三两 黄柏 黄芩各二两 栀子十四枚

【主治】 一切实热火毒之证，三焦热盛。症见大热烦躁，口燥咽干，目赤睛痛，错语不眠；或热病吐血、衄血、便血，甚或发斑；外科痈疽疮疡，现亦用于胆道感染、脓疱疮、湿疹等属于实热火毒壅盛者。

①《肘后方》：烦呕不得眠。②《外台》引《崔氏方》：人热盛，苦烦闷。干呕，口燥，呻吟，错语不得卧。③《立斋外科发挥》：流注、积热疮疡，焮肿作痛，烦躁饮冷，脉洪数或口舌生疮，或疫毒发狂。④《古今医统大全》：一切火热毒，狂躁烦心，口燥舌干，热势之甚者，及吐下后，热不解而脉洪，喘急，郑声，目赤，睛痛。⑤《医方考》：阳毒，上窍出血，里热壅盛者。⑥《幼幼集成》吐血，并便前下血；麻疹出后。仍发热烦躁，麻未出尽。⑦《医林纂要》：丹毒有热甚速甚者，初发头角或脑后，不一时流走耳前后，又不一时流及肩膊，若流入腹内，则不可救。⑧《痘麻绀珠》：痘疮夹疹夹瘢。⑨《疡科遗编》：疳疮初起，阳物痛痒、坚硬，色紫腐烂，血水淋漓。

【制法、用法】 水六升，煎取二升，分二次服。

17. 清肌汤

【方源】 《疮疡经验全书》卷六

【组成】 半夏 菖蒲 苦参 胡麻 防风 首乌 苍术 当归 生地 干姜 威灵仙 红花

【主治】 疥疮，白疱疮。

【制法、用法】 水煎服。

18. 普连软膏

【方源】 《赵炳南临床经验集》

【组成】 黄柏面　黄芩面各一两　凡士林八两

【主治】 脓疱疮（黄水疮），急性亚急性湿疹（风湿病），烫烧伤，单纯疱疹（火燎疱）、牛皮癣、红皮症。

【制法、用法】 直接涂于皮损上，或用软膏摊在纱布上，敷于患处，或加入其他药粉作为软膏基质。

19. 碧玉散

【方源】 《医统》卷八十一

【组成】 青黛　黄柏末各二钱　滑石末二钱

【主治】 天疱疮。

【制法、用法】 上二末以青黛调和如泥。用皂角针挑去泡水，次敷药。

20. 麝香轻粉散

【方源】 《济众新编》卷五引《医林》

【组成】 乳香　白矾各一两　轻粉五钱　麝香五分

【主治】 ①《济众新编》：疳蚀疮。②《东医宝鉴》：天疱疮烂及诸恶疮。

【制法、用法】 上为末。每用一钱，干涂之。

二、 毛囊炎（疖肿、痈疽）

毛囊炎属于中医学"疖肿""痈疽"范畴，古代中医称头部毛囊炎为发际疮、蝼蛄疖。

【辨证分型】

阳证皮疹以多发丘疹、脓疱为主，部分有囊肿，皮疹多为大米、绿豆或蚕豆大小，色红，疹发表浅，触痛明显，易化脓，易溃破，破后易愈。小便黄，大便易干，舌红，苔薄黄或黄厚，脉滑数。病机：热毒炽盛，热盛则肉腐，肉腐化脓。治则：清热解毒，透脓敛疮。

半阴半阳证皮疹以囊肿为主，色暗红，不易化脓，不易溃破，脓液较稀，色暗红或黑红，痛不剧烈，皮温稍高，可伴有少许丘疹。小便正常或稍黄，大便正常或偏干，舌质偏红，苔薄白或薄黄，脉细数或弦滑。病机：营气不从，逆于肉理；气机不畅，日久致瘀生湿生痰，瘀热互结熏蒸肌肤，乃生丘疹化脓，湿热、淤血凝滞，则见囊肿、结节。治则：清热解毒，补益气血，托毒外出。

阴证皮疹以皮色囊肿为主，漫肿，无明显疼痛，脓液清稀或为清水，不能自行破溃，难以自行消退，运用各种清热解毒药物及抗生素疗效欠佳；毛囊炎愈后头部遗留的皮色结节，肿块久不消退。二便常，舌质偏淡，苔薄少，脉细弦、细数或沉细。病机：气血亏虚，无力鼓邪外出，毒邪留恋。日久生痰生瘀，聚而成结。治则：扶正祛邪，托毒溃脓。

1. 化毒散软膏

【方源】　《赵炳南临床经验集》

【组成】　化毒散（乳香　没药　川贝母　黄连　赤芍　天花粉　大黄　甘草　珍珠粉　牛黄　冰片　雄黄松）二两　祛湿药膏（苦参　薄荷　白芷　防风　芥穗　连翘　苍术　大黄　鹤虱草　威灵仙　白鲜皮　五倍子　大风子　青黛面　白蜡　香油或凡士林）八两

【主治】　脓疱疮（黄水疮）、多发性毛囊炎（发际疮）、疖痈、丹毒，及体表感染初起。

【制法、用法】　上药混匀成膏。涂敷患处。

2. 龙胆草擦剂

【方源】　《赵炳南临床经验集》

【组成】　胆草 10 斤

【主治】　急性亚急性湿疹，过敏性皮炎，日光性皮炎，小儿痱子，丘疹性荨麻疹，急性荨麻疹，毛囊炎等。

【制法、用法】　水煎，第一次加水 20 升，开锅后煮 1 小时；第二次加水 10 升，开锅后煮 40 分钟。两次药液合并，过滤，浓缩为 9600 毫升，装瓶。涂于患处。

3. 败酱草膏

【方源】　《赵炳南临床经验集》

【组成】　鲜败酱草（洗净）十斤

【主治】　毛囊炎、疖等化脓性皮肤病。

【制法、用法】　上用净水八十斤煮，煎至三小时后过滤，再煎煮浓缩成膏五十两，加蜜等最贮存备用。每服二钱，一日二次。

4. 黑布化毒散膏

【方源】　《赵炳南临床经验集》

【组成】　黑布药膏　化毒散软膏各等分

【主治】　疖痈初起，多发性毛囊炎，或已溃脓肿，周围皮肤浸润明显者。

【制法、用法】　上混合均匀，外敷患处。

三、疖痈

【辨证分型】

邪毒壅聚（初期）疖、痈病初期表现为红肿热痛，尚未成脓，现代医家大都认为其病因病机为邪毒壅聚，治疗应以祛邪为主，善用消法，使疔、痈消散吸收，在治疗过程中以清热解毒为治疗大法，常用方剂为五味消毒饮、犀角地黄汤、黄连解毒汤等。

热毒壅盛（中期）即成脓期，红肿热痛仍存在，肿块按之有波动感或脓头破溃，《素问·气穴论》篇记载："邪溢气壅，脉热肉败，荣卫不行，必将为脓。"此文从卫气营血方面来阐述本病的病因病机，外感六淫等邪气侵袭人体后，致营卫失于和调，气血凝滞成痈，热毒壅盛化而为脓。《灵枢·玉版》曰："阴阳不通，两热相搏，乃化为脓。"该篇强调了阴阳二气丁疔、痈中的作用，阴阳失去平衡，进而致使营卫不调，邪热相搏成痈。该期热毒壅盛，经络阻而不通，气血滞而不行，治疗用托法，扶正与祛邪并重，扶助正气以托毒外出。

正虚邪恋（后期）即溃脓期，脓溃而出，口不敛，或久而不收，迁延日久，此期常为热毒壅阻，灼津肉腐，日久而正气不足，无法托毒外出，疮口迁延不愈，常用补法，应用补助正气的药物，补益气血恢复人体正气，助养新肉生长，促使疮口早日愈合，令腐肉去而新肉生。

实证为本，攻补兼施，实际临床中疔、痈因病情发展变化较快，三期界限往往不明显，互相掺杂，虚实夹杂，《灵枢·刺节真邪》曰："虚邪之中人也，洒淅动形，起毫毛而发腠理……搏于脉中，则为血闭，不通则为痈……虚邪之入于身也深，寒与热相搏，久留而内著。"该篇从经络方面论述了疔、痈的病因病机，气血经络阻塞，邪乘虚而入，邪热相搏，虚实夹杂，不通而滞结成疔、痈，另寒热实邪的偏盛导致其预后不同。《素问·生气通天论》有"营气不从，逆于肉理，乃生痈肿"。营气不和，气血不通，滞而不畅，阻于皮肤肌肉之间而发疔、痈。

1. 五味消毒饮

【方源】 《金鉴》卷七十二

【组成】 金银花三钱 野菊花 蒲公英 紫花地丁 紫背天葵子各一钱二分

【主治】 各种疔毒，痈疮疖肿。

【制法、用法】 水二钟，煎八分，加无灰酒半钟，再滚二三沸时热服。滓如法再煎服。被盖出汗为度。

2. 加减普济消毒饮

【方源】 《医学探骊集》卷四

【组成】 荆芥穗三钱 酒黄芩四钱 马勃三钱 苍术四钱 山栀子三钱 升麻二钱 鼠粘子三钱 桔梗二钱 薄荷 连翘 紫花地丁各三钱 独活四钱 甘草二钱

【主治】 山岚瘴气，客于经络，初病头痛，恶寒身热，脉浮洪而数，随后头项浮肿而痛，甚者面目亦肿而痛，或耳下肿出，而为疳腮，症属大头天行者。

【制法、用法】 水煎，温服。

3. 万应丹

【方源】 《串雅补》卷一

【组成】 斑蝥（糯米泔浸一宿，炒黄色勿令焦） 川乌（煨） 草乌（炒） 三棱 莪术 首乌 大茴 生地 熟地 黑丑 白丑 雄黄 五灵脂 朱砂 龟板 全蝎 甲片各五钱 半夏（姜制） 大黄 白芍 赤芍 麻黄各三钱 升麻二钱 僵蚕四钱 杏仁（去皮，炙）二十粒 生草一两 川蜈蚣（酒洗，炙干）十条 麝香五分

【主治】 伤寒，瘟疫，中暑，疟疾，山岚瘴气，感冒，咳喘痰多，鼻衄，吐血，肠风下血，食积腹痛，霍乱吐泻，胁痛，心气走痛，大便闭涩，五淋痛甚，四肢浮肿，遍身骨节疼痛，腰痛怕冷，手足拘挛，痿弱难伸，年久风气疼，中风口哑不语，半身不遂，盗汗，耳聋眩晕，阴症热燥，梦与鬼交，梦泄遗精，痰迷心窍。妇人月经不调，血崩，赤白带下，乳痈，胎衣不下，产后血痛。小儿惊风发热，吐乳夜啼，慢脾风，大头瘟，疳积，泄泻，耳内流脓。无名肿毒，痈疽，背疮，流注，结核走窜，杨梅疮，天疱疮，喉癣，喉蛾，目赤涩痛，皮肤痒极，五蛊胀肿。

【制法、用法】 上为细末，用大黑枣二斤八两，去皮核蒸熟，捣如泥，入药末杵千下为丸，每丸重三分。每服一丸，随症引下，症治悉照黄金顶引送；或陈酒送下，酒随量饮。

4. 万应膏

【方源】 《全国中药成药处方集》（抚顺方）

【组成】 羌活 透骨草 当归 赤芍 甲片 生地 防风 灵脂 连翘 官桂 白及 白蔹 白芷各二两 草乌 乌药 川军 川乌 苦参各五钱 牙皂一两二钱 木鳖肉二两

【主治】 痈疽，发背，对口。痰核，流注，一切外科疡毒恶疮，未溃者敷之可消，已溃者敷之可敛。

【制法、用法】 香油十斤，漳丹五斤，后兑乳香、没药各二两熬膏。贴敷患处。

5. 化毒消肿托里散

【方源】 《急救仙方》卷一

【组成】 人参（无亦可） 赤茯苓 白术各六钱 滑石 桔梗 金银花各二两 荆芥穗 山栀子各五钱 当归一两 川芎 黄芪 赤芍 苍术 麻黄 大黄 黄芩 防风 甘草 薄荷 连翘 石膏 芒消（加缩砂仁不用此）

【主治】 痈疽发背，乳骨痈，疔疮肿毒，及一切恶疮疖，咽喉肿痛。

【制法、用法】 上㕮咀每服五钱，水一碗，葱白一根，煎热服。汗出为度。服后若利三至五行为妙；大病不过三至五服，毒即内消尽矣。

6. 牛黄点舌丹

【方源】 《外科大成》卷三

【组成】 牛黄 熊胆各五分 蟾酥 犀角 羚羊角 珍珠各三分 冰片五分 麝香三分 沉香五分 辰砂 雄黄 硼砂 血竭 乳香 没药 葶苈各一钱

【主治】 喉风喉痹，痰火壅盛，并大头瘟及痈毒。

【制法、用法】 上各为细末，和匀，乳汁为丸，如绿豆大，金箔为衣。每用一丸，呷舌下噙化，徐徐咽之。化尽口内麻，以冷水漱口咽之，则患处出汗。

7. 牛黄消炎丸

【方源】 《中药制剂手册》

【组成】 牛黄五两 蟾酥三两 雄黄 珍珠母各十两 青黛四两 天花粉 大黄各十两

【主治】 热毒引起的咽喉肿痛、痈疮、疔疮、热疖及一切无名肿毒。

【制法、用法】 上药各为细末，和匀，用大曲酒（60°）或白酒泛为小丸，每两约五千粒，凉干或低温干燥，用百草霜细末二两七钱为衣，再加入麻油一两打光。每服十丸，一日三次，温开水送下。小儿酌减。

8. 牛黄蟾酥丸

【方源】 《疮疡经验全书》卷六

【组成】 西黄一钱 蟾酥二钱 麝香二分 朱砂 雄黄 乳香各一钱五分

【主治】 疔肿、痈疽、疮疡。

【制法、用法】 先以蟾酥切片，热酒化软，将五味细末和蟾酥捣丸，如黍米大。每服七丸，葱头热酒送下。出冷汗为度。

9. 乌金膏

【方源】 《同寿录》卷四

【组成】 净清油二十两 马钱子 地木蟹仁 蓖麻肉（净）各二两 密陀僧（细末）六两 赤金四十九张

【主治】 痈疽，发背，肿毒，疔疮。

【制法、用法】 上药先入清油内炼至枯色，去渣再熬，滴水成珠，再下陀僧末，搅匀熬成，取起，飞入赤金，和匀为度。

10. 六味汤

【方源】 《古方汇精》

【组成】 生地黄 生黄芪 生甘草 白芷（炒） 当归（炒） 穿山甲（炒）各三钱

【主治】 痈疽，发背，疔疮，并治一切无名肿毒。未成者消，已成者溃。

【制法、用法】 患在头面，加川芎五钱；手足，加桂枝五钱；中部，加杜仲五钱；下部，加牛膝五钱。上连引七味，依方称准，分最不可增减。善饮者，用黄酒二碗，煎一碗；不善饮者，酒、水各一碗煎服。

11. 巴鲫膏

【方源】 《鸡鸣录·外科》

【组成】 巴豆仁 白及（切） 番木鳖（切） 川乌（切） 草乌（切）各五钱 商陆（切片）十两 漏芦 闹羊花 全归（切） 穿山甲（切） 元参（切） 蛤蟆皮干（须新取收干）各二两 蓖麻仁 白蔹（切） 川大黄（切） 雄鼠矢各三两 苍耳子四两 黄牛蹄甲（敲研） 猪蹄甲（敲研）各一两 乌羊角（敲研）一对 鲫鱼（重十二两以上者）二尾

【主治】 一切痈疽疔毒，未成即消，已成即溃。

【制法、用法】 上药入大广锅内，真麻油三斤八两，浸三日，熬至各药焦黑，渡滓再热沸，入飞净血丹二十四两，以槐、柳条不住手搅，熬至滴水成珠，熄火待冷，再入上肉桂心五钱、乳香、没药、上芸香（各去油）、上轻粉各四钱（此五味并研细徐徐掺入），以铜箸搅匀，待凝冷，覆地上十余日，拔尽火毒。用纸摊贴。

12. 巴豆油膏

【方源】 《外科方外奇方》卷二

【组成】 巴豆三两

【主治】 发背、痈疽、疔疮。

【制法、用法】 用麻油煎片时，勿令枯，再用棉料纸滚尽外面油，以擂盆打自然油，用夏布绞出，加入轻粉三分，搅匀，瓷瓶收贮，勿令出气。用时看患大小以油照样涂抹膏药上贴之，日换三次。

13. 玉蕊托里散

【方源】 《医方类聚》卷一七九引《经验秘方》

【组成】 黄芪四两 人参 白芍药 当归 熟地黄 莲花蕊 乳香 没药 甘草各三钱

【主治】 疔疮，痈疽，发背，不问阴阳二证，已成未成。

【制法、用法】 上为粗末。每服四钱，酒水各一盏，煎至七分，去滓温服，滓再煎，不拘时候。

14. 玉红散

【方源】 《秘传外科方》

【组成】 寒水石（煅）一两 轻粉少许 国丹少许

【主治】 疔疮。

【制法、用法】 上为细末，掺疮口上，日夜二洗二换。盖蟾酥膏、桃红散，皆为毒药，故令疮疼痛，用玉红散解二药之毒，用二药散其血，则当自然安矣。

15. 石青解毒丸

【方源】 《医林纂要》卷十

【组成】 浮水石　石膏各四两　青黛二两

【主治】 疔疮。

【制法、用法】 上为末，蒸饼为丸，如芡实大。井花水化下；或姜汤送下。

16. 仙方救命汤

【方源】 《外科启玄》卷十一

【组成】 大黄　栀子　牡蛎　金银花　木通　连翘　乳香　牛蒡子　没药　瓜蒌　角刺　地骨皮各等分

【主治】 疔疮走了黄，打滚将死，眼见火光危症。

【制法、用法】 上锉。每剂五钱，酒、水各半煎。一服而愈。

17. 白薇散

【方源】 《千金》卷二十二

【组成】 白薇　防风　射干　白术各六分　当归　防己　青木香　天门冬　乌头　枳实　独活　山茱萸　葳蕤各四分　麻黄五分　柴胡　白芷各三分　莽草　蜀椒各一分　秦艽五分

【主治】 痈疽，疔疮。

【制法、用法】 上药治下筛。每服方寸匕，以浆水下，一日三次。加至二匕。

四、丹毒

中医亦称丹毒，属于中医学"抱头火丹"范畴。其基本病机为素体血分有热或在肌肤破损处有湿热火毒之邪乘隙侵入、郁阻肌肤而发，其基本治法为疏风清热、利湿解毒。隋代巢元芳所著《诸病源候论》指出："丹者，人身体忽然焮赤，如丹涂之状，故谓之丹。或发手足，或发腹上，如手掌大。"《圣济总录》指出："热毒之气，暴发于皮肤间，不得外泄，则蓄热为丹毒。"

【辨证分型】

① 热毒挟风证，见于头面、耳项等处的丹毒，治宜清热解毒，散风消肿。方用普济消毒饮加减。

② 热毒挟湿证，见于下肢、外阴、脐周等处的丹毒，治宜清热利湿，解毒凉血。方用龙胆泻肝汤加减。

③ 湿热挟瘀证，见于下肢丹毒后期，抗生素已足量用过，体温血象恢复正常，但下肢仍红肿不消。治宜清热利湿，活血化瘀。方用龙胆泻肝汤加减。

1. 龙胆泻肝汤

【方源】 《医方集解》引《局方》

【组成】 龙胆草（酒炒）　黄芩（炒）　栀子（酒炒）　泽泻　木通　车前子　当归（酒洗）　生地黄（酒炒）　柴胡　甘草（生用）

【主治】 肝胆火盛之胁痛，口苦目赤，耳肿耳聋；肝胆湿热下注之阴肿阴痒，小便淋浊，尿血，带下等。

【制法、用法】 水煎服，每日一剂，日服两次。

2. 一捻金

【方源】 《古今医鉴》卷十三

【组成】 大黄　槟榔　二牵牛　人参各等分

【主治】 小儿风痰、积滞，气喘咳嗽，肚腹膨胀，不思饮食，大便秘结。

①《古今医鉴》：小儿风痰吐沫，气喘咳嗽，肚腹膨胀，不思饮食；肺胀喘满，胸高气急，两胁搧动，陷下作坑，两鼻窍张，闷乱嗽渴，声唛不鸣，痰涎潮塞，俗云马脾风。②《金鉴》：初生儿腹中脐粪未下，腹满气短，呕吐不乳；滞热丹毒，见唇焦便秘者。③《全国中药成药处方集》（哈尔滨方）：乳食积聚，观乳呕逆，不思饮食，晡热自汗，睡卧惊醒，大便秘结，小溲不利。

【制法、用法】 上为细末。每服一字，蜜水调下。

3. 三黄散

【方源】 《疡医大全》卷十七

【组成】 生地　蒲黄　牛黄　冰片

【主治】 头痛，面痛，小儿丹毒。

【制法、用法】 上为极细末。用芭蕉根汁或扁柏叶汁和蜜调敷。如肿硬不消，因气凝血滞，或痰块结而不散，则兼阴证矣，宜用姜汁、葱汁调敷。

4. 三黄散

【方源】 《杂病源流犀烛》卷二十四

【组成】 生大黄　姜黄各二钱　生蒲黄五分　冰片五厘　麝香二厘

【主治】 颈痈、面痈、打腮痈、小儿丹毒。兼阴症疮疡。

【制法、用法】 上为细末。用白蜜调，加葱　姜汁二三匙敷患处；或芭蕉根汁、扁柏叶汁和蜜调俱可。

5. 土朱散

【方源】 《医学入门》卷七

【组成】 土朱　青黛各二钱　滑石　荆芥各一钱

【主治】 丹毒。

【制法、用法】 上为末。蜜水调搽；服之亦可。

6. 土黄散

【方源】 《普济方》卷四〇六

【组成】 土消一两 大黄（细末）一钱

【主治】 赤流丹毒。

【制法、用法】 上二味相合，新汲水调，搅匀。先用一小被刀刺赤流，去赤晕恶血毒汁，次用鸡毛蘸，时时涂扫。

7. 大黄散

【方源】 《圣惠》卷九十一

【组成】 川大黄（锉碎，微炒） 防风（去芦头）各半两 川升麻 黄芩各二分 麻黄（去根节） 秦艽（去苗）各一分 川朴消三分

【主治】 小儿丹毒，遍身赤痛。

【制法、用法】 上为粗散。每服一钱，以水一小盏，煎至五分，去滓放温，不拘时候，量儿大小，分减服之。

8. 大连翘汤

【方源】 《婴童百问》卷一

【组成】 连翘 瞿麦 荆芥 木通 当归 防风 赤芍药 柴胡 滑石 蝉蜕 甘草（炙）各一钱 山栀仁 黄芩各五分

【主治】 疮疹发热，焮痛作痒，丹毒脐风，小便不通。

【制法、用法】 上锉细。每服二钱，加紫草，水煎温服。

9. 大连翘饮

【方源】 《伤寒图歌活人指掌》卷五

【组成】 连翘 瞿麦 滑石 车前子 牛蒡子 赤芍各一两 山栀子 木通 当归 防风各半两 黄芩一两半 柴胡二两 甘草 荆芥穗各一两半 蝉蜕二钱半

【主治】 小儿伤寒，伤风发热，时行发热，痰盛壅，风热丹毒，疮疹，项上生核，腮赤，痈疖，一切发热。

【制法、用法】 上锉散。每服二钱，加灯心、薄荷、麦门冬，水煎，温服。

10. 万病解毒丸

【方源】 《准绳·疡医》卷二

【组成】 麝香二钱 朱砂五钱 山豆根 雄黄 续随子（取仁） 紫河车 独脚莲各一两 红芽大戟一两五钱 山慈姑二两 五倍子三两

【主治】 疔疮，痈疽，发背，肿疡，时毒，狐狸毒，鼠莽毒，丹毒，惊毒，瘴毒，风毒，热毒，蛊毒，河豚，疫死牛马猪羊毒，蛇、犬、蜈蚣、蜂、蝎、百虫螫咬毒，汤火所伤，中恶邪气，无名肿毒，蛊毒，砒毒，药毒，疮毒，光粉毒，轻粉毒，一切邪热之毒。

【制法、用法】 上为末，秫米糊和匀，杵捣一千余下，印作锭子，随意大小。每服一锭，井水磨化，冬月用薄荷汤磨服，日可进二三服。

11. 上青散

【方源】 《医统》卷五十五

【组成】 蓝青　知母　甘草　杏仁各六分　黄芩　升麻各八分　柴胡　石膏　寒水石各一钱　山栀仁　赤芍药　羚羊角（磨）各八分

【主治】 一切丹毒。

【制法、用法】 水煎服。

12. 马齿苋膏

【方源】 《外科大成》卷一

【组成】 马齿苋

【主治】 杨梅遍身如癞，喉硬如管者，发背诸毒，多年顽疮、臁疮，疼痛不收口者，面肿唇紧，妇人脐下生疮，痛痒连及二阴者，湿癣白秃，丹毒。

【制法、用法】 用此一味，或服或敷，甚有功效。治杨梅遍身如癞，喉硬如管者，取苋碗粗一握，酒水煎服出汗；治发背诸毒，用苋一握，酒煎或水煮，冷服出汗，再服退热去腐，三服即愈，并杵苋敷之，治多年顽疮、臁疮，疼痛不收口者，杵苋敷之，取虫，一日一换，三日后腐肉已尽，红肉如珠时，换生肌药收口，治面肿唇紧，捣汁涂之；治妇人脐下生疮，痛痒连及二阴者，用苋四两，青黛一两，研匀敷之；治湿癣白秃，取石灰末炒红，用苋汁熬膏，调匀涂之；治丹毒，加蓝靛根和捣敷之。

13. 马齿苋洗方

【方源】 《赵炳南临床经验集》

【组成】 马齿苋（鲜马齿苋半斤）二两

【主治】 急性湿疹，过敏性皮炎，接触性皮炎（湿毒疡），丹毒，脓疱病（黄水疮）。

【制法、用法】 净水洗净后，用水四斤煎煮20分钟，过滤去滓。（鲜药煮10分钟）用净纱布6~7层沾药水湿敷患处，每日2~3次，每次20~40分钟。

14. 比金丸

【方源】 《准绳·幼科》卷二

【组成】 南星　半夏（为末，并以生姜汁和作饼子，晒干）各四钱　真珠（新白者）二钱　巴豆（去油净）一钱　朱砂四钱　轻粉　麝香各半钱　真郁金末三钱

【主治】 小儿风热丹毒，急慢哑惊。

【制法、用法】 上各为末，和匀，飞罗面打糊为丸，如黍米大。每一岁儿一丸，灯心汤送下。

15. 天乌散

【方源】 《幼幼新书》卷三十六引《惠眼观证》

【组成】 天南星　草乌头　赤小豆　黄柏各等分

【主治】 ①《普济方》：小儿痈疽。②《袖珍小儿》：小儿疮毒肿疖，丹毒，赤游肿。

【制法、用法】 上为末，姜汁调。入面少许。外贴。

16. 木香散

【方源】 《圣惠》卷九十

【组成】 木香　熏陆香　沉香　鸡骨香　黄芩　麻黄（去根节）各一分　连翘　海藻（洗去咸味）　射干　川升麻　枳实（麸炒微黄）　牛蒡子（微炒）各半两　川大黄（锉碎，微炒）二两

【主治】 小儿热毒疮肿，及赤白诸丹毒肿，或生瘟痂疮疖，身中风疹瘙痒。

【制法、用法】 上为粗散。每服一钱，以水一小盏，煎至五分，去滓，入竹沥半合，更煎三两沸，不拘时候温服。

17. 木通散

【方源】 《直指小儿》卷四

【组成】 木通（去皮）　篇蓄（去梗）各五钱　大黄　赤茯苓（去皮）　甘草各三钱　瞿麦（去梗）　滑石（末）　山栀仁　车前子　黄芩各二钱

【主治】 胎中热毒太盛，小儿初生，生疮疡丹毒，小便淋涩不通者。

【制法、用法】 上锉碎。每服五钱，水一钟，加灯心十根，薄荷五叶，煎至五分，食前服。

18. 五福化毒丹

【方源】 《外科正宗》卷四

【组成】 玄参　桔梗　赤苓各二两　人参三钱　黄连　龙胆草　青黛　牙消各一两　甘草五钱　冰片五分　朱砂三钱　金箔（为衣）二十张

【主治】 ①《外科正宗》：小儿蕴积胎毒，以及诸疮瘾疹，伤风斑症，口舌生疮，痰涎壅盛，谵语烦躁，夜睡不宁者。②《金鉴》：小儿赤游丹毒。

【制法、用法】 上为末，炼蜜为丸，如芡实大。每服一丸，薄荷、灯心汤化下，疮疹后余毒上攻，口齿涎血臭秽，以生地黄汁化下。如无地黄，竹叶灯心汤亦可用。

19. 化毒丹

【方源】 《简明医彀》卷六

【组成】 玄参　桔梗各一两　茯苓八钱　青黛（画家用者）　甘草各三钱　牙消二钱

【主治】 热邪蕴积，口舌生疮，遍身痒癞，游风丹毒，疮疡疥癣，初生一切胎中热毒致病，及痘疹后余毒之患。

【制法、用法】 上为末，和黛、消，炼蜜为丸，如弹子大。金、银箔为衣。每

服半丸，薄荷泡汤调化，抹儿口内上腭，汤送下。

20. 牛黄散

【方源】 《医方大成》引《局方》（见《医方类聚》卷二四九）

【组成】 郁金 甘草（炙） 枯梗（去芦） 天花粉 葛粉各等分

【主治】 五种丹毒。

【制法、用法】 上为末。每服一钱，薄荷汤入蜜调下。

21. 牛黄消毒膏

【方源】 《鲁府禁方》卷三

【组成】 雄黄一钱 蜗牛五十个 大黄末一两

【主治】 小儿一切丹毒。

【制法、用法】 上为末，用铁锈水调搽患处。

22. 升降散

【方源】 《伤暑全书》卷下

【组成】 白僵蚕（酒炒）二钱 全蝉蜕（去土）一钱 川大黄（生）四钱 广姜黄（去皮，不用片姜黄）三分

【主治】 温热、瘟疫，邪热充斥内外，阻滞气机，清阳不升，浊阴不降，致头面肿大，咽喉肿痛，胸膈满闷，呕吐腹痛，发斑出血，丹毒。①《伤暑全书》：凡患瘟疫，未曾服他药，或一二日，或七八日，或至月余未愈者。②《伤寒瘟疫条辨》：温病表里三焦大热，其证不可名状者。如头痛眩晕，胸膈胀闷，心腹疼痛，呕哕吐食者；如内烧作渴，上吐下泻，身不发热者；如憎寒壮热，一身骨节酸痛，饮水无度者；如四肢厥冷，身凉如冰，而气喷如火，烦躁不宁者；如身热如火，烦渴引饮，头面卒肿，其大如斗者；如咽喉肿痛，痰涎壅盛，滴水不能下咽者；如遍身红肿，发块如瘤者；如斑疹杂出，有似丹毒风疮者；如胸高胁起胀痛，呕如血汁者；如血从口鼻出，或目出，或牙缝出，毛孔出者；如血从大便出，甚如烂瓜肉、屋漏水者；如小便涩淋如血，滴点作疼不可忍者；如小便不通，大便火泻无度，腹痛肠鸣如雷者；如便清泻白，足重难移者，如肉瞤筋惕者；如舌捲囊缩者，如舌出寸许，绞搅不住，音声不出者；如谵语狂乱，不省人事，如醉如痴者；如头疼如破，腰痛如折，满面红肿，目不能开者；如热盛神昏，形如醉人，哭笑无常，目不能闭者；如手舞足蹈，见神见鬼，似风癫狂祟者；如误服发汗之药，变为亡阳之证，而发狂叫跳，或昏不识人者。外证不同，受邪则一。③《全国中成药处方集》（吉林方）：温病内热外感，凡一切四时瘟疫之疾，以及天行疠疫，绞肠痧（腹痛），吐泻不出，胸烦膈热，疙疸瘟（红肿成块），大头瘟（头部赤肿），蛤蟆瘟（颈项肿大），以及丹毒、麻风。

【制法、用法】 上为细末，合研匀。病轻者分四次服，每服重一钱八分二厘五

皮肤病经方集 下篇

毫，用冷黄酒一杯，蜂蜜五钱，调匀冷服，中病即止。病重者与三次服，每服重二钱四分三厘三毫，黄酒一杯半，蜜七钱五分，调匀冷服。最重者分二次服，每服重三钱六分五厘，黄酒二杯，蜜一两，调匀冷服。如一二帖未愈，可再服之，热退即止。

23. 升麻汤
【方源】 《圣济总录》卷一三八

【组成】 升麻二两 漏芦 黄芩（去黑心）各三两 栀子（去皮）一两

【主治】 丹毒。

【制法、用法】 上锉细。每用半两，以水五盏，煎至二盏，去滓，加芒消二钱匕，搅匀，以故帛三两重浸汤中，温拓患处数十遍，一日两次。

24. 升麻散
【方源】 《袖珍小儿》卷七

【组成】 升麻 郁金 桔梗 甘草 干葛 天花粉各等分

【主治】 小儿五种丹毒。

【制法、用法】 上为末，薄荷汤入蜜少许，调下一匙。

25. 升麻膏
【方源】 《肘后方》卷五

【组成】 升麻 白蔹 漏芦 芒消各二两 黄芩 枳实 连翘 蛇衔各三两 栀子二十枚 蒴藋根四两

【主治】 ①《肘后方》：丹毒肿，热疮。②《普济方》：肠痈，肺痈。

【制法、用法】 上切，舂令细。纳器中，以水三升，渍半日，以猪脂五升，煎令水竭，去滓敷之，一日五次，若急合，即水煎。

26. 升麻葛根汤
【方源】 《外科正宗》卷四

【组成】 升麻 干葛 白芍 柴胡 黄芩 山栀各一钱 木通 甘草各五分

【主治】 丹毒，身体发热，面红气急，啼叫惊搐。

【制法、用法】 水二钟，煎八分。不拘时候，母子同服。

27. 丹毒饮
【方源】 《仙拈集》卷三

【组成】 白芍 陈皮 黄芩各五分 藿香 木通各四两 甘草六分 麦冬一钱半

【主治】 赤游丹毒，遍身不定者。

【制法、用法】 水一钟，煎二服。

28. 丹毒至效散

【方源】 《活幼口议》卷二十

【组成】 黄丹一两 朴消一两 赤小豆（两头齐者，为末）半合

【主治】 小儿一切丹毒，及龙带发作。

【制法、用法】 上为末，井水调，以鸡毛刷。

29. 水晶膏药

【方源】 《百一》卷二十

【组成】 好白油单纸（每张剪作八片）十张 鹰爪黄连（去须，细锉）一两

【主治】 疔疮、背痈、瘤痈、奶疽、丹毒、黑痈。

【制法、用法】 水两碗许，入砂锅内，同黄连煎至一碗半，先下油单五张，又续下五张，同煎至七百沸，汤耗旋添，不得犯铁器，漉起，擦去黄连滓屑，焙干。如疮破有脓，将药花旋松贴；如杖疮，约度大小恰好剪贴，不可太大，先将周围剪下油单烧灰，热酒调，嚼生姜送下，次贴药。

30. 平血饮

【方源】 《普济方》卷四〇六

【组成】 败毒散加紫草 生姜 蝉蜕（去足翼） 防风（去芦、切细）

【主治】 风热积毒，所致丹毒，或发于头面，手足，热者如胭脂色，其热如火，轻轻着手，痛不可忍。

【制法、用法】 加天花粉少许，煎汤服。

31. 玉露膏

【方源】 《中医外科学讲义》

【组成】 芙蓉叶

【主治】 ①《中医外科学讲义》：一切阳毒之症。②《朱仁康临床经验集》：一切疮、疖、肿毒、痈未破时，丹毒，带状疱疹。

【制法、用法】 上为极细末，用凡士林调（凡士林 8/10，玉露散 2/10），敷患处。

32. 甘草散

【方源】 《圣济总录》卷一八二

【组成】 甘草（炙，锉）（为末）一分 油麻半升

【主治】 小儿丹毒，防入腹。

【制法、用法】 上二味，先取油麻去皮，研细，绞取汁一合，调甘草末半钱匕服，一日二次。

33. 归连汤

【方源】 《诚书》卷十五

【组成】 升麻　黄连　大黄　川芎　羚羊角　红花　归尾　甘草各二两　黄芩　金银花各三两

【主治】 丹毒初发，血热毒盛。

【制法、用法】 水煎服。余者可纳芒消再煎，涂肿处。

34. 四圣散

【方源】 《活幼心书》卷下

【组成】 灯心　黄连　秦皮　木贼　枣子（和核）各半两

【主治】 ①《活幼心书》：婴孩胎受热毒，生下两目不开。②《金鉴》：孕母受惊，传袭子胎，婴儿新生之后，周岁以上忽两眼胞红晕，面色青黯，烦热夜啼，或面如胭脂，此属伏热在内，散发于面，状如水痘，根脚微红，时出时隐，延及颈项，继发丹毒。

【制法、用法】 上㕮咀。每服二钱，水一盏，煎七分，澄清去滓，无时频洗，两目自开。

35. 四神散

【方源】 《医方类聚》卷一七九引《施圆端效方》

【组成】 川大黄　寒水石各一两　牛蒡子　芒消各半两

【主治】 丹毒及咽喉肿塞。

【制法、用法】 上为细末，新水调涂肿上；咽喉肿塞，生蜜调，时时含化咽津。

36. 生地黄汤

【方源】 《育婴秘诀》卷四

【组成】 生地黄　赤芍药　川芎　当归（酒洗）　瓜蒌根

【主治】 小儿初生眼闭不开，胎黄，鼻衄，丹毒。

①《育婴家秘》：产母食热毒物，以致小儿初生下眼闭不开者。②《保婴撮要》：妊娠食酒面五辛积热，小儿生下遍体面目皆黄。③《赤水玄珠》：荣中有热，及肺壅，鼻衄生疮，一切丹毒。

【制法、用法】 加黄连、灯芯为引，水煎，乳母服。或以本方为细末，灯芯汤调少许，搽儿口中。

37. 生萝摩汁涂敷方

【方源】 《圣济总录》卷一三八

【组成】 生萝摩

【主治】 丹毒，遍身赤肿。

【制法、用法】 上捣，绞取汁。涂丹上，一日三至五次。

38. 加减四物汤

【方源】 《永类钤方》卷二十一

【组成】 生干地黄　赤芍　川芎　当归　防风各等分　黄芩减半

【主治】 丹毒。

【制法、用法】 上咬咀。水煎服。

39. 加味凉血利湿汤

【方源】 方出《赵炳南临床经验集》，名见《千家妙方》卷下

【组成】 金银花一两　公英八钱　地丁一两　赤芍三钱　生地五钱　大青叶一两　黄柏　牛膝各三钱　生石膏一两

【主治】 湿热下注所致的足背丹毒。

【功用】 凉血解毒，利湿清热。

五、蜂窝织炎（发）

蜂窝织炎属中医"发"的范畴。中医认为本病是由外感风燥湿火毒邪壅结，或过食膏粱厚味，致湿热火毒风生，或外来损害，肌肤破损，毒邪乘隙内侵，致营卫不和，气血壅滞，经络壅阻而成痈。病变发于上部多风湿、风热，发于中部多气郁、火郁，发于下部多湿火、湿热。早期内治以清热利湿，祛瘀消肿，外治以金黄散或金黄膏外敷；成脓期内治以清热解毒，消痈排脓，外治循经切开排脓；溃后内治以益气养阴清热。

1. 金黄散

【方源】 《外科传薪集》

【组成】 天花粉一两　黄柏五两　姜黄　大黄各五钱　白芷五钱　紫川朴　陈皮　甘草　苍术　天南星各二两

【主治】 痈疽发背，诸般疔疮，跌仆，湿痰流注，大头时肿，漆疮火丹，风热天泡，肌肤赤肿，干湿脚气，妇女乳痈，小儿丹毒等。

【制法、用法】 上为末，以瓷器收贮。凡遇红肿，及夏月火令时，用茶汤同蜜水调敷；如微热欲作脓者，以葱汤同蜜水调敷；如漫肿无头，皮色不变，附骨痈疽、鹤膝等，俱以葱酒并调；如夭泡、火赤游丹、黄水疮，俱以板蓝根叶捣汁调和；烫伤，麻油调；其次诸引，又在临用之际，顺合天时调，窥病势也。

2. 一笔勾

【方源】 《医方易简》卷十

【组成】 芙蓉叶（阴阳瓦焙干，为末）　土茯苓（焙，研为末）

【主治】 痈疽发背，无名肿毒。

【制法、用法】 麻油少许，好浙醋调匀。一切无名肿毒，未灌脓者，照其肿处，用笔点药圈之，愈小愈圈，俱照其肿之大小，不用涂在肿上。

3. 一笔消

【方源】 《饲鹤亭集方》

【组成】 大黄二两 雄黄 藤黄各一两 蟾酥五钱 木香一钱 乳香 没药 白矾各三钱

【主治】 痈疽发背，五疔毒疮，对口搭手，诸般无名肿毒。

【制法、用法】 蜗牛为丸。米醋磨敷患上。

4. 一粒珠

【方源】 《绛囊撮要》

【组成】 全穿山甲（一足用好醋制，一足用松萝茶制，一足用麻油制，一足用苏合油制，俱连一边身子，如鳞甲有不全处，须再取一具，视取原缺处者补全，同炙淡黄色为度，焦黑不可用）一具 犀牛黄三钱 真珠三钱 大劈砂四钱 明雄黄四钱 原麝香四钱 梅花冰片四钱

【主治】 ①《绛囊撮要》：一切无名肿毒，对口搭手，痈疽发背。小儿惊风，闷痘初起。②《饲鹤亭集方》：流注流痰，附骨阴疽。③《全国中药成药处方集》（天津方）：乳痈，乳癌。

【制法、用法】 上为极细末，加入蟾酥一钱二分，人乳化，饭锅上蒸，再量入苏合油，打和为丸，每丸干重三分。服时用人乳化开，真陈酒煮，冲服一丸，量佳不妨多饮，盖暖患处，重症倍服。小儿惊风，用陈胆星一分，钩藤三分，橘红三分，煎汤化服一丸；闷痘初起，用白芦根汤化服一丸。

5. 十奇内补排脓散

【方源】 《普济方》卷二七五引《德生堂方》

【组成】 黄芪 当归 人参各二两 川芎 白芷 桔梗 防风 厚朴 甘草 官桂 金银花各一两 木香五钱 天花粉一两

【主治】 一切痈疽发背，诸肿疮毒。

【制法、用法】 上为细末。每服三钱，好酒调服；如不饮酒，煎木香汤服；病上，食后服；病下，食前服，每日三四次。

6. 大风门顶

【方源】 《串雅补》卷一

【组成】 川芎 草乌 川乌各五钱 乳香三钱 秦艽一钱五分 川牛膝三钱 羌活 防风 地龙各三钱 桂枝 麻黄各一两 当归五钱 虎骨三钱 白芷五钱 红花 独活各五钱 川木鳖（水煮胀，去皮毛，麻油炸黄）二两 木瓜三钱 苍术 五加皮 蕲蛇肉各三钱 原麝香五分

【主治】 无名肿毒，痈疽发背，筋骨疼，痛风流注。

【制法、用法】 上为细末。每服七八分至一钱，陈酒送下。另加山杨柳四两（即芫花根），朴消一两，作掺敷药。

7. 琥珀膏

【方源】 《回春》卷八

【组成】 沉香一钱　嫩松香八两　乳香　没药　银朱　血竭（为末）各一钱　香油四两

【主治】 痈疽发背，诸般肿毒，久年顽疮。

【制法、用法】 上将沉香人香油内炸浮，待油熟去之，次下松香，文武火不住手搅，如琥珀色住火，下乳香、没药、银朱、血竭，搅入膏内，令匀，退火毒，用油纸摊贴。

8. 替针丸

【方源】 《寿世保元》卷九

【组成】 人言（为末，入锅内，上盖明矾烧，不响为度）一钱　硇砂五分　巴豆十粒　乳香　没药各三分　白雄丁香七分

【主治】 一切恶疮、痈疽发背等有脓无头者。

【制法、用法】 上为细末，面糊为丸，如豆大。用时以温水磨化，频点疮头上。

9. 散毒膏

【方源】 《简明医彀》卷八

【组成】 木鳖（去壳）二十个　蓖麻（去壳）一百粒　威灵仙　当归　川芎　赤芍　防风　荆芥　羌活　独活　生地黄　白芷　黄芩　黄连　黄柏　姜黄各二钱　蛇蜕一条　金银花　皂角刺　穿山甲（切碎）

【主治】 一切痈疽发背，诸般肿毒热疖，蟮拱头毒，周身诸毒。

【制法、用法】 上以麻油（冬七两、夏五两、秋六两）浸药一日，煎药焦，滤去滓，油入锅煎滚，下黄蜡二两，次入嫩松香二斤（老松添油），桃、柳枝搅化，滴水成珠，略不粘手，即取起扯黄，每斤用真铜青二两（米醋少许研化），真蟾酥二钱（酒少许研），二味拌扯入膏内。用随大小捏薄，捺布上贴；如小者，油纸摊。初起贴之即消，有脓者咬头出脓，脓尽亦能收口。

10. 散毒万灵丹

【方源】 《全国中药成药处方集》（杭州方）

【组成】 茅苍术（米泔水浸）八两　金钗　石斛　麻黄　西当归　川羌活　炙甘草　荆芥　何首乌　防风　明天麻　北细辛　制草乌　全蝎　川芎　制川乌各一两　雄黄　朱砂各六钱

【主治】 痈疽发背，疔毒对口，湿痰流注，附骨阴疽，鹤膝风痛初起各症；及风寒湿痹，半身不遂，气血阻滞，遍身走痛，偏正头痛。

【制法、用法】 上为细末，炼蜜为丸，每潮重一钱五分，将朱砂为衣。每服二至三丸，用葱头煎汤或热酒化服。服后避风，盖被取汗，或吃稀粥助令作汗。

11. 葱蜜膏

【方源】 《寿世保元》卷九

【组成】 生葱 生蜜 猪胆汁一个

【主治】 痈疽发背、无名肿毒初起。

【制法、用法】 上倾石钵内共捣成饼。贴患处，日换三四次。

12. 雄黄散

【方源】 《玉机微义》卷十五

【组成】 粟米小粉（炒）三两 草乌 南星 络石 百合各一两 白及二两 乳香 没药 雄黄 黄丹各半两

【主治】 痈疽发背，紫晕疼痛不止。

【制法、用法】 上为极细末。温水调敷。

13. 雄麝散

【方源】 《青囊秘传》

【组成】 麝香三钱 真雄精五钱 净巴豆霜三钱

【主治】 一切痈疽发背，初溃时用之；杨梅疮亦可用。

【制法、用法】 研细末，将瓷器收贮，勿令出气。

14. 紫霞丹

【方源】 《外科方外奇方》卷一

【组成】 犀黄四分 雄黄二钱 大黄 天竺黄各四钱 藤黄二钱（九晒，去酸味） 冰片四分 儿茶二钱 参三七四钱 血竭二钱 乳香四钱（去油） 没药四钱（去油） 麝香四分 阿魏（用蜜化夏布收，去渣）一钱

【主治】 痈疽发背，破伤风，疔疮，无名肿毒，跌打损伤，小儿惊风。

【制法、用法】 上为极细末，以阿魏蒸好，炼蜜为丸。每服四分，用绍酒调下。上药除乳香、没药、藤黄、阿魏外，余皆忌火。

15. 黑白散

【方源】 《鲁府禁方》卷四

【组成】 黑白牵牛各一合

【主治】 一切痈疽发背，无名肿毒，医所不识者。

【制法、用法】 用布包捶碎，好酒一碗，煎至八分，露一宿，温热服。大便脓血为度。

16. 溃脓散

【方源】 《活人心统》卷三

【组成】 白芷二钱 穿山甲二片 乳香一钱 僵蚕一钱 甘草节一钱五分

【主治】 痈疽发背，瘰疬，对口，乳痈，便毒，鱼口，已成未成。

【制法、用法】 上为末，水酒调服。

17. 善应白膏

【方源】 《杨氏家藏方》卷十二

【组成】 光粉（别研）一斤　商陆粉（生）　续断各二两　当归（洗焙）　赤芍药　白芍药各一两　柳枝二两　香白栀　川芎各半两

【主治】 痈疽发背，一切肿毒恶疮，骨节疼痛，筋脉拘挛，及诸打扑伤损。

【制法、用法】 上锉，如麻豆大，用清麻油一斤，以铁铫或瓷器内入上药，以文武火煎药黑色为度，然后去药滓，留清油再上火煎，次入光粉，以柳枝子搅匀，与油相和得所，滴入水内试之，以不散为度，倾入新水内澄凝，然后取出，以绵子拭干，再入钵内，以文武火再煎，熔入蜡半两，乳香末三钱，再以柳枝搅匀，倾入新水内，方取出拭干，入瓷器收之。若一切疮肿伤折，并于所患处贴之。

18. 疏转枳壳丸

【方源】 《圣济总录》卷一三○

【组成】 枳壳（去瓤，麸炒）　青橘皮（去白，焙）各半两　牵牛子（一半生，一半炒）三分　木香一分　甘草（炙）　大黄（锉，炒）各一两　皂荚（不蛀者）（捶碎，以酒一升浸，绢滤，挼取汁去滓）三梃

【主治】 痈疽发背，一切热毒气，结肿疼痛，腑脏壅滞。

【制法、用法】 上除皂荚外，为末，先以皂荚汁，于火上煎成膏，即入药末，调和为丸，如梧桐子大。每服二十丸，空心葱茶送下。以利为度，未利再服。

19. 煦育膏

【方源】 《霉疠新书》

【组成】 沥青（五十目细研）　黄蜡二十钱　牛脂十钱　麻油（即准一合二勺五撮）五十钱

【主治】 痈疽发背，诸般恶疮溃烂。

【制法、用法】 上先煮麻油片时许，更下黄蜡、牛脂令溶化，乃入沥青末搅转，离火用细旧绢滤净，纳瓷器。外贴患处。

20. 解毒地黄丸

【方源】 《圣济总录》卷一三一

【组成】 生干地黄（焙）二两　黄芪（锉）　栝楼根　黄芩（去黑心）　麦门冬（去心，焙）各一两半　桑螵蛸（锉，炒）十五枚　大黄（锉，炒）　人参　栀子仁　肉苁蓉（焙）　前胡（去芦头）　升麻　芍药　知母（焙）　王不留行各一两　远志（去心）　败酱　地脉草各半两　干枣（汤浸，去皮、核，以蜜一升和蒸成膏）十五枚

【主治】 痈疽发背，时作寒热，疼痛不食。

【制法、用法】 上为末，入枣膏为丸，如梧桐子大。每服三十丸，加至五十丸，空心米饮送下，日晚再服。

21．碧玉膏

【方源】 《疡医大全》卷七

【组成】 蓖麻仁（去皮尖，捣烂） 杏仁（去皮，捣烂）各四十九粒 铜绿（用水一碗，将铜绿研细，投入水中，搅匀）二两七钱 片松香（研细）五斤

【主治】 痈疽发背，瘰疬马刀，乳痈乳岩，流火流注，肿块风毒，横痃痔漏，囊痈，冬瓜痈，贴骨疽，一切腰背臀腿毒疖，多骨疽，蟮拱头，脚隐漏蹄。

【制法、用法】 用真麻油十二两，入锅内熬滚，次下蓖麻、杏仁，熬至滴水成珠之度。复布滤去滓，将油复入净锅内，用文武火熬滚，徐徐投下松香末，用桃槐枝不住手搅匀，倾入瓷盆内，候膏将凝，然后加水浸之，用手揉扯以去火毒，另用瓷罐或桐杓盛贮数月。用时以热汤炖化，摊贴。

22．豨莶散

【方源】 《准绳·疡科》卷一

【组成】 豨莶草（其叶长如牛舌，其气如猪臭者） 小蓟根 五爪龙 生大蒜各等分

【主治】 痈疽发背及一切疖毒。

【制法、用法】 上药细研，用酒和匀，滤去滓，服一碗。得大汗通身而愈。

23．熏洗方

【方源】 《仙传外科集验方》

【组成】 桑白皮（杀伤此为主） 白芷一两半 赤芍二两 乌药（肿骨痛此为主） 左缠藤 荆芥 橘叶 藿香（臭烂加此） 柏叶根

【主治】 一切痈疽发背诸疮，打破伤损骨断，未破或未断而肿痛者。

【制法、用法】 上锉散。随证加减。每药一两重，用水两碗煎，温温用瓶斟洗。如伤损遍身，重者，可于小房内无风之处，用火先烧红大砖数片，先用热药汤熏洗，如气息温，又用红砖逐旋，淬起药气令热，得少汗出为妙。

24．鹭鸶藤酒

【方源】 《备急灸法》

【组成】 忍冬花嫩苗叶五两 木通（捶碎） 甘草（生，锉）各一两

【主治】 痈疽发背。

【制法、用法】 同入瓦器内，用水二盏，文武火缓缓煎至一碗，入好无灰酒一大盏，同煎十数沸，滤去滓，分为三服，微温连进，一日一夜吃尽。病势重者，连进数剂，如肿发尽量多服。

25. 麝香膏

【方源】 《圣惠》卷六十三

【组成】 麝香（细研）一两 叶子雌（细研） 龙脑（细研）各半两 麒麟竭（末）二分 没药（末） 槟榔（末） 丁香（末）各半两 当归（末）三分 木香（末）半两 黄犬脂一两 朱砂（细研） 白蜡各三分 黄丹三两 油八两

【主治】 一切痈疽发背，及风热毒结肿疼痛。

【制法、用法】 先将油于银锅中以慢火炼令香，下蜡，犬脂，去火，渐下黄丹，却用火煎，不住手以柳木棍蓖搅，变色即去火，将前六味药末，并香药一处更研令匀，微火暖动，渐渐搅入令匀，膏成，以瓷盒盛。用蜡纸上摊贴，每日二换，以愈为度。

26. 麝香蟾酥丸

【方源】 《普济方》卷二八三

【组成】 蟾酥 轻粉 乳香各五分 明信 雄黄各一钱 巴豆十个去皮油 麝香少许 寒食面三钱

【主治】 一切痈疽发背，疔疮内毒。

【制法、用法】 上为细末，滴水为锭子，如小麦粒大，量疮为度。如未破用针刺破，拈药在内，膏药贴之，其疮即溃。

27. 梅花点舌丹

【方源】 《饲鹤亭集方》

【组成】 熊胆 珍珠 麝香 冰片各一钱 血竭 没药 雄黄 月石各三钱 西黄 蟾酥 黄连 沉香 葶苈 梅花瓣各二钱

【主治】 外疡肿毒，痈疽发背，疔疮恶症。红肿疼痛初起，山岚瘴气，时疫痧胀。

【制法、用法】 加人乳样化为丸，金箔为衣。每服一丸，好酒化下。外治外敷。

28. 黄丹膏

【方源】 《圣惠》卷六十三

【组成】 黄丹（微炒，细罗）二十四两 麻油二斤半 猪脂（腊月者）八两 松脂四两 紫菀（去土） 当归 防风（去芦头） 黄芩各一两 莨菪子二两 棘针（头曲者）四十九枚 青绯帛（烧灰）各二尺 人粪灰 青柏叶各一两 蜥蜴七枚 乱发如鸡子大 蜡三两 葱（并根）二十茎

【主治】 痈疽发背，痈肿丹毒。一切疮疖。

【制法、用法】 上锉，先下油脂于锅内煎令熔，次下药，以文火煎半日，次下松脂、蜡，候香熟，以绵滤去滓，都入药油于锅中，纳黄丹。不住手搅令匀，候色变紫色，收得油方尽。软硬得所，用瓷盒盛。摊在故帛上贴之。

29. 黄丹膏

【方源】 《圣惠》卷六十三

【组成】 黄丹七两 蜡 白蔹（锉）各二两 杏仁（汤浸，去皮尖双仁，研）三两 乳香（末）二两 黄连（锉）一两 生油一升

【主治】 一切痈疽发背，疼痛不止，大渴闷乱，肿硬不可忍。

【制法、用法】 前三味以生绵袋盛，入油，慢火熬半日，滤出，下黄丹，以柳木篦搅，候变黑，膏成，入蜡、乳香更熬，硬软得所，用瓷盒内盛。故帛摊贴。每日换两次。

30. 黄芩散

【方源】 《普济方》卷二八三

【组成】 黄芩 白及 麻黄（去节） 漏芦（真者） 白薇 枳壳（麸炒，去瓤） 升麻 白芍药 川当归 川牛膝 甘草各二两 大黄五两

【主治】 时行热毒而致痈疽发背，丹疹赤肿，恶肉变作赤色；及眼赤肿生障翳。

【制法、用法】 上为粗末。每服四钱，水一盏半，煎至七分，空心热服。或利一二行。

31. 黄芪丸

【方源】 《圣济总录》卷一八三

【组成】 黄芪（炙，锉） 犀角屑各一两半 黄连（去须） 茯神（去木） 当归（切，焙） 防风（去叉） 芍药 升麻 赤茯苓（去黑皮） 黄芩（去黑心） 甘草（炙）各半两 木通（锉）一两 麝香（研）半分

【主治】 乳石发动，痈疽发背，一切热毒及恶疮。

【制法、用法】 上除麝香外，捣罗为末，入麝香研和匀，炼蜜为丸，如梧桐子大。每服二十丸，生姜汤送下。未效，加至三十丸。

32. 硇砂膏

【方源】 《饲鹤亭集方阮》

【组成】 鲜桃枝 鲜柳枝 鲜桑枝 鲜槐枝各五尺 大山栀八十个 头发一两二钱 象皮 炒甲片各六钱

【主治】 痈疽发背，对口疔疮，痰核硬块，破烂恶疮，一切无名肿毒。

【制法、用法】 上用麻油四斤，煤枯去滓，再熬至滴水成珠，后下飞黄丹一斤半，成膏，加入真硇砂三钱，血竭一钱，儿茶二钱，三味预研细，共搅极匀。出火气听用。贴患处。

33. 排脓内消散

【方源】 《直指》卷二十二

【组成】 何首乌一两 当归 川芎 生地黄 川续断（各洗，焙） 茯苓 芍

药　白芷　半夏曲　藿香叶各半两　紫草茸　甘草（炙）各三钱半

【主治】　痈疽发背。

【制法、用法】　上为粗末。每服三钱，新水二分，酒一分，加姜、枣煎服。

34. 救生汤

【方源】　《扁鹊心书·神方》

【组成】　芍药（酒炒）　当归（酒洗）　木香（忌火）　丁香各五钱　川附（炮）二两

【主治】　一切痈疽发背，三十六种疔，二十种肿毒，乳痈乳岩，及经年手足痰块，红肿疼痛，久年阴寒久漏。

【制法、用法】　上为细末。每服五钱，生姜十片，水二盏，煎半，和滓服，随病上下，食前后服。

35. 救苦膏

【方源】　《医方类聚》卷一九四引《经验秘方》

【组成】　川乌三钱（生用，勿火）　香白芷二钱　川牛膝（焙）五钱　当归（焙）一两　黄丹（飞过）半两　贝母二钱　魂润（即桃脂）一钱　白蔹　白及（焙）各二钱　没药七钱　乳香（茗叶一片，将药放在叶上，用慢火慢焙干）五钱　杏仁（用热汤泡去皮尖）三两　沥青半两　香油半盏　白胶香（入铁器，于火上熬数沸，放入冷水中）三两

【主治】　男子、妇人左瘫右痪，半身不遂，口眼㖞斜，痈疽发背，疗肿恶疮，已未成脓，疼痛不止，打扑损伤；蛇虎犬咬，刀斧、汤烫伤，杖疮；及风寒湿痛，咳嗽喘急，痰涎壅盛，心脾疼痛，赤白痢疾，脏寒泄泻，眼目赤障，耳鸣头痛；牙痛、瘰疬、鹤膝，及妇人生产死胎，胞衣不下等。

【制法、用法】　上没药、沥青、杏仁、乳香先捣，后用白胶香魂润和捣之，以上药俱要研为细末，和匀，用香油不时浇润，捣取出，揉和之。远近咳嗽，吐唾痰涎，背心穴贴；喘急痰盛，肺俞穴贴；前后心脾疼痛，随疼处贴；胸膈痞闷，少思饮食，胸骨上贴；赤白痢疾，脏寒泄泻，腰眼脐下贴；眼目赤障，疼痛作楚，太阳穴贴；耳鸣、头目昏眩，项窝穴贴；牙齿疼痛，膏药亭穴贴；男子久虚，肾气衰弱，腰膝筋骨疼痛，腰眼穴贴；闪肭骨折，手搦腕骨还旧，以膏药量伤处尺寸贴，软帛绵好竹片包裹扎定，三次收换，须候七日，如是伤重，十二日可效；妇人气虚血弱，腰脐腹胯疼痛，于脐下腰眼贴之；奶痈吹奶，于患处贴之；小儿一切痈疮失气痛，随患处贴；瘰疬漏疮，两膝肿痛，髀膝枯瘁，皮肤拘挛，蹲卧不得屈伸，此证名曰鹤膝，以药烘贴；生产死胎，胞衣不下者，用川芎汤下七粒；余病随疼处、患处、伤处贴。

36. 猪蹄汤

【方源】　《千金》卷二十二

【组成】 猪蹄（治如食法）一具 黄芪 黄连 芍药各三两 黄芩二两 蔷薇根 狼牙根各八两

【主治】 ①《千金》：痈疽发背。②《圣济总录》：发背痈疽已溃，积毒恶肉未去。

【制法、用法】 上吹咀。以水三斗，煮猪蹄令熟，澄清取二斗，下诸药煮，取一斗，去滓。洗疮，一食顷，以帛拭干，贴生肉膏，一日两次。

37. 清和膏

【方源】 《外科医镜》

【组成】 木芙蓉（重阳日采叶，或根皮或花俱妙）五两 紫荆皮三两 独活二两 南星 赤芍各一两半 白芷一两

【主治】 痈疽发背及阴阳不和等毒。

【制法、用法】 上用麻油二斤熬枯，滤去渣，将油再熬沸，徐徐投入炒飞黄丹一斤，或铅粉亦可，以桑枝搅匀，至滴水取丸不粘指为度，倾入水中去火性，摊用。

38. 清凉膏

【方源】 《本草纲目》卷三十六引《鸿飞集》

【组成】 芙蓉叶（末）

【主治】 ①《本草纲目》引《鸿飞集》：赤眼肿痛。②《本草纲目》：一切痈疽发背，乳痈恶疮。

【制法、用法】 水和，贴太阳穴。

39. 清凉膏

【方源】 《疡医大全》卷八

【组成】 白面 葱根 猪胆汁一枚 黄蜜二两

【主治】 痈疽发背肿毒。

【制法、用法】 先用白面调成，围圈患外，葱根捣泥，平铺疮上；用猪胆汁一枚，黄蜜二两，倾瓷器内和匀，茶匙挑胆汁于内，外敷。

40. 淋洗当归汤

【方源】 《圣惠》卷六十一

【组成】 当归 甘草 赤芍药 葛根 细辛 黄柏 麻黄（去根节） 苦参白芷 肉桂 汉椒 防风（去芦头）各一两

【主治】 痈疽发背，破后脓水不住，伤外风毒，焮肿疼痛。

【制法、用法】 上用水洗，锉细，焙干，分为四度。每度以水五升，煎取三升，温暖洗疮，汤冷即住，以热巾拭，宜用别膏贴之。

41. 夏枯草汤

【方源】 《增补内经拾遗》卷四引《经验良方》

【组成】 夏枯草六两

【主治】　①《增补内经拾遗》引《经验良方》：瘰疬马刀、不问已溃未溃，或日久成漏。②《良朋汇集》：痈疽发背，无名肿毒。

【制法、用法】　上作一服。水二钟，煎七分，食远温服；虚甚当浓煎膏服，并涂患处。

42. 消毒灯照

【方源】　《串雅外编》卷二

【组成】　一二十年旧船底上石灰

【主治】　一切痈疽发背，无名肿毒，及对口诸疮，已溃未溃。

【制法、用法】　生青桐油调，将光青布照疮大小摊贴；又用青布作捻，蘸桐油点火，在疮上打碎，觉痒受打，不论条数，灰干换贴，再打。知痛为度，红退毒消。

43. 消疔酥信丹

【方源】　《吉人集验方》卷下

【组成】　杜酥末六分　白砒（即白信石，若用红砒不效）五分　黑枣肉三钱　赤砂糖三钱

【主治】　疔疮，痈疽发背。

【制法、用法】　上为泥。凡治生疔，先将生姜擦患处，以开皮毛，或挑破疮头，然后用药一小块，涂于疔头之上，自可消散。

44. 桑木灸

【方源】　《串雅外编》卷二

【组成】　干桑木

【主治】　痈疽发背不起发，或瘀肉不腐溃；及阴疮瘰疬，流膁注，膁疮，顽疮，恶疮，久不愈者。

【制法、用法】　将桑木劈成细片，扎作小把，燃火吹息，患处每吹灸片时，以瘀肉腐动为度，内服补托药。

45. 通神膏

【方源】　《圣惠》卷六十三

【组成】　雄黄（细研）二两　黄丹（细罗）一两　蜡六两　腻粉半两　没药末　麒麟竭末各一两　麝香（细研）一分　桑枝　槐枝各四两　蜥蜴三枚　当归三分　川芎二两　白芷　木香各三分　沉香　郁金各半两　乌蛇肉三分　藁本一两　细辛三分　桂心一两半　麻油二斤

【主治】　一切痈疽发背，恶疮，及瘘疮。

【制法、用法】　上锉细，先取油倾于铛中，以文火煎令熟，下锉药煎，候白芷黄黑色，以绵滤过，拭铛令净，下蜡于铛内；煎令熔，都入药汁于铛中，下黄丹，次下诸药末，不住手搅，稀稠得所，滴在水中，药不散，即膏成；以瓷盒盛，密封闭，悬于井底一宿时出火毒。每用摊在故帛上帖，日二换之，以愈为度。

第三章 真菌性皮肤病

浅部真菌病常见的主要有手足癣、体股癣、花斑癣、甲癣、皮肤念珠菌病、马拉色菌、毛囊炎等。这类病在西医方面，无论内服还是外用疗效都比较好，方法又简便，因此经常采用西医治疗，有时采用中西医结合治疗可提高疗效。

一、头癣（斑秃）

头癣又名"斑秃"，俗称"鬼剃头"。中医认为头癣是由于肝肾不足，气血虚弱，血不荣肤，风邪乘虚袭入，风盛血燥，发失所养而致头发脱落形成头癣。治宜祛风养血、滋阴生发。

1. 乌云膏

【方源】 《外科大成》卷三

【组成】 松香末二两　硫黄末一两

【主治】 头癣，脓疥，下部寒湿疮，胎疮，奶癣。

【制法、用法】 和匀，香油拌如糊，摊菌青布条上，少半指厚，卷成条线扎之，再用油浸一日，取出，刮去余油，以火点着一头，下以粗碗按之，其布灰陆续剪去，取所滴药油浸冷水内一宿，出火毒。搽用。

2. 毛姜浸酒

【方源】 《外伤科学》

【组成】 毛姜

【主治】 白癜风，斑秃。

【制法、用法】 将毛姜浸于75%酒精内制成糊状。外涂患部皮肤，每日二至三次。

3. 补骨脂酊

【方源】 《赵炳南临床经验集》

【组成】 补骨脂六两　75%酒精十二两

【主治】 ①《赵炳南临床经验集》：白癜风，扁平疣。②《中西医结合皮肤病学》：斑秃，神经性皮炎，瘙痒症。

【制法、用法】 将补骨脂碾碎，置酒精内，浸泡七昼夜，过滤去滓，用棉球蘸药涂于患处，并摩擦五至十五分钟。

4. 海艾汤

【方源】 《外科正宗》卷四

71

【组成】 海艾 菊花 薄荷 防风 藁本 藿香 甘松 蔓荆子 荆芥穗各二钱

【主治】 ①《外科正宗》：油风。血虚，肌肤失养，风热乘虚攻注，毛发脱落成片，皮肤光亮，痒如虫行。②《中医皮肤病学简编》：斑秃。

【制法、用法】 上用水五六碗，同药煎数滚，连滓共入敞口钵内，先将热气熏面，候汤温，蘸洗之，留药照前再洗。

二、体癣（圆癣、金钱癣）和股癣（阴癣）

中医称体癣为"圆癣""金钱癣"，股癣为"阴癣"病名出自《诸病源候论》"圆癣之状，作圆之隐起，四畔赤，亦痒痛是也"。中医认为，本病是由于体表皮肤不洁，湿热虫毒外侵皮肤所致。本病一般只用外治法。皮损广泛者可选用伊曲康唑或特比萘芬内服。

1. 佛手散

【方源】 《医方类聚》卷一九二引《施圆端效方》

【组成】 黄丹（炒黄）二钱 豆粉（炒黄）二两

【主治】 湿疳疮癣，痒痛皮烂。

【制法、用法】 上为末。清油调扫疮上，后掺如圣散。

2. 皂刺丸

【方源】 《医学入门》卷八

【组成】 皂刺一两 桑寄生 何首乌 石楠藤 白蒺藜 五加皮 地骨皮 白鲜皮各七钱 草乌 枸杞 牛蒡子 归尾 五灵脂 蔓荆子 胡麻子 防风 苦参 虎胫骨 地龙 京墨 木鳖 天花粉各五钱 白胶香 乳香 没药各三钱

【主治】 远年杨梅、痈、癣、顽疮，筋骨疼痛。

【制法、用法】 上为末，面糊为丸，如梧桐子大。每跟五十丸，硬饭汤送下，每日二次。服两月断根。

3. 谷糠油

【方源】 方出《梅氏验方新编》卷七，名见《山东医药》

【组成】 新米糠

【主治】 ①《梅氏验方新编》：蛇皮癣。②《山东医药》：多种亚急性、肥厚性皮肤损害。

【制法、用法】 用火烧取滴下之油搽之。

4. 辛字化毒丸

【方源】 《疮疡经验全书》卷十三

【组成】 白花蛇 羚羊角 白鲜皮各三钱 牛黄五分 钟乳粉 生乳各一钱

穿山甲　月月红　乳香　朱砂　雄黄各一钱五分　槐花二钱　神水七分　川贝母二钱　蜂房（炙，净末）一钱

【主治】　梅毒结子大肠肺经，为喉癣，多作痰唾，久则成天白蚁，渐蚀鼻梁低陷；或肌肤生癣，硬靥如钱，色红紫，褪过即成白点；或不生癣，竟成赤白癜风；或传他经，致生别病。

【制法、用法】　上各为末，用神曲末五钱打稠糊为丸，如梧桐子大。另研朱砂为衣，每早空心服十三丸，每晚空心服九丸，人参汤送下；熟蜜汤亦可。

5. 羌活散

【方源】　《养老奉亲》

【组成】　羌活　枳壳（麸炒，去瓤）　半夏（汤浸七遍）　甘草（炙）　大腹子（洗）　防风　桑白皮各等分

【主治】　老人肾脏风所致耳聋眼暗，头项腰背疼痛，浑身疮癣。

【制法、用法】　上为粗末。每服二钱，水一盏，加生姜，煎至七分，温服，早晨、日午时、临卧各一服。

6. 羌活散

【方源】　《玉机微义》卷十五

【组成】　羌活　独活　明矾　硫黄　狼毒　白鲜皮　白附子　蛇床子各一两　轻粉　黄丹各半两

【主治】　顽癣疥癞，风疮成片，流黄水，久不愈者。

【制法、用法】　上为细末，香油调成膏。搽之。

7. 灵通万应丹

【方源】　《卫生鸿宝》卷一

【组成】　真蟾酥（舐之舌即麻者真）二两　茅术（小而有朱点者，米泔浸，炒焦黄）三两　明天麻（蒸、晒）　麻黄（去根节、晒）　明雄黄（水飞）　朱砂（水飞）各三两六钱　锦纹大黄（晒）六两　甘草（去皮）二两四钱　丁香（不拘公母）六钱　麝香（一方加犀黄三钱）三钱

【主治】　老幼、男女百病，中暑头晕眼黑，恶心头痛；霍乱吐泻，手足厥冷，转筋、顺逆；绞肠痧，胃气痛，喉风喉痹，疟、痢、瘟疫，斑痧；中风痰厥、不省人事，小儿初生，脐风撮口，急惊、牙痛，走马疳，恶毒疔疮。蛇蝎虫伤，狗咬，缢溺、跌打、惊魇、山岚瘴气，一切秽气。

【制法、用法】　上为细末，以蟾酥烧酒浸化，泛为丸，如莱菔子大，朱砂为衣。用两碗对合，手捧摇掷，药在内摩荡，自能坚实光亮，晒干。瓷瓶收贮。中暑头晕眼黑，恶心头痛，霍乱吐泻，手足厥冷，转筋，呃逆，绞肠痧，胃气痛，喉风喉痹，疟、痢，温水送下七八丸，重者十三四丸；瘟疫、斑痧，中风痰厥，不省人事，研

三丸吹鼻，再用十余丸汤灌；小儿初生，脐风撮口，药力难施，以一二丸研细，吹鼻取嚏，得汗即愈；急惊，研末吹鼻，再以末灌之，立苏；牙痛、走马疳、恶疮疔毒、蛇蝎虫伤，狗咬，捣末，酒调敷患处；缢溺、跌打、惊魇、略有微气，将药研末吹鼻灌口，立可回生；山岚瘴气，一切秽气，口含二三丸，邪毒不侵。

8. 陈氏苦参丸

【方源】 《麻科活人》卷四

【组成】 苦参四两　元参　黄连　大黄　独活　枳壳　防风各二两　黄芩　栀仁　白菊花各一两

【主治】 遍身瘙痒，癣疥痈疮。

【制法、用法】 上为末，炼蜜为丸，如梧桐子大，每服三四十丸，食后或茶或酒送下，一日三次。

9. 妙应癣药酒

【方源】 《集验良方》卷一

【组成】 土槿皮二两　白芨一两五钱　槟榔　白芷各一两　斑蝥四十枚　白信（研末）四分　伏龙肝四两

【主治】 风热湿邪侵袭皮肤，郁久风盛化虫之干癣，搔痒白屑，湿癣搔痒出粘汁，浸淫如虫行；风癣顽癣，搔则痹顽，不知痛痒；牛皮癣，状如牛领之皮厚且坚；松皮癣，状如苍松之皮，红白斑点相连，时时作痒；刀癣、轮廓全无，纵横不定者。

【制法、用法】 用高粱酒三斤，或顶香糟烧，并药入瓷瓶内封固，浸七日可用。临用时，取一二两另装小瓷瓶内，以笔扫涂患上，每日三次。如涂后肿痛起泡，系药力猛，多搽之故，不必疑惧，加新鲜香糟火酒少许和之则平矣。

三、 手癣和足癣（鹅掌风、脚湿气）

中医称"鹅掌风""脚湿气"等。足癣继发细菌感染时可内服中药，一般辨证为热毒证，治宜清热解毒，佐以利湿，方用五味消毒饮合龙胆泻肝汤（金银花、蒲公英、野菊花、紫地丁、车前子、龙胆草、栀子、黄柏、苦参、泽泻、通草、甘草）加减。

1. 一号癣药水

【方源】 《中医外科临床手册》

【组成】 土槿皮　大风子肉　地肤子　蛇床子各10两　硫黄5两　白鲜皮10两　枯矾2斤半　苦参10两　樟脑5两

【主治】 鹅掌风，脚湿气，圆癣等。

【制法、用法】 将土槿皮打成粗末，大风子肉捣碎，硫黄研细，枯矾打松，用50%酒精温浸。第一次加8升，浸二天后，倾取清液；第二次再加6升，再浸二天，倾取清液；第三次加 6 升，去滓取液。将三次浸出之药液混合。再以樟脑用 50%酒精溶解后，加入药液中，俟药液澄清，倾取上层清液备用。搽擦患处，每日三至四次。

2. 二八济阳丹
【方源】 《解围元薮》卷三

【组成】 玄参（酒浆浸、晒三次）半斤 苦参（姜汁、酒浆各浸一夜，晒，炒，末半斤）一斤 犀角 当归（姜汁炒） 独枝 防风 全蝎（去足，土炒） 牛蒡子 乳香 没药 石楠藤 红花各二两 甘草五钱 僵蚕（炒，去丝足嘴）一两五钱

【主治】 软瘫，疬麻，血风，痒风，干风，冷麻半肢，血痹，鹅掌风，血枯气败。

【制法、用法】 上为末，炼蜜为丸，如梧桐子大，每服四十丸，陈酒送下，一日三次。

3. 三油膏
【方源】 《外科大成》卷二

【组成】 柏油 牛油 香油 黄蜡 银朱各一两 铅粉 麝香各二钱

【主治】 鹅掌风及血风等疮。

【制法、用法】 成膏。搽患处，火烘之，以油干为度。

4. 千里光膏
【方源】 《万氏家抄方》卷四上

【组成】 千里光（揉茎叶，捣汁，砂锅内熬成膏） 防风 荆芥 黄柏 金银花 当归 生地各二两 川椒五钱 白芷二两 大黄三两 红花二两 苦参四两

【主治】 疮疖，风癣，杨梅疮毒，鹅掌风。

【制法、用法】 麻油浸三日，熬枯黑色，去滓，每油二碗，配千里光膏一碗，再熬，滴水成珠，飞丹收成膏，入乳香、没药各一两，轻粉三钱，槐枝搅匀，收用。

5. 小枣丹
【方源】 《解围元薮》卷三

【组成】 防风 僵蚕 首乌 全蝎 羌活 独活 芍药 生地 威灵仙 蔓荆子 牛蒡子 苦参 胡麻 大黄 黄芩各二两 枸杞子 薄荷 南星 天麻各一两 荆芥 柳枝 山栀各四两 炙甘草五钱 白术 丢子肉各一斤 两头尖（要大者为佳）一钱

【主治】 鹅掌风、刺风、疹风。

【制法、用法】 上为末，枣肉为丸，如梧桐子大。每服六十丸，薄荷汤送下。

6. 右军方

【方源】 《古今医鉴》卷十五

【组成】 乌药　白芷各五钱　雄黄　朱砂各二钱　没药　乳香各一钱

【主治】 杨梅疮后鹅掌风。

【制法、用法】 上为末，面为丸，如梧桐子大。每服三十丸，烧酒送下。五至七日见效。

7. 白雄散

【方源】 《解围元薮》卷四

【组成】 雄黄一两　白附子五钱　皂荚（炙，去皮弦筋）三钱

【主治】 黑肿，斑块，赤癣，鹅掌风，雁来风，烂风疮。

【制法、用法】 上为末。如黑肿、斑块、赤癣，以老姜蘸药一两擦；若鹅掌、雁来等风，用煨姜蘸药擦；如烂风疮，用蟹黄调涂极妙。

8. 白朱砂散

【方源】 《外科大成》卷四

【组成】 朱砂　雄黄　象皮（煅）　硼砂各一钱　蟾酥五分　白朱砂（煅）二钱

【主治】 顽癣，鹅掌风。

【制法、用法】 上为细末。用真生桐油调搽患处，以火烘之，痒止为度。遍身顽癣如癞者，烧猪粪熏之烘之；鹅掌风，烧鸽粪熏之烘之。

9. 加味五宝丹

【方源】 《外科大成》卷四

【组成】 真珠（豆腐煮）　琥珀各三钱　钟乳石（煅，为细末，人乳浸，饭上蒸过）四钱五分　辰砂（为末，飞）二钱五分　冰片一钱　牛黄二钱五分　山慈姑二钱五分　海参（一方加麝香五分，旧琉璃烧存性，为末二钱）二钱五分

【主治】 杨梅风毒，筋骨疼痛，破脑崩鼻，蚀阳烂嗓，肺伤口臭；及癫癣，鹅掌风、身面出红黑白斑；并小儿遗毒。

【制法、用法】 每丹一两，配飞罗面五钱。如下部，易真绿豆粉五钱；如中部，则飞面、豆粉各用二钱半。每服三分，每日五服，土茯苓汤调下。每日用土茯苓一斤，随症加饮，煎汤五碗，每服一碗为率。

10. 加味地黄汤

【方源】 《洞天奥旨》卷十

【组成】 熟地八两　山茱萸　山药各四两　丹皮　泽泻各三两　柴胡一两　麦冬　当归　白芍各三两　肉桂一两　菖蒲五钱　茯苓三两

【主治】 鹅掌风，足癣。

【制法、用法】　上各为末，炼蜜为丸。每服五钱，早、晚空腹滚水送下。一料即愈。

11. 夺命紫金丹

【方源】　《疡医大全》卷三十四

【组成】　琥珀一钱（甘草水煮一炷香，以青布裹之打碎，再用糯米泔水浸透，将瓷盘盛糯米，琥珀放米上，饭锅上蒸熟为度，将琥珀利刃切片如纸薄，研极细末）钟乳石二钱五分（甘草水洗，新瓦略焙，用老姜切片，铺银罐内，乳石放姜上，以铁盏盖之，铁丝扎紧，用文武火煅一炷香，冷定开看，取出另研极细）　珍珠（包豆腐内煮一炷香，火不可太大）　冰片（另研）　西牛黄（另研）各一钱　朱砂（研细，水飞）五钱

【主治】　杨梅漏疮，并诸疮毒破烂见骨，经年不收口者，或筋骨疼痛不止，或遍身破烂出血，起皮一层，又起一层，或鹅掌风，赤白癜风，诸般顽癣，或骨烂，牙疳口臭，臁疮恶毒。

【制法、用法】　上为极细末。每服五厘，加飞罗面（炒过）二分五厘，合计三分为一服，土茯苓汤调下。每一小料，用丹药六分，炒面三钱，分作十二服，土茯苓十两，水煎分十二碗，去滓，每早用汤一碗，入药一服，搅匀服之。不可饮茶汤，多煎土茯苓汤当茶。

12. 托里解毒汤

【方源】　《寿世保元》卷九

【组成】　当归　赤芍各一钱五分　川芎　生地黄　连翘　黄芩　防风各一钱黄连（酒炒）二钱　荆芥穗七分　苦参（酒炒）　羌活　薏苡仁各一钱　皂角子十个　防己一钱　木瓜五分　生甘草二分　土茯苓（湿者四两）一两

【主治】　杨梅疮。手足心皮枯似白鹅掌风，皮后筋骨疼痛。

【制法、用法】　上锉。水二碗，煎一碗，温服，滓再煎服。宜服二十帖，每帖煎三次，一日服一帖。外用千里光明汤频频洗浴。

13. 红油

【方源】　《外科全生集》卷四

【组成】　红砒一钱

【主治】　鹅掌风及一切疯症。

【制法、用法】　敲细如粞，以麻油一两，煎至砒枯烟绝为度，去砒留油。每日以烘油擦患处二三次。

14. 苍耳散

【方源】　《古今医鉴》卷十五

【组成】　苍耳子　金银花　皂角刺　防风　荆芥　连翘各一钱　蛇床子　天麻

前胡各五分　土茯苓　牙皂　甘草各三钱

【主治】　杨梅疮，已服轻粉，愈后发鹅掌风，手发癣，或手掌上皮退一层，又退一层，生生不绝者。

【制法、用法】　上锉。加生姜一片，川椒一撮，水煎服，不拘时候。

15. 角皂皮丸

【方源】　《外科大成》卷四

【组成】　皂角树根皮四两　当归二两　黄芪一两五钱　陈艾　人参各一两　麻黄三钱

【主治】　杨梅疯癣，及鹅掌风。

【制法、用法】　上为末，炼蜜为丸，如梧桐子大。每服五十至七十丸，以土茯苓汤送下。

16. 疯油膏

【方源】　《中医外科学讲义》

【组成】　轻粉一钱半　东丹一钱　飞辰砂一钱

【主治】　鹅掌风，牛皮癣，慢性湿疹等皮肤皲裂，干燥作痒。

【制法、用法】　上为细末，先以麻油四两煎微滚，入黄蜡一两再煎，以无黄沫为度，取起离火，再将药末渐渐投入，调匀成膏。涂擦患处。

17. 祛风地黄丸

【方源】　《金鉴》卷六十八

【组成】　生地　熟地各四两　白蒺藜　川牛膝（酒洗）各三两　知母　黄柏　枸杞子各二两　菟丝子（酒制）　独活各一两

【主治】　鹅掌风。无故掌心燥痒起皮，甚则枯裂微痛。又名掌心风。

【制法、用法】　上为末，炼蜜为丸，如梧桐子大。每服三钱，黄酒送下，夏月淡盐汤送下。

18. 透骨丹

【方源】　《外科大成》卷四

【组成】　青盐　大黄　轻粉　儿茶　胆矾　铜绿　雄黄　枯矾　皂矾各五分　杏仁七个　麝香一分　冰片五厘

【主治】　鹅掌风，多年顽癣。

【制法、用法】　上为细末。先以醒皮汤煎汤洗，俟皮肉和软，用苏合油调匀，擦患处，以炭火烘之，以透为度。五至七次愈。

19. 烟熏散

【方源】　《外伤科学》

【组成】　苍术一两五钱　松香二两　大枫子五两　五倍子二两五钱　苦参　黄

柏　防风各一两五钱　白鲜皮五钱　鹤虱二两

【主治】　鹅掌风，慢性湿疹等皮肤干燥瘙痒者。

【制法、用法】　上为细末，取草纸两张，上置药物二钱，卷成纸条，点火将烟熏于患处，每次 10～15 分钟，用药量多少可依据皮损范围大小而定，一般三至四钱（二钱约能燃 10 分钟），每日二次。温度的标准，可依据患者耐受程度而定。

20. 润肤丸

【方源】　《赵炳南临床经验集》

【组成】　桃仁　红花　熟地　独活　防风　防己各一两　粉丹皮　川芎　全归各一两五钱　羌活　生地　白鲜皮各二两

【主治】　牛皮癣（白疕风），鱼鳞癣（蛇皮癣），皮肤淀粉样变（松皮癣），毛发红糠疹，脂溢性湿疹。皲裂性湿疹（鹅掌风）。

【制法、用法】　共为细末，水泛为丸，如绿豆大。每服一至二钱，温开水送下一日二次。

21. 鹅掌风膏

【方源】　《中国医学大辞典》引《济生》

【组成】　凤仙花（连根花叶，晒干）　苍耳草（用嫩头）各四两　血余三两　鹿角屑（生刮）　络石　虎骨　百部　茜草　翦草各二两　人指甲五钱　穿山甲　羌活　龙骨　麻黄　蕲艾　威灵仙各一两

【主治】　鹅掌风，风癞，顽癣，死肌，麻痹。

【制法、用法】　麻油一斤，同熬至滴水不散，绞去渣，离火，再下铅粉、银朱各四两，黄蜡、乳香各二两，和匀，瓷器收贮。隔汤炖化，摊贴患处。

22. 槐花汤

【方源】　《洞天奥旨》卷十五

【组成】　槐枝花

【主治】　鹅掌风。

【制法、用法】　熬煎汤，以手熏之，及热后，将瓦松擦之，过一会以水洗之，又熏又擦，每日三至五次，不过二三日痊愈。

23. 膏药

【方源】　《疡医大全》卷十九引《济生》

【组成】　凤仙花（连根花叶，晒干）　苍耳叶（嫩头）各四两　血余三两　鹿角屑（生刮）　络石　虎骨　百部　茜草　剪草各二两　人指甲五钱　穿山甲　羌活　龙骨　麻黄　蕲艾　威灵仙各一两

【主治】　鹅掌风，指甲变厚，及风癞顽癣，死肌麻痹。

【制法、用法】　上用麻油一斤，同熬至滴水不散，绞去滓，离火，再下铅粉四

两，银朱四两，黄蜡二两，乳香二两和匀，瓷器收贮。临用隔汤炖化，摊贴。

24. 醒皮汤

【方源】《外科大成》卷四

【组成】 防风　荆芥　金银花　皂角刺　蛇床子　贯众　莞花　白鲜皮　鹤虱草　苦参各五分

【主治】 鹅掌风。并多年顽癣。

【制法、用法】 用水十碗，煎四碗，去滓，烫洗，俟皮肉和软，用透骨丹搽之，烘之。

25. 癣药水

【方源】《中医外科学讲义》

【组成】 米醋二十斤　百部　蛇床子八两　土槿皮十两　硫黄八两　白矾二钱　斑蝥二两　白国樟　轻粉各一两二钱

【主治】 一切癣疮及鹅掌风。

【制法、用法】 外搽，每日一至二次；或浸用（约浸二十分钟）。

四、甲真菌病（灰指甲）

中医称"灰指甲"。甲癣为皮肤癣菌病中最顽固难治的一种。中医认为，肝藏血，主筋，其华在爪，爪为筋之余。肝血不足，血不养筋，则爪甲枯槁脆裂。常规治疗不愈者可给予内治。

【辨证分型】

① 肝血虚证，证见病程日久，病甲较多，爪甲枯槁，治宜补养肝血。方用补肝汤加减，也可服中成药补肝丸或首乌丸。

② 寒凝血瘀证，证见病程日久，爪甲枯槁，四肢不温，手足厥冷，舌淡苔白，脉象沉细。治宜温经散寒，活血通脉。方用当归四逆汤加减，也可服中成药金匮肾气丸。

1. 羊蹄根酒

【方源】《赵炳南临床经验集》

【组成】 羊蹄根六两　75％酒精十二两

【主治】 手癣（鹅掌风），甲癣（鹅爪风），落屑性脚癣（脚蚓症），体癣（钱癣），神经性皮炎（干癣）。

【制法、用法】 将羊蹄根碾碎置酒精内，浸泡七昼夜，过滤去滓备用。用棉棒或毛刷蘸药水涂于患处。

2. 藿香浸剂

【方源】《外伤科学》

【组成】 藿香一两　黄精四钱　大黄四钱　皂矾四钱　醋一斤

【主治】 手足癣及甲癣。

【制法、用法】 将药碾碎，入醋中浸泡，每日振荡数次，五至七天后滤去药滓即成，盛在砂盆中备用。将患病的手、足浸泡于醋中，根据条件，每日浸泡数十分钟，累计时间须在二十四小时以上。

五、 癣菌疹（湿毒疡、风湿疡）

根据症状表现，癣菌疹可归属于"湿毒疡""风湿疡"范畴。中医药辨治脚湿气，多以湿热下注为主，治以清热化湿，解毒消肿，湿重于热者用萆薢渗湿汤，湿热兼瘀者用五神汤，湿热并重者用龙胆泻肝汤等。

1. 龙胆泻肝汤

【方源】 《医方集解》引《局方》

【组成】 龙胆草（酒炒）　黄芩（炒）　栀子（酒炒）　泽泻　木通　车前子　当归（酒洗）　生地黄（酒炒）　柴胡　甘草（生用）

【主治】 肝胆火盛之胁痛，口苦目赤，耳肿耳聋；肝胆湿热下注之阴肿阴痒，小便淋浊，尿血，带下等。

【制法、用法】 《方剂学》：水煎服，每日一剂，日服两次。

2. 湿疡雄冰膏

【方源】 《赵炳南临床经验集》

【组成】 雄黄解毒散一两　冰片粉三钱　清凉膏八两七钱

【主治】 急性湿疹（风湿疡），匍行疹（火燎疮），脂溢性皮炎（面热风毒）。

【制法、用法】 上药调匀成膏。外敷患处。

3. 祛湿药油

【方源】 《赵炳南临床经验集》

【组成】 苦参四两　薄荷　白芷　防风各三两　芥穗　连翘各四两　白鲜皮五两　鹤虱草三两　大黄　苍术各三两　威灵仙四两　大枫子（碎）十两　五倍子（碎）五两　香油二十斤

【主治】 急性湿疹（风湿疡），接触性皮炎。

【制法、用法】 将群药放香油内一昼夜后，文火炸黄焦，过滤，每斤油加青黛面五分。调药粉外敷，或涂油后外撒药粉，也可做清洁剂。

六、 花斑糠疹（紫白癜风）

又称花斑癣，中医称"紫白癜风"。明《普济方》记载："夫紫白癜风之状，皮肤皱起生紫点……白癜风之状。皮肤皱起生白斑点也。"又称："赤癜、白癜两股风，附子、硫磺最有功，姜汁调匀茄蒂搽，一搽之后便无踪。"本病一般以外治法为主。皮损面积较大者可内服伊曲康唑等。

1. 樫树散

【方源】 《普济方》卷二八一引《德生堂方》

【组成】 樫树皮四两　白蒺藜二两　白矾　雄黄各一两　白及一两半

【主治】 干湿癣，面腮发际或手背腿上痒，抓则痛，而久不愈者。

【制法、用法】 上为细末。凉水调，涂疮上。

2. 黄龙散

【方源】 《医方类聚》卷一九二引《施圆端效方》

【组成】 黄柏　龙骨　赤石脂各一两

【主治】 湿痦疮癣，黄汁浸淫，色如香瓣。

【制法、用法】 上为细末。好油调，扫疮；或干贴之。

3. 黄连膏

【方源】 《圣济总录》卷一三七

【组成】 黄连（去须，为末）　黄柏（去粗皮，为末）　豉（研细）　蔓菁子（为末）　杏仁（汤浸，去成尖双仁，细研）各半两　水银一钱

【主治】 一切久癣，积年不愈，四畔潜浸，复变成疮，疮色赤黑，痒不可忍，搔之血出。

【制法、用法】 先以水银于掌中唾研如泥，次入乳钵内，下生油调合和匀，次入药末，同研成膏，瓷盒盛。取涂癣上，一日三至五次。

4. 雀粪涂敷方

【方源】 《圣济总录》卷一三七

【组成】 雀粪　酱瓣（水洗令净）各半两

【主治】 一切癣。

【制法、用法】 上为细末。涂敷癣上，一日两三次。

5. 银粉散

【方源】 《普济方》卷二八一

【组成】 轻粉　黄丹　白胶香　沥青各等分

【主治】 一切顽癣及牛皮癣。

【制法、用法】 上为细末，麻油调。拭净或抓破，竹篦挑搽。

6. 麻豆膏

【方源】 方出《医学入门》卷六，名见《东医宝鉴·杂病篇》卷八

【组成】 麻油二两　巴豆　蓖麻子各十四粒　斑蝥七粒

【主治】 诸癣。

【制法、用法】 以麻油熬煎三味枯黑，去滓，却入白蜡五钱，芦荟末三钱，搅匀，瓷罐收贮。括破涂之。

7. 剪草散

【方源】 《瑞竹堂方》卷五

【组成】 槿树皮（杭州者）八两　剪草　白及各四两　巴豆（连壳研）十四个

【主治】 顽癣，久不能愈。

【制法、用法】 上为细末。新汲水调为糊，厚厚敷于癣上，干即去之，再敷。

8. 胡麻散

【方源】 《寿世保元》卷九

【组成】 胡麻子（赤色扁者佳，另研）五两　白芷　何首乌　防风各二两　蔓荆子一两五钱　甘菊花一两　升麻　威灵仙各二两　苦参（酒炒）三两　川当归　川芎（酒炒）　牛蒡子（微炒，另研）各二两　白蒺藜三两　荆芥穗　薄荷叶　片黄芩　白芍（酒炒）　黄连（酒炮一日，炒）各二两

【主治】 紫白癜风并癣，及面上酒渣，又名粉渣面刺。

【制法、用法】 上为细末。每服三钱，食远服。秋分后至春分，白酒调服；春分后至秋分，清茶调服。或用米糊细为丸，食远白汤下亦可。

9. 茯苓汤

【方源】 《圣济总录》卷九十三

【组成】 白茯苓（去黑皮）　麦门冬（去心，焙）　款冬花　独活（去芦头）　槟榔（锉）各六两　桂（去粗皮）　防风（去叉）　防己各五两　甘草（炙）　枳壳（去瓤，麸炒）各四两　地骨皮（去土）十两

【主治】 心蒸。苦心惊悚粟，男子因读书损心气，伤思虑，过损心，吐血，心烦多忘，失精神，或身体瘙痒，风癣，或胸中气满。

【制法、用法】 上锉，如麻豆大。每服五钱匕，以水二盏，先煎山泽根，取水一盏半，入药并生姜半分（切），大枣三个（擘破），同煎取一盏，去滓温服，每早晨、日晚各一次。

10. 昨叶荷草散

【方源】 《三因》卷十五

【组成】 昨叶荷草（即瓦松，晒干）一两　枯矾一钱　雄黄半钱

【主治】 一切癣，无问风湿气血。

【制法、用法】 上为末，以羊蹄菜根先蘸醋揩癣上，令痒破，即以药末乘湿涂敷。不过两三次即愈。

11. 保安膏

【方源】 《圣济总录》卷一三〇

【组成】 当归（切，焙） 附子（去皮脐） 川芎 防风（去叉） 白蔹 升麻 细辛（去苗叶） 侧柏 草藓各一两 桃仁（去皮） 甘草 桑根白皮 垂柳枝 白及 黄芪 白芷 白僵蚕各半两 铅丹（研）五两 雄黄（研） 麝香（研） 硫黄（研）各半两 杏仁（去皮）三分 丹砂（研）一分

【主治】 一切疮肿。发背，瘰疬，瘘疮，疽疮，风肿，干癣，奶癣，肾癣，发鬓，发脑，发牙，蛇虫咬，折伤筋骨，箭入骨，喉闭，难产并胎死腹中，血气冲心，及诸恶疮，数年不痊者。

【制法、用法】 上㕮咀，以麻油二斤，于新瓷器内浸药一宿，次日纳锅中，文武火炼，候稀稠得所，以绵滤去滓，入雄黄、铅丹、丹砂、麝香、硫黄等物再煎，须臾息火，别入黄蜡四两，候药凝稍过，倾入热瓷器内盛之，勿令尘污。发背，酒调两匙，每日两服，外贴，二日一换；瘰疬瘘疮、疽疮、风肿、干癣、奶癣、肾癣、发鬓、发脑、发牙、蛇虫咬，皆贴之；折伤筋骨，酒服半匙；箭入骨，贴之自出；喉闭，含之即通；难产并胎死腹中，并酒化下半两；血气冲心，生姜自然汁加小便同煎，温酒化下一匙；但诸恶疮，数年不痊者，以盐汤先洗，然后贴之。

12. 灵草丹
【方源】 《丹溪心法附余》卷四
【组成】 紫背浮萍草
【主治】 一切风疾及瘾疹、紫白癜风，痛痒顽麻；及脚气，打扑伤损，浑身麻痹。
【制法、用法】 摊子竹筛内，下着水，晒干，为细末，炼蜜为丸，如弹子大。每服一丸，用黑豆淋酒化下。

13. 当归散
【方源】 《准绳·疡医》卷五
【组成】 当归（去芦） 赤芍药 苦参（去芦）各半两 赤土一两
【主治】 皮风，紫白癜风。
【制法、用法】 上为细末，生猪脂二两，熬油去滓，同蜜一两，作一处调药，隔一宿每服一大匙，热酒调下，空心、食后各一服。

14. 四黄散
【方源】 《青囊秘传》
【组成】 雄黄 雌黄 石硫黄 白附子 川槿皮各等分
【主治】 紫、白癜风作痒。
【制法、用法】 上为细末。生姜蘸搽。

15. 九江散
【方源】 《千金》卷二十三

【组成】 当归七分 石南六分 蹲蹋 秦艽 菊花 干姜 防风 雄黄 麝香 丹砂 斑蝥各四两 蜀椒 鬼箭羽 连翘 石长生 知母各八分 蜈蚣三枚 虻虫 地胆各十枚 附子四两 鬼臼十一分 人参 石斛 天雄 王不留行 乌头 独活 防己 莽草各十二分 水蛭百枚

【主治】 白癜风，及二百六十种大风。

【制法、用法】 上三十味，诸虫皆去足翅，熬炙令熟，为散。每服方寸匕，酒送下，一日二次。

七、 马拉色菌毛囊炎（胸背红痘疮）

本病在中医中没有相对应的病名。现代中医将其命名为"胸背红痘疮"。本病中西医疗法均可选用。因病变侵犯，毛囊，部位较深，外用一般抗真菌药效差，所以常选用含有渗透剂的外用抗真菌药，如联苯苄唑酊或霜等。

1. 龙胆草擦剂

【方源】 《赵炳南临床经验集》

【组成】 胆草 10 斤

【主治】 急性亚急性湿疹，过敏性皮炎，日光性皮炎，小儿痱子，丘疹性荨麻疹，急性荨麻疹，毛囊炎等。

【制法、用法】 水煎，第一次加水 20 升，开锅后煮 1 小时；第二次加水 10 升，开锅后煮 40 分钟。两次药液合并，过滤，浓缩为 9600 毫升，装瓶。涂于患处。

2. 葛根升麻加芍药汤

【方源】 《医学正传》卷八

【组成】 升麻 葛根 甘草（炙）各一钱 芍药二钱

【主治】 痘疮发时身痛，若红点方见，为寒所折，而肉体有热之轻者。

【制法、用法】 上细切，作一服。水一盏，煎七分，温服、不拘时候。

3. 解表泄火汤

【方源】 《片玉痘疹》卷八

【组成】 酒芩 大力子（炒） 归尾 酒栀仁 连翘 山豆根 甘草 桔梗 升麻 葛根 地骨皮

【主治】 痘疮起发，因火胜致根窠赤，顶亦赤而带艳者。

【制法、用法】 解毒泄火汤（《幼幼集成》卷五）。

八、 念珠菌病（疮）

皮肤念珠菌病属中医学"疮"的范畴。发生于口腔者称为"鹅口疮"，发生于皮肤皱褶处称"汗淅疮"或"汗渐疮"。清代《洞天奥旨》记载："汗渐疮，乃肥人多汗，久不洗浴，淹渐肌肤，因而成疮者也。亦有皮破血出而作痛者。古人以真蛤粉、滑石末掺之自愈，实妙法也。"本病中西医方法均可选用。中医除口腔念珠菌病常内治外治相结合外，其他念珠菌病多以外治法为主。口腔念珠菌病多见于婴幼儿与久病体弱的成人。

【辨证分型】

① 心脾积热证，多见于婴幼儿，久治不愈或反复发作，治宜清心泻脾，解毒凉血。方用导赤散与泻黄散加减。

② 阴虚火旺证，多见于久病体弱或热病伤阴之成人，久治不愈或反复发作，治宜滋阴清热。方用益胃汤加减。

1. 四宝丹

【方源】 《疡医大全》卷十四引《汤氏方》

【组成】 雄黄三钱　硼砂二钱　甘草一钱　冰片三分五厘

【主治】 鹅口疮。

【制法、用法】 上为末。蜜水调涂，或干掺。

2. 白矾散

【方源】 《普济方》卷三六五引《傅氏方》

【组成】 白矾　硼砂各一钱　朱砂半钱

【主治】 鹅口疮。

【制法、用法】 上为末。灯心蘸，点舌上下。

3. 牛桔汤

【方源】 《医门补要》卷中

【组成】 牛蒡子　桔梗　薄荷　葛根　象贝　柴胡　生甘草　枳壳

【主治】 鹅口疮。

4. 冰麝散

【方源】 《中医喉科学讲义》

【组成】 黄柏　黄连　玄明粉各一钱　鹿角霜五钱　甘草　明矾各五分　炒硼砂二钱五分　冰片四分　麝香一分

【主治】 ①《中医喉科学讲义》：风热喉痹，红肿痛甚者。②《古今名方》：鹅口疮，咽喉、牙龈、口腔黏膜溃疡肿痛等症。

【制法、用法】 上为细末。每次少许，吹入患处。

5. 红丸子

【方源】 《万氏家抄方》卷五。

【组成】 白茯苓　泽泻各一钱　半夏曲二钱　滑石（水飞）一两六钱　大粉草　朱砂各三钱

【主治】 鹅口疮，口疮。

【制法、用法】 上为末，井花水为丸，如豌豆大，朱砂为衣。灯草汤化下，患口疮者，用一丸，同青丸子一丸，芍药、灯心汤化下。

6. 驱腐丹

【方源】 《疡医大全》卷十四引奎光秘方

【组成】 五倍子（去蛀，打碎，炒黑色）硼砂各二钱

【主治】 口糜，鹅口疮。

【制法、用法】 上为细末。略吹少许，不可过多。

7. 玫瑰蜜

【方源】 《经验良方》

【组成】 玫瑰花八十钱　蜜四百钱　沸汤六百钱

【主治】 口舌赤烂，鹅口疮。

【制法、用法】 玫瑰花沸汤浸六小时，罐上文火煮减半，绞取汁，加蜜再煮，蒸散水气。含漱。加硼砂或海盐精用之则最有效。

8. 青黛散

【方源】 《袖珍小儿》卷七

【组成】 黄连　黄柏各三钱　青黛二钱　牙消　辰砂各一钱　雄黄　牛黄　硼砂各五分　脑子一分

【主治】 小儿鹅口疮，重腭不能吮乳，及咽喉肿塞。

【制法、用法】 上为细末。每用二分半，先以薄荷汁拭口，却掺药口内。

9. 泻脾饮

【方源】 《玉案》卷六

【组成】 山栀　石膏　黄连各八分　生地　黄芩　白茯苓各七分

【主治】 鹅口疮。

【制法、用法】 加灯心十茎，水煎，徐徐灌之。

10. 集成沆瀣丹

【方源】 《幼幼集成》卷二

【组成】 杭川芎（酒洗）　锦庄黄（酒洗）　实黄芩（酒炒）　厚黄柏（酒炒）各九钱　黑牵牛（炒，取头末）六钱　薄荷叶四钱五分　粉滑石（水飞）六钱　尖槟榔（童便洗，晒）七钱五分　陈枳壳（麸炒）四钱五分　净连翘（除去心膈，取净）　京赤芍（炒）各六钱

【主治】 小儿一切胎毒，胎热胎黄，面赤目闭，鹅口疮，重舌木舌，喉闭乳蛾，浑身壮热，小便黄赤，大便闭结，麻疹斑瘰，游风癣疥，流丹瘾疹，痰食风热，疟腮面肿，十种火丹。

【制法、用法】 依方炮制，和匀焙燥，研极细末，炼蜜为丸，如芡实大。月内之儿，每服一丸，稍大者二丸，俱用茶汤化服。但觉微有泄泻，则药力行，病即减矣；如不泄再服之，重病每日三服，以愈为度，此方断不峻厉，幸毋疑畏。

九、颜面粟粒性狼疮（面豆疮）

中医古籍无相应病名，现代中医称之为"面豆疮"。本病应首选中医治疗。

【辨证分型】

① 热毒瘀结证，见于发病早期，疹色红，或有脓疱。治宜清热解毒，化瘀散结。

② 阴虚痰瘀证，病程较长，疹色暗红，或见融合的结节。治宜清热养阴，活血软坚，方用海藻玉壶汤加减。

1. 海藻玉壶汤

【方源】 《外科正宗》卷二

【组成】 海藻 贝母 陈皮 昆布 青皮 川芎 当归 半夏 连翘 甘草节 独活各一钱 海带五分

【主治】 ①《外科正宗》：瘿瘤初起，或肿或硬，或赤不赤，但未破者。②《方剂学》：肝脾不调，气滞痰凝。石瘿，坚硬如石，推之不移，皮色不变。

【制法、用法】 上药用水二钟，煎至八分，量病上下食前后服之。

2. 玉屑膏

【方源】 《圣惠》卷十四

【组成】 玉屑 密陀僧 附子（生，去皮脐，捣细罗为末） 珊瑚各二两

【主治】 伤寒热毒发豌豆疮，愈后满面瘢痕。

【制法、用法】 上为细末。每度以药末二钱，用真牛酥调匀，夜卧时涂面，来日以温浆水洗之。

3. 甘草汤

【方源】 《伤寒论》

【组成】 甘草二两

【主治】 伤寒少阴病，咽喉干燥，疼痛灼热；肺痿涎唾；小儿撮口；痈疽热毒。

①《伤寒论》：少阴病二三日，咽痛。②《玉函经》：小儿撮口发噤。③《千金》：肺痿涎唾多，心中温温液液者。④《外台》：羸劣老弱，体性少热，因服石散，而寒气盛，药伏胸膈，冷热不调，烦闷短气欲死，药既不行，又不能大便。⑤《圣惠》：小儿畏忌，中蛊欲死。⑥《圣济总录》：热毒肿，身生瘭浆；舌卒肿起，满口塞喉，气息不通，顷刻杀人。⑦《伤寒总病论》：阴毒证。⑧《直指》：痘疮烦渴及虫毒、药毒。

【制法、用法】 以水三升，煮取一升半，去滓，温服七合，一日二次。

4. 加减惺惺散

【方源】 《普济方》卷三六八

【组成】 苍术（茅山者）　川芎　细辛　羌活　防风　白芷　栝蒌根　甘草　赤芍药　桔梗　麻黄（去节）　荆芥　当归各等分

【主治】 小儿伤寒无汗，头疼发热恶寒，或咳嗽身热，无时潮热，鼻中塞；并天行热气，生豌豆疮，不快，烦躁昏愦，或出疮痘，身疼体热者。

【制法、用法】 上为末，每服半钱，沸汤调下；或作饮子，水煎亦可。

5. 青黛散

【方源】 《圣惠》卷八十四

【组成】 青黛半两

【主治】 小儿斑疮，及疹豆疮，心神烦躁，睡卧不安。

【制法、用法】 上为细散。每服半钱，磨刀水调下，每日三次。

6. 玳瑁汤

【方源】 《奇效良方》卷六十五

【组成】 生玳瑁　生犀（各以冷水浓磨汁）各二合

【主治】 时行豌豆疮及赤疮疹子，未发者令内消；已发者，解利毒气，令不太盛。

【制法、用法】 同搅令匀。每服半合，微温，一日四五服为佳。

7. 栝楼子膏

【方源】 《圣惠》卷十四

【组成】 栝楼子（汤浸，擘，取仁，细研如膏）一升　白石脂（捣罗为末）一两　麝香一分（细研）　雄雀粪（白色者，细研）半两

【主治】 伤寒生豌豆疮愈后，瘢痕赤肿不消。

【制法、用法】 上为末，用菟丝子苗，研取自然汁调如膏。夜间先煎葱白汤洗面，后涂药，明旦以暖浆水洗之。

8. 理中化毒汤

【方源】 《片玉痘疹》卷九

【组成】 人参　白术　白茯苓　甘草　干姜

【主治】 痘疮成浆之时，泄，所出之物清冷者。

【制法、用法】 水煎服。

9. 黄连汤

【方源】 《治痘全书》卷十四

【组成】 黄连　甘草　干姜　桔梗　半夏　人参

【主治】 痘疮，热攻腹痛，欲呕吐者。

【制法、用法】 水煎服。

10. 黄芪建中汤

【方源】 《证治要诀类方》卷一

【组成】 黄芪 白芍各二钱 肉桂七分 人参一钱 甘草五分

【主治】 ①《证治要诀类方》：阳明病汗多或反无汗，如虫行皮中状者。②《痘科类编》：痘疮遍身起发，惟四肢不起者；痘疮发热腹痛，大便自利者。

【制法、用法】 水一盏半，煎七分，加生姜三片，大枣一枚，煎八分，稍热服，不拘时候。

11. 黄连解毒凉膈散

【方源】 《片玉痘疹》卷三

【组成】 黄芩 黄连 栀子 黄柏（酒炒） 连翘 薄荷叶 桔梗 枳壳 麦冬 山楂 花粉 木通 生地 大力子（酒炒） 甘草 竹叶 灯心 大黄（酒炒）枳实（麸炒） 山楂

【主治】 痘疮。毒火内盛发热，人事昏沉，狂言妄语，大便结，小便赤，或腹痛咽痛者。

【制法、用法】 水煎服。

12. 麻黄黄芩汤

【方源】 《活人书》卷二十

【组成】 麻黄（去节）一两 黄芩 赤芍各半两 甘草（炙） 桂枝（去皮）各一分

【主治】 ①《活人书》：小儿伤寒无汗，头痛发热恶寒；兼治天行热气，痘疮不快，烦躁昏愦，或痘出身尚疼热。②《玉机微义》：小儿伤寒，头痛，身壮热无汗，鼻塞目涩，小便清。

【制法、用法】 上为细末。每服二钱，暖水调服，每日三次。

13. 清金导赤饮

【方源】 《赤水玄珠》卷二十八

【组成】 当归 白芍 陈皮 贝母 软石膏 白茯苓 甘草 黄芩（酒炒）黄连（酒炒） 杏仁 桑白皮（蜜炒） 枳壳（炒） 木通 滑石 麦冬 车前子 人参 玄参各等分

【主治】 痘疮热乘肺金，当痂不痂，作喘，烦躁，谵语，小水不利，垂危。

【制法、用法】 水煎服。

14. 清金解毒汤

【方源】 《种痘新书》卷八

【组成】 黄芩 黄连 牛子 前胡 丹皮 麦冬 知母 百合 炒栀 甘草

人参

　　【主治】　痘疮收结时，身热唇紫，两颊通红，毒乘于肺，必将发肺痈。

　　【制法、用法】　水煎服。

15. 清毒保目汤

　　【方源】　《痘疹传心录》卷十九

　　【组成】　柴胡一钱　连翘（去心）七分　栀仁（炒）三分　黄芩（炒）五分　荆穗　防风　赤芍　牛蒡子（炒，研）各七分　蝉蜕（去头足，有闰十三只）十二只　当归八分　甘草（生）三分　川芎七分　升麻　薄荷各五分　桔梗八分

　　【主治】　痘疮痂落后，忽然头顶作痛，余毒上攻两目者。

　　【制法、用法】　加灯心五寸，水煎服。

16. 清凉攻毒饮

　　【方源】　《痘疹金镜录》卷下

　　【组成】　石膏（研）三钱至一两　黄连一至三钱　大黄三至六钱　木通　红花　荆芥各四分　牛蒡一钱五分　犀角（磨汁冲）三分　丹皮一钱　青皮七分　地丁一钱　生地五钱至一两

　　【主治】　痘疮大热如火，紫艳深红，烦渴癫狂者。

　　【制法、用法】　上加灯草三分，水煎服。

第四章　变态反应性皮肤病

一、荨麻疹（瘾疹）

中医称之为"瘾疹"，是一种皮肤出现红色或苍白风团，时隐时现的瘙痒性、过敏性皮肤病。

【辨证分型】

风热犯表：风团鲜红，灼热剧痒，遇热则皮损加重；伴发热恶寒，咽喉肿痛；舌质红，苔薄白或薄黄，脉浮数。

风寒束表：风团色白，遇风寒加重，得暖则减，口不渴；舌质淡，苔白，脉浮紧。

血虚风燥：风团反复发作，迁延日久，午后或夜间加剧；伴心烦易怒，口干，手足心热；舌红少津，脉沉细。

1. 石莲丸

【方源】　《普济方》卷九十三引《卫生家宝》

【组成】　草乌头（去皮，锉）　天南星（锉）各二两　川乌（去皮，锉）三两　五灵脂（夹石者，去石用）　木鳖子（去壳）　踯躅花（去枝梗）　蔓荆子（去皮）　干地龙（去土，以布裹，捶）　白胶香（通明者）各一两　没药（通明者，别研）半两　乳香（研）半两　麻黄（去节）　地榆（净，锉）　天麻（洗，锉）各一两　京墨（煅令通红，别研）二寸

【主治】　中风瘫痪，涎潮肢痹，遍身瘾疹，走注风痛，打扑伤损，癫痫，一切风疾。

【制法、用法】　上除墨外，并生用不见火，日晒干，为细末，入墨、酒糊为丸，如石莲样。常于端午日午时合用。急用辰时腊日合亦可。如卒中风，新汲井水、生姜、薄荷自然汁磨药，以温酒浸服。轻者半丸，重者一丸，小儿天吊等风，一丸分四服；打扑伤损，以姜汁磨涂患处；伤风咳嗽鼻塞，服之衣被覆汗立愈。如无生薄荷，干者亦可。忌猪、鸡、鹅、鸭、毒物。

2. 二圣散

【方源】　《幼幼新书》卷三十七引张涣方

【组成】　胡粉　苦参各等分

【主治】　①《幼幼新书》引张涣方：瘾疹，肌肉青黑。②《小儿卫生总微论方》：腹肚皮肤忽然青黑。

【制法、用法】　上各为细末。温酒调下；兼涂患处。

3. 人参羌活散

【方源】　《直指》卷二十

【组成】　羌活　独活　柴胡　人参　川芎　枳壳（麸炒）　茯苓各半两　前胡 北梗　天麻　地骨皮　甘草（炙）各二钱半

【主治】　风眼热眼，涩痒昏矇；风热瘾疹瘙痒。

【制法、用法】　上为末。每服一钱半，荆芥煎汤调下。

4. 三奇散

【方源】　《卫生总微》卷十九

【组成】　凌霄花　白扁豆　甘草各等分

【主治】　小儿风疾瘾疹。

【制法、用法】　上为细末。每用一字或半钱，蜜汤调服。

5. 大胡麻散

【方源】　《医统》卷五十五

【组成】　胡麻子二两　苦参　荆芥　何首乌　威灵仙　防风　石菖蒲　牛蒡子 菊花　蔓荆子　白蒺藜　甘草各七钱

【主治】　风热瘾疹瘙痒。

【制法、用法】　上为细末。每服二钱，薄荷汤调下。助以热葱汤出汗。

6. 小朱散

【方源】　《苏沈良方》卷九

【组成】　成块赤土（有砂石者不可用）　当归各等分

【主治】　瘾疹久不愈，每发先心腹痛，痰哕，麻痹筋脉不仁。

【制法、用法】　每服二钱，冷酒调下，一日三次。兼用涂药。

7. 天麻散

【方源】　《直指》卷二十四

【组成】　天麻　川芎　川升麻　半夏（制）各三钱　防风　细辛　羌活　荆芥 穗　蝉壳（去嘴足）　甘草（焙）各二钱

【主治】　风热瘾疹。

【制法、用法】　上细锉。每服二钱，加生姜三片，井水煎服。

8. 天麻煎

【方源】　《圣济总录》卷十二

【组成】　天麻　干蝎（炒）　羌活（去芦头）　防风（去叉）各一分　五灵脂 附子（炮）白术　赤小豆各一两

【主治】　风气不顺，骨痛，或生瘾疹，不治则加，冷痹筋骨缓弱。春末夏初，喜生赤根白头疮。

【制法、用法】 上为末，先以沉香二两，酒一升，瓷器煎为膏，入药捣和为丸，如梧桐子大。每服二十丸，空腹荆芥汤或荆芥茶、酒送下，过五日，加至三十丸。秋、夏宜荆芥汤，春、冬宜荆芥酒。

9. 天雄丸

【方源】 《圣济总录》卷十一

【组成】 天雄（炮裂，去皮脐）一两　防风（去叉）一两半　牛膝（酒浸，切，焙）　桂（去粗皮）　干姜（炮）　细辛（去苗叶）　人参各三分　栝楼根五分　白术二两

【主治】 风瘙瘾疹，心中烦闷。

【制法、用法】 上为末，炼蜜为丸，如梧桐子大。每服二十丸，空腹米饮送下，一日二次。

10. 天门冬丸

【方源】 《圣济总录》卷十一

【组成】 天门冬（去心，焙）二两　枳壳（去瓤，麸炒）　白术　人参各一两半　苦参（锉）　独活（去芦头）各一两一分

【主治】 肺脏风热，皮肤结成瘾疹痦瘟，搔之痒痛成疮。

【制法、用法】 上为细末，炼蜜为丸，如梧桐子大。每服二十丸，温酒或米饮送下，日三夜一。

11. 白花蛇丸

【方源】 《圣惠》卷六

【组成】 白花蛇（酒浸，去皮骨，炙微黄）二两　人参（去芦头）　玄参　沙参（去芦头）　丹参　苦参（锉）各一两　枳壳（麸炒微黄，去瓤）　黄芩　防风（去芦头）各半两　白蒺藜（麸微妙，去刺）一两　漏芦　川大黄（锉碎，微炒）秦艽（去苗）　白鲜皮　甘草（炙微赤，锉）各半两

【主治】 肺脏风毒，皮肤瘙痒，疮疥瘾疹。

【制法、用法】 上为末，炼蜜为丸，如梧桐子大。每服三十丸，以温酒送下，不拘时候。

12. 白僵蚕丸

【方源】 《普济方》卷一〇四引《肘后方》

【组成】 白僵蚕（炒）　麝香（研）　乌蛇（酒浸，去皮骨，炙）　牛黄（研）干蝎（酒炒）　木香　龙骨（去土，研）　蝉蜕（炒，去土）　杜仲（去粗皮，炙）天麻　原蚕蛾（炒）　雄黄（研）各半两

【主治】 风痰。风遍身瘾疹疼痛成疮。破伤中风。

【制法、用法】 上将八味捣罗为末，与别研四味和匀，炼蜜为丸，如绿豆大。每服二丸，温酒送下；甚者三丸，并两服，豆淋酒送下。

13. 加味乌荆丸

【方源】 《三因》卷十六

【组成】 川乌（汤洗，浸三至五次，去皮尖，焙干称） 荆芥穗各半斤 杜当归（水浸三日，洗，焙干称）一斤 薄荷五两

【主治】 瘾疹，上攻头面，赤肿瘙痒，搔之皮便脱落作疮，作痒或痛，淫液走注，有如虫行。

【制法、用法】 上为细末，好醋煮米粉糊为丸，如梧桐子大。每服五十丸，温酒茶清送下。

14. 加味败毒散

【方源】 《医学正传》卷二

【组成】 羌活 独活 前胡 柴胡 川归 川芎 枳壳 桔梗 茯苓 人参各五分 甘草 薄荷各二分半 白术 防风 荆芥 苍术 芍药 生地黄各五分

【主治】 瘟疫及瘾疹等证或因虚而感冒风湿以致发斑者。

【制法、用法】 上切细，作一服。加生姜三片，大枣二枚，水煎服。

15. 加味胡麻散

【方源】 《济阳纲目》卷八十四

【组成】 胡麻一两二钱 苦参 荆芥穗 何首乌（不见铁）各八钱 威灵仙 防风 石菖蒲 牛蒡子（炒） 甘菊花 蔓荆子 白蒺藜 甘草（炒）各六钱

【主治】 风热瘾疹，瘙痒，或兼赤晕，寒热，形病俱实者。

【制法、用法】 上为末。每服三钱，酒调服。

16. 加减攻毒散

【方源】 《片玉心书》卷五

【组成】 羌活 独活 前胡 柴胡 当归 川芎 桔梗 茯苓 人参 甘草 薄荷叶 防风 荆芥 苍术 芍药 生地

【主治】 小儿皮肤瘾疹，发而多痒，或不红者。

【制法、用法】 生姜、大枣为引。

17. 地骨皮汤

【方源】 《准绳·疡医》卷五

【组成】 地骨皮半斤 当归四两 盐二两 白矾末一两

【主治】 风瘾疹。

【制法、用法】 上锉细。每用药五两，水九升，煎取二升，去滓，再煎至一升，收瓷器中，用绵蘸拭患处五至七次愈。

18. 地骨皮散

【方源】　《杨氏家藏方》卷三

【组成】　地骨皮三两半　生干地黄二两

【主治】　风热客于皮肤，血脉凝滞，身体头面瘾疹生疮。

【制法、用法】　上为细末。每服二钱，食后温酒调下。

19. 芎䓖粉

【方源】　《圣济总录》卷十一

【组成】　川芎　白芷　麻黄根各二两　藿香一两　米粉二升

【主治】　风瘾疹，痒痛难忍。

【制法、用法】　上为粉。摩病上。

20. 当归散

【方源】　《圣济总录》卷一五○

【组成】　当归（切，焙）　乌头（炮裂，去皮脐）　芍药　延胡索　京三棱（煨，锉）　蓬莪术（煨，锉）川芎各一两

【主治】　妇人血风走注，攻头目昏眩，四肢疼痛，皮肤瘾疹。

【制法、用法】　上为散。每服二钱匕，温酒调下，空心、日午、临睡服。

21. 曲术汤

【方源】　《三因》卷十六

【组成】　白术一两　神曲（炒）二两　甘草一分

【主治】　因浴出风冷，遍身瘾疹，搔之，随手肿突，眩晕，呕哕。

【制法、用法】　上为末。每服二钱，米饮调下。一方以土朱研炒，每服二钱，冷酒调下；不饮，以茶调之。

22. 防风汤

【方源】　《圣济总录》卷十一

【组成】　防风（去叉）　黄芪（锉）　犀角（镑）　升麻　漏芦（去芦头）秦艽（去土）各一两半　乌蛇（酒炙，去皮骨）　芒消（研）　枳壳（去瓤，麸妙）各二两

【主治】　风瘙瘾疹，皮肤痒痛，心神烦闷。

【制法、用法】　上为粗末。每服五钱匕，水一盏半，煎至一盏，去滓温服，一日二次。

23. 沉香天麻煎

【方源】　《永乐大典》卷一三八七七引《大方》

【组成】　五灵脂　赤小豆　附子　白术各四两　天麻二两　玄参　干蝎（去毒）羌活　防风　地榆　沉香（酒一升，煎成膏）各一两

【主治】 风气不顺，骨痛，或生赤点瘾疹，热肿，久久不治，则如痹，筋骨缓弱。

【制法、用法】 上药以沉香膏为丸，如梧桐子大。每眼二十丸，以荆芥酒送下。

24. 羌活散

【方源】 《圣济总录》卷一百零三

【组成】 羌活（去芦头） 独活（去芦头） 前胡（去芦头，并锉） 人参（去芦头） 桔梗（去芦头） 川芎 细辛（去苗） 防风（去芦头） 荆芥穗 甘菊花 土蒺藜 茯苓（去皮） 枳壳（麸炒，去瓤） 石膏（细捣研，水飞） 甘草（炙）各一两

【主治】 风毒气攻注，头目昏眩，碜涩疼痛，及皮肤瘙痒，瘾疹赤肿。

【制法、用法】 上十五味，除石膏外，同杵为散，再入石膏，和令匀。每服二钱匕，不拘时候，茶、酒任调下。

25. 矾石涂方

【方源】 《圣济总录》卷十一

【组成】 矾石（生，捣末）三两 清酒三升

【主治】 诸风赤白瘾疹，积年不愈，每发遍身肿，久恐入腹伤人。

【制法、用法】 先煮酒令沸，次入矾石末，同煮如稀糊，涂之。

26. 泽兰汤

【方源】 《千金》卷五

【组成】 泽兰 川芎 附子 茵芋 藁本 莽草 细辛各十二铢

【主治】 丹毒及瘾疹入腹杀人。

【制法、用法】 上㕮咀。以水三升，煮取一升半，分四服。

27. 参角丸

【方源】 《鸡峰》卷十一

【组成】 苦参 肥皂角（去皮并子，捶碎，以水一斗浸，揉取浓汁，滤去滓，熬成膏）各二斤

【主治】 肺风皮肤瘙痒，生瘾疹或疥癣等。

【制法、用法】 上将苦参杵为细末，以皂角膏为丸，如梧桐子大。每服二十丸，荆芥汤送下。

28. 荆芥散

【方源】 《奇效良方》卷六十五

【组成】 荆芥少许

【主治】 麻痘子兼瘙痒或瘾疹，大便自通。

【制法、用法】 烂研，用新井水以布帛滤过，入麻油一滴许打匀，令饮之，便

不乱闷；麻豆已出，用黄蜡煎青胶（即牛皮胶）饮，即安。

29. 透肌散

【方源】　《杂病源流犀烛》卷二

【组成】　炒牛蒡二钱半　葛根二钱　荆芥一钱二分　蝉蜕三十个

【主治】　瘾疹初出，隐隐淹在肌肉内，已出，即没者。

【制法、用法】　酒一小杯，水一大杯半，煎六分，温服。

二、药疹（药毒）

中医称"药毒"，药毒是指药物通过口服、注射、皮肤黏膜用药等途径进入人体所引起的皮肤黏膜的急性炎症反应。男女老幼均可发病，尤以禀赋不耐者为多见。

【辨证分型】

湿毒蕴肤：皮肤上出现红斑、水疱，甚则糜烂渗液，表皮剥脱；伴剧痒、烦躁、口干，大便燥结，小便黄赤，或有发热；舌红，苔薄白或黄，脉滑或数。

热毒入营：皮损鲜红或紫红，甚则紫斑、血疱；伴高热，神志不清，口唇焦躁，口渴不欲饮，大便干，小便短赤；舌绛，苔少，或镜面舌，脉洪数。

气阴两虚：皮损消退；伴低热，口渴，乏力，气短，大便干，尿黄；舌红，少苔，脉细数。

1. 三黄丸

【方源】　《幼幼新书》卷十六引《家宝》方

【组成】　雄黄　郁金（焙）各一钱　巴豆三个

【主治】　小儿咳嗽有痰，并解诸药毒，及上焦壅热，身上生疮。

【制法、用法】　上为末，烂饭为丸，如粟米大，婴孩三丸，饭饮送下；薄荷汤亦可。

2. 金液戊土丹

【方源】　《外科正宗》卷四

【组成】　人中黄　乌梅肉　茯神　胡黄连　五味子各一两　石菖蒲　辰砂　雄黄　远志　消石各三钱　牛黄　冰片各一钱　金箔（为衣）二十张

【主治】　脱疽及疔毒发背，先因纵食膏粱厚味法酒，又或丹石补药，勉力入房，多致积毒脏腑，久则胃汁中干，肾水枯竭，不能上制心火，以致消渴、消中、消肾。饶食多干，能食多瘦，九窍不通，惊悸健忘。见此诸症，后必发疽，多难治疗，宜预服此，可转重就轻，移深居浅。

【制法、用法】　上药各为净末，配准前数，共入乳钵内，再研干转，子端午七夕，或二至、二分吉辰，在净室中先将乌梅、地黄二膏捣极烂，和药；渐加炼蜜少许，徐徐添捣，软硬得中，每药一两，分作十丸，金箔为衣。每服一丸，用人乳、童便共一大杯化药，随病上下，食后服之。此药用蜡封固收藏，不泄药味，愈久愈效。

3. 万病解毒丸

【方源】 《直指》卷二十二

【组成】 文蛤（即五倍子）一两半 山慈姑（即金灯花根）（洗，焙）一两 红芽大戟（洗，焙）七钱半 全蝎五枚 大山豆根 续随子（取仁去油，留性）各半两 麝香一钱 朱砂 雄黄各二钱

【主治】 痈疽发背，鱼脐毒疮，药毒，草毒，挑生毒，蛇兽毒，蛊毒，瘰疬，诸恶病。

【制法、用法】 上药先以前五味入木臼，捣罗为细末，次研后四味，夹和糯米糊为丸，分作三十五丸。端午、七夕、重阳、腊日，净室修合。每服一丸，生姜、蜜水磨下，井水浸研敷患处。

4. 乌头丸

【方源】 《本事》卷四

【组成】 川乌（去皮尖）二两 草乌（二味以黑豆半斤煮透软，去皮脐，切片，日干）一两 地龙（去土） 白附子（炮） 天麻各半两

【主治】 肾脏风上攻下疰，生疮并癣。

【制法、用法】 上为细末，酒糊为丸，如梧桐子大。每服二三十丸，空心、食前盐汤、盐酒送下。

5. 金牙散

【方源】 《外台》卷十七引《苏恭方》

【组成】 金牙（研） 曾青（研） 矾石（研，泥裹烧半日） 丹砂（研） 雄黄（研） 朴消（研） 寒水石（研） 代赭（研） 龙骨（研） 犀角屑 獭肝（炙） 鹳骨（炙） 狸骨（炙） 巴豆（去心皮，熬） 大黄 野葛皮（炙）各三分 牛黄（别入） 麝香（别研） 升麻 桂心 附子（生用，去皮） 鬼臼 鬼督邮 黄环 鸢根（本草有鸢尾，此云鸢根即是用鸢尾之根也） 青木香 牡蛎（熬） 苏合香（别研入） 常山 茯苓 黄芪 知母 龙胆各二分 露蜂房 玉支 商茵草（一本作茵芋） 鬼箭羽 徐长卿 石长生 蜀漆 当归 桔梗 白薇各一分 蜈蚣（炙）一枚 蜥蜴（炙）一枚 芫菁（炙） 地胆（炙） 亭长（炙）各三十九枚 椒（汗）四十九枚

【主治】 脚气毒遍内外，烦热，口中生疮，狂易叫走；及解诸石草热药毒发，邪热卒黄，瘴疫毒疠，猝死温疟，五尸五注，心腹诸疾，绞刺切痛，蛊毒鬼魅，野道热毒，小儿惊痫百病。

【制法、用法】 上为散，以汤（疑为饧）如桃李许，和散三分匕，或如枣核服

之；常患者，一日二次。平患取利吐者，服四分匕。或以绛袋裹方寸匕，三匕带之。或合药用腊月王相日。忌食生冷、芦笋、生葱菜、猪肉、冷水、醋物、陈臭、生血等物。

6. 贺兰先生解毒丸

【方源】 《御药院方》卷七

【组成】 贯仲 茯苓 黄药子 蓝根 干葛 地黄 雄大豆 甘草 滑石 缩砂仁 阴地厥 薄荷（好者用）各三两 土马鬃 绿豆粉 益智 寒水石 山豆根 紫河车 马譬字 草龙胆 白僵蚕 百药煎 山栀子 大黄各一两

【主治】 药毒，酒毒，山岚瘴毒，果毒，肉毒，面食鱼菜痰，冬月丹毒，夏月暑毒，伤风后余热，小儿疮疹后毒，及喉闭之患，小儿急惊。

【制法、用法】 上为细末，蜜水浸蒸饼为丸，如弹子大，每服一丸，细嚼，新水送下；小儿一丸分作四服，煎薄荷汤放冷磨下；小儿急惊，磨刀水下。此药长宜将带备急，若夏月频服，使诸疾不生。

7. 雄黄散

【方源】 《圣济总录》卷一四〇

【组成】 雄黄（细研）一分 粉霜（研）半分 蜣螂（为末生用）四枚 巴豆（去壳别研如泥，生用）三粒

【主治】 药毒箭头在身诸处，未出。

【制法、用法】 上研为散。以铜箸头，取乳汁调点疮上，频频用之。七日疮热，箭头自出。

8. 寒水石散

【方源】 《普济方》卷二五五

【组成】 寒水石 石膏 磁石 滑石（捣为细末，用水一石，煮至四升四斗，去滓，入后药）各三斤 元参（洗，焙，锉）一斤 羚羊角 升麻各五两 丁香一两 木香半两 甘草八两（以上六味捣为末，入药汁中，再煮取一斗五升，去滓，倾入下二味药）朴消（精者） 消石（好者，以上二味入前药汁中微火煎，不住手将柳木篦搅，候有七八斤许，投在木盆中半日久，候欲凝，却入下二味）各二斤 朱砂（细研）二两 磨香（当门子）（乳细，以上二味入前药汁中拌匀，调令全）一两二钱

【主治】 脚气毒遍内外，壮热不解，口中生疮，狂走毒厉，及解中诸熟药毒，邪热，卒黄等；及蛊毒，鬼魅，野道热毒；又治小儿惊痫热病。

【制法、用法】 上为末，同研令匀。每服一钱或二钱，冷水调下，大人小儿仔细加减，食后服。

三、 接触性皮炎

接触性皮炎，祖国医学常按引起皮炎的接触物加以命名，如"漆疮""马桶癣"等。其病机为禀赋不耐，邪气外侵，湿毒蕴结，治宜疏风驱邪、祛湿解毒，采用中药内服、外用收效较好。

1. 万应膏

【方源】 《医方类聚》卷一九四引《经验秘方》

【组成】 黄丹二斤 没药（另研） 乳香（另研） 血余（烧头发灰） 紫矿 槐角 鳖子 蛤蚧 白蔹 白及 当归 官桂 麝香 白芷 杏仁各一两 柳枝条（如著长）一斤 脂麻油五斤 血竭（别研）一两

【主治】 痈疽肿毒，恶疮，漏疮，发背，脑疽，疬子疮；寒温气刺痛，冷痹顽麻；牙肿，打扑骨折，内损血毒气不散，刀伤；小儿头面疮疖，聚热杂疮；蜈蚣、蜂儿、蝎螫，犬马咬，蛇伤；火烧，漆疮，疳疮，水毒，臁疮，干湿疥癣；妇人吹奶，产后余血，脐腹刺痛，月水不调。

【制法、用法】 上除黄丹、没药、乳香、血竭，余药用油浸一宿，炭火上用铁器熬令变黄，滤去滓；次下黄丹入锅，用新柳枝搅药，烟火尽，入没药、乳香、血竭在内，搅匀，倾在瓷器内，放药硬，用刀子切成块子，油纸封裹，修合时春、秋妙。如下没药时，褐色用之；用时火上熔化，夹纸摊之。妇人吹奶，丸如梧桐子大，每服二十丸，新汲水送下；又兼催生，产后余血，脐腹刺痛，月水不调，每服二十丸，食前温水送下。

2. 二粉散

【方源】 《嵩崖尊生》卷十二

【组成】 杭粉一两 石膏三钱 轻粉五钱

【主治】 漆疮。

【制法、用法】 上为末。韭汁调敷。如无韭，凉水调敷。忌浴热汤。

3. 四和膏

【方源】 《圣济总录》卷一三四

【组成】 麻油 松脂各二两 黄蜡 桂（去粗皮，为末）各一两

【主治】 漆疮遍身，焮赤疼痛。

【制法、用法】 同熬成膏。涂之。

4. 化毒散

【方源】 《幼幼新书》卷三十八引张涣方

【组成】 木通一两 麦门冬 蓝叶各半两 犀角 甘草（炙赤） 马牙消各一分

【主治】 漆疮痒痛。

【制法、用法】 上为粗散。每服一钱，水小盏，煎五分，量服。

5. 石粉散

【方源】 《仙拈集》卷四

【组成】 石膏 轻粉各三钱

【主治】 漆疮。

【制法、用法】 韭汁调敷，水调亦可。

6. 如意金黄散

【方源】 《外科方外奇方》卷一

【组成】 天花粉十两 川黄柏 姜黄 白芷各五两 广陈皮 甘草 苍术 南星 厚朴 石菖蒲 川郁金 生半夏各二两

【主治】 痈疽发背，诸般疔肿，跌打损伤，湿痰流注，大头时肿，漆疮火丹，湿热天泡，肌肤赤肿，干湿脚气，妇女乳痈，小儿丹毒，外科一切顽恶肿毒。

【制法、用法】 上为细末。醋、或蜜、或水、或葱汁水调敷。

7. 地松涂方

【方源】 方出《外台》卷二十九引《必效方》，名见《圣济总录》卷一三四

【组成】 漆姑草（捣汁）二分 芒消一分

【主治】 漆疮。

【制法、用法】 和涂之。

8. 芒消汤

【方源】 《外台》卷三十引《延年秘录》

【组成】 芒消三两

【主治】 ①《外台》引《延年秘录》：赤疹，心家稍虚，热气相搏，其色赤。②《千金》：漆疮。

【制法、用法】 用汤一升，纳芒消令消散，以帛子蘸取拭疹。

9. 鸡子涂方

【方源】 方出《外台》卷二十九引《肘后方》，名见《普济方》卷二七七

【组成】 鸡子黄

【主治】 卒得漆疮。

【制法、用法】 涂患处。干即易之，不过三至五度。

10. 杉木煎

【方源】 《仙拈集》卷四

【组成】 杉木（劈碎）

【主治】 漆疮。

【制法、用法】 煎汤洗。

11. 垂柳膏
【方源】 《卫生总微》卷二十
【组成】 垂柳枝五两　苦参二两　黄芩一两
【主治】 漆疮痒痛。
【制法、用法】 上为散，每用三匙，水两碗，煎至一碗，去滓，研入好墨汁半匙搅匀，再熬成膏，以瓷盒盛，候冷。用少许涂疮上。

12. 金黄散
【方源】 《外科传薪集》
【组成】 天花粉一两　黄柏五两　姜黄　大黄　白芷各五钱　紫川朴　陈皮　甘草　苍术　天南星各二两
【主治】 痈疽发背，诸般疔疮，跌仆，湿痰流注，大头时肿，漆疮火丹，风热天泡，肌肤赤肿，干湿脚气，妇女乳痈，小儿丹毒等。
【制法、用法】 上为末，以瓷器收贮。凡遇红肿，及夏月火令时，用茶汤同蜜水调敷；如微热欲令脓者，以葱汤同蜜水调敷；如漫肿无头，皮色不变，附骨痈疽、鹤膝等，俱以葱酒并调；如天泡、火赤游丹、黄水疮，俱以板蓝根叶捣汁调和；烫伤，麻油调；其次诸引，又在临用之际，顺合天时调，窥病势也。

13. 柳叶汤
【方源】 《圣济总录》卷一三四
【组成】 生柳叶（细切，冬用皮）三斤
【主治】 漆疮。
【制法、用法】 以水一斗五升，煮取七升。适寒温洗之，一日三次。

14. 柳枝膏
【方源】 《普济方》卷四〇七
【组成】 垂柳枝五两　苦参二两　黄芩一两（一方用黄连一两）
【主治】 漆疮，四肢壮热。
【制法、用法】 上为粗末。每用三匙头，以水两碗，煎至一碗，滤去滓，研入好墨半匙头，拌令匀，再熬成膏，以瓷盒盛，候冷。每用少许，涂于疮上。

15. 神效赤金锭
【方源】 《遵生八笺》卷十八
【组成】 焰消八两　黄丹　白矾各一两　雄黄五分　朱砂三分
【主治】 一切无名肿毒、恶疮初起，眼目昏花，赤肿火眼，乳蛾喉闭，蛇蝎伤，黄水疮，漆疮，绞肠痧，急心痛。
【制法、用法】 上为细末，陆续投于铁锅内熬成膏，用茶匙挑在板上，成条用之。一切无名肿毒，恶疮初起，水磨涂之；眼目昏花，赤肿火眼，点眼两角即效；乳蛾喉闭，口中含化五分；蛇蝎伤涂之，立止疼痛；黄水疮、漆疮、绞肠痧、急心痛，点眼角即愈。

16. 荷叶汤
【方源】 《圣济总录》卷一三四
【组成】 荷叶（燥者）一斤
【主治】 漆疮。
【制法、用法】 以水一斗，煮取五升，洗了，以贯众末掺之，干则以油和调涂。

17. 秘传一擦光
【方源】 《医学正传》卷六
【组成】 蛇床子 苦参 芜黄各一两 雄黄五钱 枯矾一两二钱 硫黄五钱 轻粉 樟脑各二钱 大风子（取肉） 川椒各五钱
【主治】 疥疮，及妇人阴蚀疮、漆疮、天火丹，诸般恶疮。
【制法、用法】 上为细末。生猪油调敷。

18. 黄栌汤
【方源】 《圣济总录》卷一三四
【组成】 黄栌（锉）一斤 盐二两
【主治】 漆疮。
【制法、用法】 上二味，以水一斗，煮取五升，去滓，洗之，一日三至五次。

19. 蟹黄散
【方源】 《仙拈集》卷四
【组成】 蟹黄一两 神曲三钱
【主治】 漆疮。
【制法、用法】 上为末，蜜调涂患处，湿则干搽。

20. 蟹黄涂方
【方源】 《圣济总录》卷一三四
【组成】 生螃蟹（取黄）
【主治】 漆疮。
【制法、用法】 涂敷疮上，每日三至五次。

四、湿疹

湿疹是一种常见的由多种内外因素引起的急性或慢性过敏性皮肤病，是一种常见的表皮炎症，主要表现为红斑、丘疹、水疱、糜烂、渗出、瘙痒和反复发作。中医认为，湿疹主要由禀赋不耐，饮食失节或过食辛辣刺激、荤腥动风之物，脾胃受损，失其健运，湿热内生，又兼外受风邪，内外两邪相搏，风湿热邪浸淫肌肤所致。

【辨证分型】

湿热浸淫证（相当于急性湿疹）：宜清热除湿、收敛止痒；

脾虚湿蕴证（相当于亚急性湿疹）：宜收敛除湿、祛风止痒；

血虚风燥证（相当于慢性湿疹）：宜清热、活血化瘀、润肤止痒。

1. 二味消毒散

【方源】 《外科大成》卷一

【组成】 白矾一两　明雄黄二钱

【主治】 风湿热毒引起密命、湿疹，红肿、痒痛，及毒虫咬伤。

【制法、用法】 上为末。茶清调化，鹅翎蘸扫患处。

2. 三石散

【方源】 《中医外科学讲义》

【组成】 制炉甘石　熟石膏　赤石脂各三两

【主治】 一切湿疹及烫伤。

【制法、用法】 上为细末。麻油调搽。

3. 土槐饮

【方源】 《赵炳南临床经验集》

【组成】 土茯苓　生槐花各一两　生甘草三钱

【主治】 亚急性湿疹，慢性湿疹，植物日光性皮炎，脂溢性皮炎，牛皮癣。

【制法、用法】 煎煮服用；或泡水代饮。

4. 马齿苋洗方

【方源】 《赵炳南临床经验集》

【组成】 马齿苋二两（鲜马齿苋半斤）

【主治】 急性湿疹，过敏性皮炎，接触性皮炎（湿毒疡），丹毒，脓疱病（黄水疮）。

【制法、用法】 净水洗净后，用水四斤煎煮二十分钟，过滤去滓。（鲜药煮十分钟）用净纱布六七层蘸药水湿敷患处，每日二至三次，每次二十至四十分钟。

5. 五黄膏

【方源】 《普济方》卷二七二

【组成】 大黄　黄芩　黄柏　黄连　姜黄各等分

【主治】 ①《普济方》：一切疮肿。②《中医皮肤病学简编》：湿疹、天疱疮。

【制法、用法】 上为细末，冷水调敷。

6. 五枝洗剂

【方源】 《中医皮肤病学简编》

【组成】 榆树枝　柳树枝　桑树枝　槐树枝　桃树枝

【主治】 急性湿疹。

【制法、用法】 各取半尺长，如筷子粗细，剪碎。适量水煎，熏洗。

7. 止痒药粉

【方源】 《赵炳南临床经验集》

【组成】 老松香一两　官粉一两　枯矾一两　乳香二钱　轻粉五钱　冰片二钱 密陀僧五钱　炉甘石一两

【主治】 湿疹（湿疡），神经性皮炎（湿癣），皮肤瘙痒症（瘾疹）。

【制法、用法】 装入布袋。外扑皮损，或用油调外敷，也可配成5%～20%软膏 外用。

8. 止痒洗剂

【方源】 《中医外伤科学》

【组成】 黄柏　地榆　苦参　甘草　银花　荆芥各适量

【主治】 急性皮炎及湿疹瘙痒等。

【制法、用法】 煎水外洗。

9. 龙骨散

【方源】 《赵炳南临床经验集》

【组成】 龙骨　牡蛎　海螵蛸各三两　黄柏十六两　雄黄三两　滑石粉一两

【主治】 湿疹（湿疡），接触性皮炎，湿毒疡，脂溢性皮炎，趾间足癣（臭田 螺）。

【制法、用法】 直接扑上；或油调外用。化脓性陈旧肉芽疮面禁用。

10. 四物消风汤

【方源】 《外伤科学》

【组成】 当归三钱　川芎二钱　赤芍四钱　干地黄五钱　防风　荆芥穗各二钱 白鲜皮五钱　生薏苡仁六钱

【主治】 慢性湿疹，神经性皮炎，荨麻疹。

【制法、用法】 水煎服。

11. 加减全虫汤

【方源】 《外伤科学》

【组成】 淡全蝎二钱　皂角刺四钱　苦参三钱　白鲜皮　刺蒺藜各五钱　枳壳 三钱　威灵仙五钱　防风一钱五分　黄柏三钱

【主治】 顽固性湿疹，神经性皮炎，银屑病等。

【制法、用法】 水煎服。

12. 百部洗方

【方源】 《赵炳南临床经验集》

【组成】 百部 苦参各四两 蛇床子二两 雄黄五钱 狼毒二两五钱

【主治】 皮肤瘙痒症（隐疹）、神经性皮炎、阴囊湿疹（绣球风）、荨麻疹（瘖瘰）。

【制法、用法】 上为粗末。装纱布袋内，同水五六斤煮沸三十分钟。用软毛巾溻洗，或溻洗后再加热水浸浴。

五、特应性皮炎（四弯风）

特应性皮炎（Atopic Dermatitis，AD）是一种慢性、复发性、炎症性皮肤病，临床常表现为湿疹样皮炎、干燥伴瘙痒，中医称为"四弯风"。在既往的认识中，心火亢和脾气虚为贯穿 AD 疾病始终的主要病机中医认为"肺主皮毛"，早在《素问·六节脏象论篇》中就有"肺……其华在毛"的描述，《素问·五脏生成篇》"肺之合、皮也，其荣、毛也"的相关记载。在生理功能上，肺气宣发，输布卫气津液于皮毛，则肌肤光彩润泽。若肺气失调，不能输布卫气津液于肌表，则肌肤荣润不足，憔悴枯槁，正如《灵枢·经脉》所载："手太阴气绝，则皮毛焦。太阴者，行气温于皮毛者也，故气不荣，则皮毛焦；皮毛焦，则津液去皮节；津液去皮节者，则爪枯毛折；毛折者，则毛先死。"AD 病发于肌表，虽有先天禀赋的因素，后天寒湿侵袭、外感热邪、风燥相搏等诱发或加重因素也扮演着重要作用，这主要与肺卫不固，卫气不能达表御邪有关，加之肺宣发功能失调，津液不能滋养肌肤，而使皮肤干燥瘙痒，加重皮炎瘙痒等症状。

1. 加味苦参丸

【方源】 《普济方》卷一一五

【组成】 苦参一斤 荆芥半斤 何首乌 白僵蚕 香白芷 川芎 赤芍药各二两 大黄一两 白花蛇一条

【主治】 一切风证。

【制法、用法】 上为细末。面糊为丸，如梧桐子大。每服五十丸。温茶清送下，不拘时候。

2. 加味苦参丸

【方源】 《医学入门》卷八

【组成】 苦参一斤 防风 荆芥 苍耳子 胡麻子 皂角刺各十两 蔓荆子 牛蒡子 黄荆子 枸杞子 何首乌 禹余粮 蛇床子各三两 白芷一两半

【主治】 大风疮及诸风、赤白癜风。

【制法、用法】 上为末，用皂角煎膏和丸，如梧桐子大。每服五十丸，茶、酒任下。

3. 陈氏苦参丸

【方源】 《麻科活人》卷四

【组成】 苦参四两 元参 黄连 大黄 独活 枳壳 防风各二两 黄芩 栀仁 白菊花各一两

【主治】 遍身瘙痒，癣疥痈疮。

【制法、用法】 上为末，炼蜜为丸，如梧桐子大，每服三四十丸，食后或茶或酒送下，一日三次。

4. 苦参丸

【方源】 《圣惠》卷六十五

【组成】 苦参（锉）四两 玄参 栀子仁 枳壳（麸炒微黄，去瓤） 黄连（去须）各二两 黄芩 独活各一两 川大黄（锉碎，微炒） 防风（去芦头）各二两 甘菊花一两

【主治】 ①《圣惠》一切疥。②《金鉴》：风湿癣疮，痒兼肿痛。

【制法、用法】 上为末。炼蜜为丸，如梧桐子大。每服三卜丸，食后以温浆水送下。

5. 枳壳丸

【方源】 《圣惠》卷六十五

【组成】 枳壳（麸炒微黄，去瓤）四两 苦参（锉）八两

【主治】 一切风热生疮疥。

【制法、用法】 上为末，炼蜜为丸，如梧桐子大。每服三十丸，食后以温酒送下。

6. 加味三妙丸

【方源】 《医学正传》卷四

【组成】 苍术（米泔浸）四两 黄柏（酒浸，晒干）二两 川牛膝一两（去芦）当归尾一两（酒洗） 川萆薢 防己 龟板（酥炙）各一两

【主治】 两足湿痹疼痛，或如火燎，从足跗热起，渐至腰胯，或麻痹痿软。

【制法、用法】 上为细末，酒煮面糊为丸，如梧桐子大。每服一百丸，空心姜盐汤送下。

7. 太白丹

【方源】 《圣惠》卷二十五

【组成】 鹿角霜半两 瓷药（烧令通赤，候冷，罗，细研，水飞过） 蛤粉各七两 天南星（炮裂）三分 白蒺藜（微炒，去刺） 蚵蚾各三两 麝香（细研）一两半 川乌头（生用，去皮脐）二两

【主治】 一切风证。

【制法、用法】 上为末，入麝香研令匀，以面糊为丸，如鸡头子大。每服一丸，以豆淋酒研下。

8. 劫风酒

【方源】 《万氏家抄方》卷四

【组成】 防风 秦艽 川萆薢 当归 晚蚕沙 虎胫骨（酥炙）各二两 人参一两 枸杞 豨莶草各六两 苍耳子四两 茄根八两 松节 海风藤 桑寄生 鳖甲 川牛膝 苍术 陈皮 明天麻 羌活 杜仲（姜炒去丝） 生地 川芎 白芍 木瓜 五加皮 南星（姜制） 贝母 半夏（姜制） 薄桂 甘草节 木香各一两

【主治】 诸风缓纵，手足挛急，行步艰难，一切风证。

【制法、用法】 上锉碎，细袋装，用老酒一大坛约四十斤，入药蒸一炷香，取起，过百日服。

9. 省风汤

【方源】 《局方》卷一（宝庆新增方）

【组成】 防风（去芦） 南星（生用）各四两 半夏（白好者，水浸洗，生用） 黄芩（去粗皮） 甘草（生用）各二两

【主治】 卒急中风，口噤全不能言，口眼涡斜，筋脉挛急，抽挛疼痛，风盛痰实，眩晕僵仆，头目眩晕，胸膈烦满，左瘫右痪，手足麻痹，骨节烦疼，步履艰辛，恍惚不定，神志昏聩。

【制法、用法】 上㕮咀。每服四大钱，用水二大盏，生姜十片，煎至一中盏，去津温服，不拘时候，应一切风证可预服之。

六、婴儿湿疹（奶癣、胎敛疮）

婴儿湿疹，中医学谓之“奶癣”“胎敛疮”；《外科正宗》中称“头面遍身发为奶癣，流脂成片，睡卧不安，瘙痒不绝”；《医宗金鉴》中称“胎敛疮此症 生婴儿头顶，或生眉端……痒起白屑，形如癣疥，由胎中血热，落草受风”而成；冯楚瞻在《冯氏锦囊秘录》中谓：“头疮者，乃脏腑不和之气上冲，血热之毒上注，小儿阴气未足，阳火有余”所致。

1. 二圣解毒丸

【方源】 《幼科直言》卷五

【组成】 川贝母 金银花

【主治】 小儿奶癣疮症。

【制法、用法】 上为极细末，炼蜜为丸，重一钱。每服一丸，白滚水化下。

2. 乌云膏

【方源】 《外科大成》卷三

【组成】 松香末二两 硫黄末一两

【主治】 头癣，脓疥，下部寒湿疮，胎疮，奶癣。

①《外科大成》：头癣并坐板脓疥，及下部寒湿等疮。②《金鉴》：胎疲疮痒甚。③《疡医大全》：奶癣。④《青囊秘传》：一切疮疥，破津脂水作痒。

【制法、用法】 和匀，香油拌如糊，摊南青布条上，少半指厚，卷成条线扎之，再用油浸一日，取出，刮去余油，以火点着一头，下以粗碗按之，其布灰陆续剪去，取所滴药油浸冷水内一宿，出火毒。搽用。

3. 青黛散

【方源】 《疡医大全》卷三十

【组成】 青黛 黄柏 枯矾 雄黄 百药煎 硫黄各等分

【主治】 奶癣疮。

【制法、用法】 上为细末，湿则干掺，干用香油调搽。以愈为度。

4. 保安膏

【方源】 《圣济总录》卷一三〇

【组成】 当归（切，焙） 附子（去皮脐） 川芎 防风（去叉） 白蔹 升麻 细辛（去苗叶） 侧柏 萆薢各一两 桃仁（去皮） 甘草 桑根白皮 垂柳枝 白及 黄芪 白芷 白僵蚕各半两 铅丹（研）五两 雄黄（研） 麝香（研） 硫黄（研）各半两 杏仁（去皮）三分 丹砂（研）一分

【主治】 一切疮肿。发背，疔痂，瘰疮，疽疮，风肿，干癣，奶癣，肾癣，发鬓，发脑，发牙，蛇虫咬，折伤筋骨，箭入骨，喉闭，难产并胎死腹中，血气冲心，及诸恶疮，数年不痊者。

【制法、用法】 上㕮咀，以麻油二斤，于新瓷器内浸药一宿，次日纳铛中，文武火炼，候稀稠得所，以绵滤去滓，入雄黄、铅丹、丹砂、麝香、疏黄等物再煎，须臾熄火，别入黄蜡四两，候药凝稍过，倾入热瓷器内盛之，勿令尘污。发背，酒调两匙，每日两服，外贴，二日一换瘟痂瘰疮、疽疮、风肿、干癣、奶癣、肾癣、发鬓、发脑、发牙、蛇虫咬，皆贴之，折伤筋骨，酒服半匙，箭入骨，贴之自出，喉闭，含之即通；难产并胎死腹中，并酒化下半两，血气冲心，生姜自然汁加小便同煎，温酒化下一匙木但诸恶疮，数年不痊者，以盐汤先洗，然后贴之。

5. 消风导赤汤

【方源】 《外科真诠》卷下

【组成】 生地 赤苓 鲜皮 牛子各一钱 防风五分 银花一钱 木通 竹叶各五分 甘草三分

【主治】 奶癣。

【制法、用法】 灯心为引，水煎服。

6. 蛤散

【方源】 《外科正宗》卷四

【组成】 文蛤四两 点红川椒二两 轻粉五钱

【主治】 奶癣。

【制法、用法】 先将文蛤打成细块，锅内炒黄色，次下川椒同炒黑色，烟起为度，入罐内封口存性，次日入轻粉碾为细末，瓷罐收贮。香油调搽。奶母戒口为妙。

7. 黄药子散

【方源】 《袖珍》卷三引《经验方》

【组成】 黄连 玄参 赤芍药各五钱

【主治】 奶癣疮经年不愈。

【制法、用法】 上为细末。随多少入轻粉少许，嚼芝麻取汁调，先煎韭菜汤温洗令净，以药敷之。

8. 雄黄膏

【方源】 《医方类聚》卷一六九引《居家必用》

【组成】 槟榔 雄黄（别研，如无，舶上硫黄代之） 轻粉（别入） 枯矾 黄蜡各半两 蛇床子 黄柏 吴茱萸 苦参 黄连各一两 五倍子 海桐皮各六钱 蔄茹二两

【主治】 顽恶疮疥癣，小儿奶癣，头疮，无时痛痒；大人脚气下疰。

【制法、用法】 上为细末，先将腊月猪肪脂一斤，入皂角五条，带须葱五茎，全蝎十个，巴豆三十粒去壳，蓖麻仁四十粒去壳，川椒三钱，同煎黑色，去滓，入前药末，再熬成膏子，方入轻粉，腊月内合者。瓷盒内收贮，可留十年余。若治疥疮，加入舶上硫黄与雄黄同分两。

9. 五福化毒丹

【方源】 《局方》卷十

【组成】 桔梗（微炒） 玄参（洗，焙）各六两 青黛（研） 牙消（枯）人参（去芦）各二两 茯苓（去皮）五两 甘草（炒）一两半 银箔（为衣）八片 麝香（研）半钱 金箔（为衣）八片

【主治】 小儿热毒内蕴，口舌生疮，常患疮疖。

①《局方》：小儿蕴积毒热，惊惕狂躁，颊赤咽干，口舌生疮，夜卧不宁，谵语烦渴，头面身体多生疮疖。②《医方类聚》引《经验》良方：鼻疳疮，热疳肌肉黄瘦，雀目夜不见物。③《金鉴》：胎敛疮。小儿热极，皮肤火热，红晕成片，游走状如火丹。

【制法、用法】 上为细末，入研药匀，炼蜜为丸，每两作十二丸。每一岁儿，一丸分四服，用薄荷水送下，及疮疹后余毒上攻口齿，涎血臭气，以生地黄自然汁

化一丸，用鸡翎扫在口内；热疳肌肉黄瘦，雀目夜不见物，食后、临卧用陈粟米泔水化下。

七、淤积性皮炎（老烂腿、下注疮、筋瘤）

淤积性皮炎在中医学中属于"老烂腿""下注疮""筋瘤"等范畴中，清代的《外科证治全生集》中提道："生于小腿……初起或腿上搔破，或生小疮湿痒，因经热汤之气所致，或食毒物而成。"

1. 心兰散

【方源】　《圣济总录》卷一三三

【组成】　白兰香叶（阴干）　百合　黄柏（蜜炙，锉）　胡粉（研）　黄蜀葵花（焙）各一两

【主治】　一切风毒恶疮，及下注疮，或痛或痒。

【制法、用法】　上为末。以醋调涂疮上，如有汁，即干敷。

2. 必效散

【方源】　《圣济总录》卷一三三

【组成】　鲫鱼一条（去肠，入头发不拘多少，烧为灰）

【主治】　下注疮烂肉陷。

【制法、用法】　上为散。先用葱洗疮口，次以药敷之。

3. 豆连散

【方源】　《圣济总录》卷一三三

【组成】　赤小豆　黄连（去须）各等分

【主治】　下注疮。

【制法、用法】　上为散。先用温盐浆水洗令净，次将药散用猪胆汁调涂之，每日三换。

4. 鲫鱼散

【方源】　《圣济总录》卷一三三

【组成】　鲫鱼（去肚肠）一枚　黄连（去须）半两　铅丹　密陀僧（碎）　胡粉（研）各一钱

【主治】　下注疮。

【制法、用法】　上五味，将前三味入鲫鱼肚内，却缠合固济了，烧通红取出，候冷，同粉研为细末。用猪胆汁调，敷疮上。

5. 蚓泥散

【方源】　《圣济总录》卷一三三

【组成】　韭菜地　蚯蚓粪（烧通赤）一两　腻粉一分　麝香半钱

【主治】　下注疮，风湿毒气，下注于脚膝胫间，致令皮肤肿硬，结核成疮，脓水不绝，绵历岁年，愈而复发者。

【制法、用法】　上各为散，再同和匀。每用先煎葱汤洗了，将药干敷。

八、汗疱疹

汗疱疹为皮肤科常见疾病之一，古代称汗疱疹为"蚂蚁窝"，《疡医大全·蚂蚁窝》："马（蚂）蚁窝，乃无意脚蚂蚁而成，或风湿结成，多生手足，形似蚁窝，俨如针眼，奇痒入心，破流脂水。"中医认为汗疱疹与湿邪密切相关，多伴有脾虚、热邪，以健脾除湿、清热解毒、止痒为治疗原则。

1. 清膈汤

【方源】　《御药院方》卷一

【组成】　甘草（锉，炒赤色）　瓜蒌根　桔梗（炒黄色）　紫苏叶各二两　紫苏叶（去土）三两　荆芥穗四两　黍粘子（拣净，炒，杵）六两

【主治】　祛风热，化痰，利咽膈。清头目，消疱疹。

【制法、用法】　上为细末，每服一大钱。食后或临睡白汤点服。

2. 白术膏

【方源】　《摄生众妙方》卷二

【组成】　上好片术（全无一些苍色者）。

【主治】　①《古今医鉴》：脾胃大虚，自汗乏力，四肢倦怠，饮食不思，或食而不化，呕吐泻痢，泻下完谷、白沫。②《赵炳南临床经验集》：慢性湿疹（顽湿），下肢慢性溃疡（臁疮），手足汗疱疹。

【制法、用法】　切开，入瓷锅，水浮于药一手背，文武火煎干一半，倾置一瓶盛之。又将滓煎，又如前并之于瓶，凡煎三次，验术滓嚼无味乃止，去滓，却将三次所煎之汁，仍入瓷锅内文武火慢慢熬成膏。

九、过敏性紫癜

在中医范畴，过敏性紫癜归属"紫癜"与"血证"等，临床主要强调清热解毒与清血活血治疗，以改善临床症状。

【辨证分型】

风热伤络证：患者感受风热邪气，起病较急，多有上呼吸道感染病史，全身皮肤紫癜散发，尤以下肢及臀部居多，呈对称分布，色泽鲜红，大小不一，或伴痒感，多伴咽痛，可有发热、腹痛、关节痛、尿血等，舌质红，苔薄黄，脉浮数。治法为祛风清热，凉血安络。主方以银翘散加减。

湿热伤络证：患者身体湿热偏盛，复感外邪，皮肤紫斑色暗，或起疮，多见于关节周围，伴有关节肿痛灼热，尤以膝、踝关节多见，四肢沉重，肢体活动受限；

可伴有腹痛、纳呆、渴不欲饮、大便不调、便血、尿血；舌质红，苔黄腻，脉滑数或弦数。治法为清热利湿、化瘀通络。临证时可选用三黄四物汤加减，本方源于"四物三黄泻心汤"，原载于《保命歌括》卷八，常用药物有：黄连、黄柏、黄芩、生地黄、赤芍、当归、薏苡仁、茜草、白茅根、紫草、灯芯草等。

正虚邪恋证：患者身体正虚或久病伤及正气感受邪气后无力祛邪外出，邪气留恋不去。患者多以肺、脾二脏亏虚为主，可见起病缓慢，病程迁延，紫癜反复出现，神疲乏力，食欲不振，头晕心慌，舌淡苔薄，脉细无力。

1. 天魂汤

【方源】 《四圣心源》卷四

【组成】 甘草二钱 桂枝 茯苓 干姜 人参 附子各三钱

【主治】 ①《四圣心源》：阳虚。②《血证论评释》：血证后期脾肾阳虚。

【制法、用法】 煎大半杯，温服。若肝血虚弱，不能生火，则用归、地、首乌以培阳神之原。

2. 化斑解毒汤

【方源】 《赵炳南临床经验集》

【组成】 黑玄参五钱 肥知母二钱 生石膏五钱 川黄连二钱 青连翘三钱 干生地四钱 凌霄花 生甘草各三钱

【主治】 丹毒，漆性皮炎（漆疮），紫癜。

3. 羚苯三黄汤

【方源】 《中医皮肤病学简编》

【组成】 羚羊角 生地 生黄柏 黄连 黑栀子 白芍 金银花 丹皮 陈皮 白茅根 甘草 阿胶

【主治】 紫斑，火热型者。

【制法、用法】 水煎服。

十、 变应性皮肤血管炎

变应性皮肤血管炎是一种主要累及毛细血管、微静脉、微动脉的小血管坏死性（白细胞碎裂性）血管炎。

【辨证分型】

急性期——湿热互结，邪毒为患。此期多见红斑、紫癜、丘疹、瘀斑、水疱、破溃糜烂、坏死、渗液、烧灼痛、荨麻疹等皮损，溃疡面色鲜红，周围皮肤红肿，局部皮温高，痒痛时作，舌质红，苔黄腻，脉滑数。根据皮损辨证，皮色鲜红，皮肤肿痛，皮温高均表明热毒炽盛，紫癜、瘀斑为火热之邪易迫血妄行，舌质红，脉数亦支持此观点；苔黄腻，脉滑为湿邪内蕴，所以此期以湿热互结证为主，邪毒犯逆，属实证。

缓解期——脉络瘀滞，虚实夹杂。急性期经清热利湿法治疗，未能痊愈则可能进展到缓解期，此期多无新发皮疹，水疱基本消退，渗液减少，坏死创面或稳定，疮面及疮周皮肤色暗红，局部皮温较湿热互结证型，皮温降低，舌质黯红，苔白或微黄腻，脉弦细按之无力。此时湿热未完全祛除，日久成瘀，且正气受损，即邪退生新，正虚留瘀于脉络，病机既有血瘀又有气虚，且湿邪仍在，久困伤脾，证型以虚实夹杂证为主。

恢复期——邪毒清退，以湿为主。恢复期即疾病后期，此时红斑、丘疹、瘀斑、水疱消退，溃疡愈合，无渗液、烧灼痛，皮温亦趋于正常，但常遗留萎缩性瘢痕，及色素沉着，并伴形体消瘦，四肢乏力等全身症状。舌质暗或淡，苔白腻，脉滑或濡缓。该病迁延日久损伤正气，脾气渐虚，中焦失运，清浊不分，水谷精微化为湿浊；或后期恣食辛辣、肥腻等，而至湿滞中焦，经脉瘀阻，证型以脾虚湿滞为主，属本虚标实之证。

紫草茸油

【方源】《赵炳南临床经验集》

【组成】 紫草茸一斤　脂麻油五斤

【主治】 下肢红斑结节类疾患（瓜藤缠，耳下腺炎及颌下淋巴腺炎早期，皮肤紫红斑块）。

【制法、用法】 将药置铜锅内，油浸一昼夜，文火熬至焦枯，离火过滤，去滓，取油贮瓷器内备用。敷患处。

第五章 物理性皮肤病

一、日光性皮炎（日晒疮）

日光性皮炎又称为日晒伤、晒斑，是正常皮肤过度照射光后，人体局部皮肤发生的急性光毒性反应。反应强度与光线强弱、照射时间长短、照射部位、肤色深浅等因素有关，相当于中医的"日晒疮"。明代《外科启玄·日晒疮》记载："三伏炎天，勤苦之人，劳于工作，不惜身命，受酷日曝晒，先疼后破，而成疮者，非血气所生也。"炎症介质及细胞因子，引起皮肤炎症反应。中医认为本病系日光毒热，侵袭肌肤所致，盛夏酷暑，阳光暴晒，光毒直接侵袭，毒热灼伤肌肤而出现红斑、肿胀、灼热；热毒与内湿相合，蕴阻肌肤，则见水疱、糜烂。

1. 柏黛散
【方源】 《洞天奥旨》卷十三
【组成】 黄柏 青黛各二钱
【主治】 日晒疮，火斑疮。
【制法、用法】 上各为末，以麻油调搽。

2. 青蒿饮
【方源】 《洞天奥旨》卷十三
【组成】 青蒿一两
【主治】 日晒疮。
【制法、用法】 捣碎，以冷水冲之，取汁饮之。将滓敷疮上，数日即愈，如不愈，另用柏代散敷之。

3. 掺药
【方源】 《得效》卷十九
【组成】 黄柏皮 薄荷叶
【主治】 向火多，生火斑疮，有汁者。
【制法、用法】 上为末，掺之即愈。

二、夏季皮炎

夏季皮炎是夏季临床常见和多发的皮肤病，中医认为此病多因暑热脾湿蕴蒸肌肤所致。夏令时节人体上受暑热，下受湿热，暑蒸炎热，肌体易疏，遇凉饮冷，逼热最易内入，其客于肌表者，则形成皮炎。故夏季皮炎的治疗当以清暑退湿为主，辅以止痒消疹。

1. 柳枝当归膏

【方源】 《东垣试效方》卷三

【组成】 当归尾（尖细梢，水浸）一两 杏仁（浸，去皮尖）一百个 黄丹（细研，水飞）六两 肥嫩柳枝（切如一寸，水洗净，令干）三两半 肥嫩桃枝（洗净，令干）一两半 芝麻油一斤

【主治】 一切热疮。

【制法、用法】 先令油热，下桃、柳枝熬令半焦。以绵裹当归、杏仁，同熬至桃、柳枝黑焦为度，去药渣，滤油澄净，抹去铫子中滓秽净，再上火令沸，旋入黄丹，熬，滴水中不散为度，或只于纸上摊透为度。

2. 桃枝当归膏

【方源】 《东垣试效方》卷三

【组成】 当归身（去细梢，洗去土，干）一两 杏仁（汤浸，去皮尖）一百个 肥嫩柳枝（切寸许，水洗，干）三两半 肥嫩桃枝（切寸许，水洗，干）一两半 黄丹（水飞）六两 芝麻油一斤

【主治】 一切热疮。

【制法、用法】 上药先令油热，下桃枝、柳枝，熬至半焦，以绵裹当归、杏仁熬至桃枝、柳枝黑焦为度。去药渣滤油净，抹出铫子中滓秽合净，再上火令沸，旋入黄丹，熬成滴水中不散为度，或只摊纸上不透为度。

3. 黄连膏

【方源】 《鬼遗》卷五

【组成】 黄连 白蔹 白芷各二两 生胡粉一两

【主治】 温热诸疮。

【制法、用法】 上为细末，用猪脂调涂。

4. 黄柏散

【方源】 《圣惠》卷九十

【组成】 黄柏（锉）二两 水银半两 苦参（锉）三两 黄连（去须）一两

【主治】 小儿头面身体生疮，热痛。

【制法、用法】 上为散，以猪脂和搅乳，入研水银星尽。

5. 黄连粉散

【方源】 《普济方》卷三〇一

【组成】 黄连 胡粉

【主治】 热疮，但赤作疮。

【制法、用法】 为末，敷之。

6. 葛粉散

【方源】 《圣惠》卷九十一

【组成】 葛粉三两 甘草（生，锉） 石灰（炒）各一两

【主治】 小儿夏月痱疮及热疮。

【制法、用法】 上为末。以绵摄扑于疮上。以愈为度。

7. 火醋锭子

【方源】 《外科大成》卷二

【组成】 大黄（用醋浸晒九次）

【主治】 面上热疮，耳上热疖。

【制法、用法】 和为锭。火酒磨涂。

8. 润泽丸

【方源】 《普济方》卷二八〇

【组成】 大黄 黑牵牛（半生半熟） 天仙子各一两

【主治】 遍身热疮疥。

【制法、用法】 上为细末，用皂角子为丸。每服五十至七十丸，温水送下。

三、痱子

痱子俗称热痱，是夏季儿童常见的皮肤病。中医学认为本病虽形于外，而实发于内。湿为其因，湿邪郁表，弓暑热互结，客于肌肤，致营卫不和，络伤瘀阻皮下。湿热为病，缠绵难愈，故易反复发作。芒消味咸性寒，具有清热泻火、软坚散结、收湿敛疮之功。

1. 白蔹膏

【方源】 《鬼遗》卷五

【组成】 白蔹 黄连各二两 生胡粉一两

【主治】 皮肤中热痱，瘰疬。

【制法、用法】 上药治下筛，溶脂调和。敷之。

2. 凉肌粉

【方源】 《卫生总微》卷三

【组成】 白芷 枫叶 藁本 苦参 黄连各等分

【主治】 小儿身热，夏月伏喝，遍身生赤痱子。

【制法、用法】 上为细末，每用三钱，以蛤粉二大块同为细末，入生绢袋子。每浴了，以扑身遍令匀。

四、冻疮

中医认为冻疮的形成原因，主要是由于患者元气虚弱，心气布达气血功能减退，四肢末梢失于温煦，加于寒湿侵袭，血脉收缩，气血受阻，运行不畅，末梢组织失养受损而致。此外，冻疮肿胀之处尚存在蕴热，所谓"痞坚之处，必有伏阳"。

1. 二黄散

【方源】 《普济方》卷三〇〇引《家藏经验方》

【组成】 黄柏皮 黄连各等分

【主治】 毒疮，冻疮。

【制法、用法】 上为细末，并不见火。先以甘草汤洗了疮，用药末三钱，轻粉少许，生麻油调敷之，稀稠得所。如疮湿，不用麻油，只干掺之。

2. 黄柏膏

【方源】 《圣济总录》卷一八〇

【组成】 黄柏（去粗皮）一分 大豆一合

【主治】 小儿口疮。

【制法、用法】 上为粗末，以水一盏，煎至二合，去滓，重煎如汤，入少许龙脑研和。涂敷。

3. 腊享膏

【方源】 《东医宝鉴·杂病篇》卷八

【组成】 猪油 瑞油各二两半 香油二合半 海松子油一合 松子 黄蜡各三两七钱半

【主治】 冻疮。

【制法、用法】 上各炼，去滓，和合成膏。先以药水洗，后涂之。

4. 木香槟榔散

【方源】 《儒门事亲》卷十二

【组成】 木香 槟榔 黄连 乳香 轻粉 密陀僧各等分

【主治】 一切恶疮，久不愈者；冻疮。

【制法、用法】 上为细末。干掺之，先以口嚼浆水洗之。

5. 冻疮膏

【方源】 《药奁启秘》

【组成】 麻油三两 松香一钱 黄占一两五钱

【主治】 冬令严寒，皮肤燥裂，死血冻疮。

【制法、用法】 烊化搅匀。摊贴。

6. 冻疮破烂膏

【方源】 《惠直堂方》卷四

【组成】 大黄八两 麻油一斤 黄丹八两

【主治】 冻疮。

【制法、用法】 煎成膏。摊贴。

五、 鸡眼与胼胝

鸡眼是因足部（亦偶见于手部）长期受挤压或压迫所致，其根陷肉里，顶起硬结，形似鸡眼的皮肤病。以足底、趾间等多见，伴有压痛或走路时疼痛。

胼胝是指因手足久受摩擦压迫所致，其特征为皮厚涩而圆短如茧。好发于掌跖等易受压迫及易摩擦部位，皮损呈蜡黄色局限性扁平斑块，中央部分最厚，边缘损害较薄。严重时压痛或走路疼痛。

鸡眼与胼胝散见于祖国医学记载中，《医宗金鉴·外科心法要诀》首次提出鸡眼的病名，并指出本病或因缠脚，或穿窄鞋远行而生之。胼胝病名首见于《诸病源候论》"人手足忽然皮厚涩，而圆短如茧者，谓之胼胝"。中医理论认为，本病为手足久受挤摩，气血不畅，皮肤失养，或急奔远路，劳伤筋骨血脉，气血枯滞，聚而不散，固定不移，导致本病。挤压劳损为外因，气血不畅。

1. 脚针膏

【方源】 《疡医大全》卷二十七

【组成】 阿魏 莪术各三钱 三棱二钱 麝香五分 鸡肫皮七个（阴干） 鳝鱼血一杯 大黄四两 荸荠（连皮，阴干）二十四个

【主治】 鸡眼。

【制法、用法】 上用麻油一斤，先熬群药，去滓；入阿魏熬枯，再下鳝血，滴水成珠，入炒黄丹四两，徐徐投搅成膏，冷定，下麝末。摊贴患处。

2. 紫玉簪膏

【方源】 《疡医大全》卷二十七

【组成】 五倍子一两 紫玉簪叶二十片 乳香 没药各三钱 河豚眼睛三十个 血竭 儿茶各二钱 真脂麻油半两 东丹四两

【主治】 鸡眼。

【制法、用法】 先将药同油熬枯，再入乳、没、茶、竭，化尽滤清，复入锅内熬滚，徐徐下丹，老嫩得宜。摊贴患处。

3. 白鱼膏

【方源】 《北京市中药成方选集》

【组成】 鲫鱼八两 巴豆三钱

【主治】 诸毒恶疮，痈疽对口，肿毒坚硬不溃，脚生鸡眼。

【制法、用法】 用香油六十四两将药炸枯，过滤去滓，炼至滴水成珠后温再入官粉六十四两搅匀，收膏，每张油重三分。贴患处。

4. 金莲稳步膏

【方源】 《便览》卷四

【组成】 地骨皮　红花

【主治】 鸡眼。

【制法、用法】 上为细末。于鸡眼痛处敷之，或成疮亦敷之，次日结痂好。

5. 紫色疽疮膏

【方源】 《赵炳南临床经验集》

【组成】 轻粉　红粉　琥珀粉　乳香粉　血竭各三钱　冰片三分　蜂蜡一两　香油四两　煅珍珠粉三钱

【主治】 淋巴结核，下腿溃疡，慢性溃疡，扁平疣，手足皲脓等。

【制法、用法】 锅内盛油，在火上数开后离火，将前五种粉入油内溶匀，再入蜂蜡，使其完全溶化，将冷却时兑入冰片、珍珠面，搅匀成膏。贴敷患处。

六、手足皲裂（顽湿癣、皲裂疮）

中医称手足皲裂性湿疹，为"顽湿癣""皲裂疮"。禀赋不足是本病的发病基础，饮食失节伤及脾胃，运化失司，致使湿热内蕴，兼有腠理不密，复受风湿热邪浸淫，内外邪气相搏，浸淫肌肤，或情志所伤致气郁化火、心火炽盛，血热郁于肌肤。患病日久，湿热久羁，耗伤阴血，血虚生风化燥，致肌肤失养，故而肥厚皲裂，瘙痒疼痛，缠绵难愈。湿乃本病之本，又因风湿热互结郁于肌肤，或化燥伤阴而致。

1. 回神膏

【方源】 《普济方》卷三〇〇

【组成】 生姜汁　红糟　猪脂　盐

【主治】 手足皲裂，如蒸梨状，虽春、夏亦如此。

【制法、用法】 研烂炒熟，搽入皲裂内。一时虽疼，少顷便皮软皲合。二三次搽即安。

2. 健脾除湿汤

【方源】 《中医症状鉴别诊断学》

【组成】 茯苓皮　白术　黄芩　山栀　泽泻　茵陈　枳壳　生地　竹叶　灯心　甘草

【主治】 脾虚湿盛而致掌跖发疮；脾虚湿恋而致皮肤皲裂。

3. 润肤丸

【方源】 《赵炳南临床经验集》

【组成】 桃仁 红花 熟地 独活 防风 防己各一两 粉丹皮 川芎 全归各一两五钱 羌活 生地 白鲜皮各二两

【主治】 牛皮癣（白疕风），鱼鳞癣（蛇皮癣），皮肤淀粉样变（松皮癣），毛发红糠疹，脂溢性湿疹。皲裂性湿疹（鹅掌风）。

【制法、用法】 共为细末，水泛为丸，如绿豆大。每服一至二钱，温开水送下一日二次。

4. 猪脑酒

【方源】 《杂病源流犀烛》卷二十六

【组成】 猪脑子（研烂）

【主治】 冬日冒受烈风寒冰，手足皲裂，血出作痛。

【制法、用法】 上入热酒中，或洗或涂。以免脑生涂之更妙。

七、瘙痒症（风瘙痒症）

中医称"风瘙痒症"，是指无原发性皮肤损害，而以瘙痒为主要症状的皮肤感觉异常性皮肤病。中医文献中又称之为风痒、血风疮、痒风、谷道痒、阴痒等。本病以自觉皮肤阵发性瘙痒，搔抓后常出现抓痕、血痂、色素沉着和苔藓样变等继发性皮损为临床特征。临床上可分为局限性和泛发性两种。局限性者，以阴部、肛门周围瘙痒最多；泛发性者，则多泛发全身。本病多见于老年及青壮年，好发于冬季，少数也可夏季发病。相当于西医的皮肤瘙痒症。

【辨证分型】

风热血热：青年患者多见，病属新起，症见皮肤瘙痒剧烈，遇热更甚，皮肤抓破后有血痂；伴心烦，口干，小便黄，大便干结；舌淡红，苔薄黄，脉浮数。

湿热蕴结：瘙痒不止，抓破后脂水淋漓；伴口干口苦，胸胁闷胀，小便黄赤，大便秘结；舌红，苔黄腻，脉滑数。

血虚肝旺：以老年人为多见，病程较长，皮肤干燥，抓破后血痕累累；伴头晕眼花，失眠多梦；舌红，苔薄，脉细数或弦数。

1. 补骨脂酊

【方源】 《赵炳南临床经验集》

【组成】 补骨脂六两 75%酒精十二两

【主治】 ①《赵炳南临床经验集》：白癜风，扁平疣。②《中西医结合皮肤病学》：斑秃，神经性皮炎，瘙痒症。

【制法、用法】 将补骨脂碾碎，置酒精内，浸泡七昼夜，过滤去滓，用棉球酶药涂于患处，并摩擦五至十五分钟。

2. 斩痒丹

【方源】 《赵炳南临床经验集》

【组成】 人参八两　白蒺藜二两　苦参（以酒浆、姜汁各浸泡一日，晾干）一斤　白僵蚕一两五钱　石南枝　没药　乳香（去油）　红花各二两　玳瑁四两　甘草五钱

【主治】 皮肤瘙痒症，慢性湿疹。

【制法、用法】 上为细末，炼蜜为丸，如绿豆大。每次三十至六十粒，每日一或二次，黄酒或温开水送下。孕妇慎服。

3. 犀角防风散

【方源】 《圣济总录》卷十一

【组成】 犀角（镑）　防风（去叉）　藁本（去苗土）　蒺藜子（炒）　枳壳（去瓤，麸炒）各一两　羌活（去芦头）　丹参　甘草（炙）各半两

【主治】 风瘙痒，或生疕瘟，赤肿疼痛。

【制法、用法】 上为散。每服二钱匕，温酒或荆芥茶调下，不拘时候。

4. 蒺藜丸

【方源】 《圣惠》卷二十四

【组成】 白蒺藜（微炒，去刺）　秦艽（去苗）各一两　羌活　苦参（锉）黄芩各半两　赤茯苓一两　细辛半两　枳壳（麸炒微黄，去瓤）三分　乌蛇（酒浸，去皮骨，炙微黄）三两

【主治】 风瘙痒。

【制法、用法】 上为末，炼蜜为丸，如梧桐子大。每服三十丸，以温蜜汤送下，不拘时候。

5. 八仙散

【方源】 《外科精义》卷下引《卫生方》

【组成】 细辛　荆芥　白芷　川芎　黄芩　防风　甘草　地骨皮各等分

【主治】 游风肿痒，疥癣疮；或因洗头，游风瘙痒生疮。

【制法、用法】 上为粗末。每用药二两，水二碗，煎十沸，去滓，热淋塌患处。

6. 玄参升麻汤

【方源】 《医统》卷五十五

【组成】 玄参　升麻　白芷各一钱　蝉蜕　防风　甘草　黄芪各七分

【主治】 皮风瘙痒不能忍。

【制法、用法】 葱一寸为引，水煎服。

7. 防风汤

【方源】 《圣济总录》卷十一

【组成】 防风（去叉）　益母草　苦参各三两　蒺藜子（炒）五两　荆芥穗二两　蔓荆实　枳壳（去瓢，麸炒）各二两

【主治】 风瘙痒如虫行，或痛痹不仁。

【制法、用法】 上为粗末。每用三两，水一斗，煎至八升，趁热淋洗患处。

8. 苦参散

【方源】 《圣惠》卷二十四

【组成】 苦参（锉）　苍耳苗　蔓荆子　牡荆子　晚蚕沙　白蒺藜（微炒，去刺）各一两　晚蚕蛾半两　玄参　胡麻子　蛇床子　天麻各一两　乳香半两

【主治】 遍身风瘙痒不可止。

【制法、用法】 上为细散。每服二钱，以紫笋茶调下，不拘时候。

9. 枳壳汤

【方源】 《圣济总录》卷十一

【组成】 枳壳（去颗，麸炒）三两

【主治】 风瘙痒。

【制法、用法】 上为粗末。每服三钱匕，水一盏，煎至七分，去滓温服。

10. 枳壳浸酒

【方源】 《圣惠》卷二十四。

【组成】 枳壳（麸炒微黄，去瓢）五两　秦艽（去苗）　独活　肉苁蓉各四两　丹参　萆薢各五两　松叶（切）一升

【主治】 风瘙痒，皮中如虫行之状。

【制法、用法】 上细锉，用生绢袋贮，以清酒二斗五升，浸五至七宿。每服暖酒一小盏，不拘时候。

11. 荆芥散

【方源】 《圣济总录》卷十一

【组成】 荆芥穗　麻黄（去根节，汤煮，掠去沫，焙）　羌活（去芦头）　独活（去芦头）各等分

【主治】 风瘙痒，搔之成疮。

【制法、用法】 上为细散。每服二钱匕，食后、临卧腊茶或温酒调下。

12. 莽草膏

【方源】 《圣惠》卷二十四

【组成】 莽草一两　当归　川芎　大戟各二两　川椒一两　附子（去皮脐）　细辛　赤芍药　芫花　踯躅花　萆薢各二两

【主治】 风瘙痒，皮肤生疮痛，体肿疼痛。

【制法、用法】 上细锉，以醋三分浸一宿，用猪脂三升都煎，令附子色黄为度，绵滤去滓。每取摩病处，一日二三次。

第六章　红斑鳞屑性皮肤病

一、银屑病（白疕、牛皮癣）

中医称"白疕"，本病以皮肤上出现红色丘疹或斑块，上覆以多层银白色鳞屑为临床特征。男性多于女性，北方多于南方，春冬季易发或加重，夏秋季多缓解。

【辨证分型】

风热血燥：皮损鲜红，皮损不断出现，红斑增多，刮去鳞屑可见发亮薄膜，点状出血，有同形反应；伴心烦，口渴，大便干，尿黄；舌红，苔黄或腻，脉弦滑或数。

血虚风燥：皮损色淡，部分消退，鳞屑较多；伴口干，便干；舌淡红，苔薄白，脉细缓。

瘀滞肌肤：皮损肥厚浸润，颜色暗红，经久不退；舌紫暗或有瘀斑、瘀点，脉涩或细缓。

1. 银粉散

【方源】　《普济方》卷二八一

【组成】　轻粉　黄丹　白胶香　沥青各等分

【主治】　一切顽癣及牛皮癣。

【制法、用法】　上为细末，麻油调。拭净或抓破，竹篦挑搽。

2. 清凉膏

【方源】　《赵炳南临床经验集》

【组成】　当归一两　紫草二钱　大黄面一钱五分　香油一斤　黄蜡四两至六两

【主治】　烫烧伤、冻伤，多型红斑（血风疮）、牛皮癣（白疕）等炎症性干燥脱屑皮损。

【制法、用法】　以香油浸泡当归、紫草三日后。用微火熬至焦黄，离火，将油滤净去滓、再入黄蜡，加火熔匀，待冷后加大黄面（每斤油膏加大黄一钱五分）、搅匀成膏。外敷患处。

3. 黑红软膏

【方源】　《赵炳南临床经验集》

【组成】　黑豆油　京红粉　利马锥各二钱　羊毛脂一两四钱　凡士林八两

【主治】　淀粉样变（松皮癣）、牛皮癣（白疕）、神经性皮炎（顽癣）等慢性肥厚性皮肤病。

【制法、用法】 外用薄敷。

4. 普连软膏

【方源】 《赵炳南临床经验集》

【组成】 黄柏面 黄芩面各一两 凡士林八两

【主治】 脓疱疮（黄水疮），急性亚急性湿疹（风湿病），烫烧伤，单纯疱疹（火燎疱）、牛皮癣、红皮症。

【制法、用法】 直接涂于皮损上，或用软膏摊在纱布上，敷于患处，或加入其他药粉作为软膏基质。

5. 蜂矾散

【方源】 《良方集腋》卷下

【组成】 露蜂房（大者，连子）一个

【主治】 癣疮，痔漏。

【制法、用法】 将明矾研细末，填满蜂房之内，仰置瓦上，炭火炙（存性），研细收贮听用。治牛皮癣，以酸醋调敷；痔漏拔管，以油调敷。

6. 蝎斑膏

【方源】 方出《医学纲目》卷二十，名见《东医宝鉴·杂病篇》卷八

【组成】 全蝎七枚 斑蝥十枚 巴豆肉二十枚 香油一两

【主治】 牛皮癣。

【制法、用法】 上同熬，候色焦去滓，人黄蜡一钱候溶收膏。朝擦暮愈，勿损皮肉。

7. 土槐饮

【方源】 《赵炳南临床经验集》

【组成】 土茯苓 生槐花各一两 生甘草三钱

【主治】 亚急性湿疹，慢性湿疹，植物日光性皮炎，脂溢性皮炎，牛皮癣。

【制法、用法】 煎煮服用；或泡水代饮。

8. 五仙散

【方源】 方出《赤水玄珠》卷二十九，名见《仙拈集》卷四

【组成】 红粉霜五分 明矾一钱 密陀僧三钱 川槿皮 杏仁（去皮油）各一钱

【主治】 牛皮癣及久年顽癣。

【制法、用法】 上为末。津唾调搽，一日三次。

9. 牛皮癣药酒

【方源】 《青囊秘传》

【组成】 木鳖子六个　土槿皮二两　槟榔七个　防风二钱　麝香三分　冰片三分　土螺蛳（即蜗牛）七个

【主治】 牛皮癣。

【制法、用法】 烧酒三斤浸。搽。

10. 立止散

【方源】 《普济方》卷二八一

【组成】 冬瓜皮（烧灰）

【主治】 牛皮癣。

【制法、用法】 用小油调，搽疮上。立止。

11. 加减除湿胃苓汤

【方源】 《赵炳南临床经验集》

【组成】 苍术　厚朴各二钱　陈皮三钱　滑石块　炒白术　猪苓　炒黄柏各四钱　炒枳壳　泽泻各三钱　赤苓四钱　炙甘草三钱

【主治】 带状疱疹（湿盛型缠腰火丹），湿疹（湿疡），牛皮癣（湿寒性白疕）。

12. 百部膏

【方源】 《外科十法》

【组成】 百部　白鲜皮　蓖麻子（去壳）　鹤虱　黄柏　当归　生地各一两　黄蜡二两　明雄黄末五钱　麻油八两

【主治】 湿热凝聚，虫行皮中，顽厚坚硬之顽癣，俗称牛皮癣。

【制法、用法】 先将百部等七味，入油熬枯，滤去滓，复将油熬至滴水成珠，再用黄蜡，试水中不散为度，端起锅来，将雄黄末和入，候稍冷，便入瓷盆中收贮，退火听用。以膏搽之。

13. 柏叶洗方

【方源】 《赵炳南临床经验集》

【组成】 侧柏叶　苏叶各四两　蒺藜秧八两

【主治】 牛皮癣（白疕风），鱼鳞癣（蛇皮癣）及其他皮肤干燥脱屑类皮肤病。

【制法、用法】 共为粗末。装纱布袋内，用水五至六斤，煮沸30分钟，去滓漫洗。

14. 香疥药

【方源】 《赤水玄珠》卷二十九

【组成】 轻粉　水银　樟脑各三钱　大风子四十九枚　川椒四十九粒　杏仁二十一粒　柏油烛一对

【主治】 风济癣疮，黄水疮，牛皮癣。

【制法、用法】 上为细末。疥，用绢包于疮上熨之；黄水疮，干掺。神效。

15. 除湿丸

【方源】 《赵炳南临床经验集》

【组成】 威灵仙 猪苓 栀仁 黄芩 黄连 连翘 归尾 泽泻各一两 紫草 茜草根 赤苓皮各一两五钱 白鲜皮二两 粉丹皮一两 干生地二两

【主治】 急性湿疹、牛皮癣、婴儿湿疹、单纯糠疹、多形红斑等。

【制法、用法】 上为细末，水泛为丸，如绿豆大。每次一至二钱，一日二次，温开水送下。

16. 烟胶散

【方源】 《良朋汇集》卷五

【组成】 烟胶 小槟榔各等分

【主治】 燕窝疮生于项上；牛皮癣，四湾疮痛，痒久不愈。

【制法、用法】 上为细末。用柏油调搽。

17. 润肤丸

【方源】 《赵炳南临床经验集》

【组成】 桃仁 红花 熟地 独活 防风 防己各一两 粉丹皮 川芎 全归各一两五钱 羌活 生地 白鲜皮各二两

【主治】 牛皮癣（白疕风），鱼鳞癣（蛇皮癣），皮肤淀粉样变（松皮癣），毛发红糠疹，脂溢性湿疹，皲裂性湿疹（鹅掌风）。

【制法、用法】 共为细末，水泛为丸，如绿豆大。每服一至二钱，温开水送下一日二次。

二、玫瑰糠疹（风热疮）

中医称"风热疮"，是一种斑疹色红如玫瑰，脱屑如糠秕的急性自限性皮肤病，中医文献中又称之血疕疮、风癣、母子疮等。本病以淡红色或黄褐色圆形或椭圆形斑，其长轴与皮纹一致，上覆以糠秕状鳞屑，先有母斑后有子斑为临床特征，好发于春秋季节，多见于青壮年。有自限性，一般4～6周可自行消退，但也有少数患者病程长达2～3个月，甚至更长时间。

【辨证分型】

风热蕴肤证：发病急骤，皮损呈圆形或椭圆形淡红斑片，中心有细微皱纹，表面有少量糠秕状鳞屑；伴心烦口渴，大便干，尿微黄；舌红，苔白或薄黄，脉浮数。

风热血燥证：斑片鲜红或紫红，鳞屑较多，瘙痒剧烈，伴有抓痕、血痂；舌红，苔少，脉弦数。

1. 惺惺散

【方源】 《小儿痘疹方论》

【组成】 桔梗（炒） 真细辛 人参 甘草 白茯苓 真川芎 白术各一两

【主治】 小儿风热疮疹，时气头痛壮热，目涩多睡，咳嗽喘促。

【制法、用法】 上为粉散。每服三钱，水一大盏，薄荷五叶，生姜三片。同前至六分，去滓。徐徐温服，不拘时候。

2. 三圣地肤汤

【方源】 《洞天奥旨》卷十一

【组成】 地肤子一两 防风二钱 黄芩三钱

【主治】 风热疮生四肢、胸胁，初起形如疙瘩，痒而难忍，搔之成疮，甚则鲜血淋漓，似疥非疥。

【制法、用法】 煎汤一大碗，加猪胆二个取汁，和药同煎。以鹅翎蘸药汁扫之。即痒止疮愈。

3. 五和汤

【方源】 《活幼心书》卷下

【组成】 当归（酒洗） 赤茯苓（去皮）各半两 甘草（炙） 大黄 枳壳（水浸润去壳、锉片，麦麸炒微黄）各七钱半

【主治】 小儿丹毒，风热疮，唇肿。

【制法、用法】 上㕮咀。每服二钱，水一盏，煎七分，不拘时候温服。

4. 地黄煎

【方源】 《圣济总录》卷一一六

【组成】 生地黄汁一合 苦参（锉）一两 酥三合 盐花（后入）二钱 生姜汁一合

【主治】 鼻生疮，痒痛不止。诸风热疮。

【制法、用法】 先以地黄、生姜汁浸苦参一宿，以酥和于铜石器中，煎九上九下，候汁入酥尽，去滓，倾入盒中。每以少许，滴于疮上。

5. 软青膏

【方源】 《卫生宝鉴》卷十九

【组成】 沥青 黄蜡 芝麻油各十两 巴豆十四个

【主治】 一切风热疮及小儿头疮。

【制法、用法】 上先将沥青、麻油、黄蜡熬成汁，次入巴豆，不住手搅，候巴豆焦黑，去巴豆不用，次入腻粉二钱，再搅极匀，放冷。敷疮上。

6. 和肝补脾汤

【方源】 《保婴撮要》卷十二

【组成】 人参　陈皮　川芎各五分　白术　茯苓　芍药各七分　柴胡　甘草（炙）各三分　山栀（炒）四分

【主治】 小儿风热疮疹，脾土不及，肝木太过。

【制法、用法】 上作二剂。水煎服。

7. 荆芥丸

【方源】 《普济方》卷二八〇

【组成】 荆芥穗不拘多少

【主治】 疥疮，及风热疮。

【制法、用法】 上为细末，蒸烂。入萝卜于木石器内，烂捣为丸，如梧桐子大。每服三四十丸。食后茶汤、熟水任下。

8. 荆芥首乌散

【方源】 《杏苑》卷七

【组成】 胡麻一两二钱　荆芥　苦参各八钱　何首乌　甘草　威灵仙各六钱

【主治】 风热疮疥痒疼。

【制法、用法】 上共为细末。每服二钱，食后薄荷汤或温酒调下。

9. 消毒犀角饮子

【方源】 《医统》卷八十一

【组成】 犀角（磨水）　防风　荆芥各一钱半　牛蒡子二钱　甘草五分

【主治】 斑或隐疹，瘙痒作痛，及风热疮毒。

【制法、用法】 水一盏半，煎七分，入犀角水，徐徐服。

三、多形红斑（猫眼疮）

中医称"猫眼疮"，又称雁疮、寒疮，是一种急性自限性炎症性皮肤病。因其疮形如猫之眼，光彩闪烁无脓血面得名。本病以红斑为主，兼有丘疹、水疱等多形性皮损，常伴黏膜损害，自觉瘙痒或轻度烧灼感为临床特征。多发于青壮年妇女，尤以青年女性为多，常见于冬春季节。

【辨证分型】

湿热蕴结：发病急，皮损鲜红，中心水疱明显；伴发热，咽痛，口干，关节痛，便干，尿黄；舌红，苔白或微黄，脉弦滑或微数。

寒湿阻络：皮疹暗红，遇寒加重；伴下肢沉重，关节痛，小便清长；舌淡，苔白，脉沉细或缓。

1. 清肌渗湿汤

【方源】 《金鉴》卷七十四

【组成】 苍术（米沿水浸炒）　厚朴（姜汁炒）　陈皮　甘草（生）　柴胡

木通　泽泻　白芷　升麻　白术（土炒）　栀子（生）　黄连各一钱

【主治】　猫眼疮，又名寒疮，由脾经久蕴湿热。复被外寒，凝结而成。初起形如猫眼，光彩闪烁，无脓无血，痛痒不常，久则近胫。

【制法、用法】　水二钟，加生姜三片，灯心二十根，煎至八分，温服。外敷真君妙贴散。

2. 刘氏毒镖膏

【方源】　《膏药方集》引刘金安方

【组成】　乳香　没药　轻粉　血竭　甘草　芙蓉草　汗三七　五倍子各六钱　彰丹六两　朱砂二钱　台寸（麝香）一钱　红花三钱　小燕三个　咸鸭蛋七个　香油一斤

【主治】　骨节骨膜漏疮，结核，对口，搭背，腰痛，硬伤，伤口，疔毒，恶疮，阴疮，鼠疮，臁疮，乳疮，筋膜瘰疬，寒疮，痔疮，痔漏，骨痨。

【制法、用法】　先将香油熬开，将小燕、咸鸭蛋、芙蓉草放油内后，取汁去滓；再将五倍子、红花、汗三七放油内炸黄色取出，共为细末，合煎药内，文火熬之，见各药变成黄色，再下彰丹，见黑色时用水一盆，滴水成珠为度，再将台寸放入，用铁铲搅三四合，将药全部倾水盆内，出去火毒，火毒出净后，膏药成灰白色，取出即可用之。用时将膏药用凉水泡化，再用手扰开，看症用多少贴疮上。

3. 清肌渗湿汤

【方源】　《疮疡经验全书》卷一

【组成】　苍术　白术　升麻　甘草　泽泻　山栀　黄连　车前子　厚朴　茯苓当归　川芎　青皮　木通　苦参　小柴胡

【主治】　面上及遍身生疮似猫眼，有光彩，无脓血，冬则近胫，名曰寒疮。

【制法、用法】　水煎服。

第七章　结缔组织病

一、红斑狼疮（红蝴蝶疮）

中医称"红蝴蝶疮"，是一种可累及全身多脏器的自身免疫性疾病。

【辨证分型】

热毒炽盛：相当于系统性红蝴蝶疮急性活动期，面部蝶形红斑，色鲜艳，皮肤紫斑；伴高热，烦躁口渴，神昏谵语，抽搐，关节肌肉疼痛，大便干结，小便短赤；舌红绛，苔黄腻，脉洪数或细数。

阴虚火旺：斑疹暗红，伴有不规则发热或持续性低热，手足心热，心烦无力，自汗盗汗，面浮红，关节痛，足跟痛，月经量少或闭经，舌红，苔薄，脉细数。

脾肾阳虚：面色无华，眼睑、下肢浮肿，胸胁胀满，腰膝酸软，面热肢冷，口干不渴，尿少或尿闭；舌淡胖，苔少，脉沉细。

脾虚肝旺：皮肤紫斑，胸胁胀满，腹胀纳呆，头昏头痛，耳鸣失眠，月经不调或闭经，舌紫暗或有瘀斑，脉细弦。

气滞血瘀：多见于盘状局限型及亚急性皮肤型红蝴蝶疮，红斑暗滞，角栓形成及皮肤萎缩，伴倦怠乏力，舌黯红，苔白或光面舌，脉沉细。

1. 润肌皮肤膏

【方源】　《北京市中药成方选集》

【组成】　大风子仁　大麻子仁　潮脑　核桃仁　京红粉各十六两

【主治】　酒渣鼻，蝴蝶脸，面部粉刺，白癜风，土麻，汗瘢，脚气，骑马癣，风癣，钱癣。

【制法、用法】　将大风子仁、大麻子仁、核桃仁研成细泥，红粉另研；用蜡七两，香油十三两五钱，松香一两。先用松香熬油，蜡熔化后，开起化净，下入大风子仁、潮脑等；其后京红粉冷后再下，混合搅匀，装瓶，重一两。用细布包药，每瓶分三、四次，擦患处，每日二三次，将药液擦入毛孔内，至皮肤觉痛时即药力发挥作用。擦药三至五日，如肉皮不疼，去布使药擦，如肉皮疼，即停止用药，过一星期再用。

二、皮肌炎

皮肌炎是一组与遗传、环境因素和免疫失调相关，以皮肤损害、四肢近端肌无力为主的骨骼肌非化脓性炎症性疾病。皮肌炎在中医学上无相应病名，根据其肌无力的表现可归属于"痹证""痿证""肌痹"等范畴，若伴皮肤特征的临床表现则可归属于"阴阳毒""皮痹"等范畴。

【辨证分型】

风热炽盛证主证：多见于皮肌炎初发时，症见四肢躯干风团样皮疹，颜面、颈项、胸前部紫红色水肿，痒甚，四肢肌肉酸重无力，舌质红，苔薄黄，脉滑数。证候分析：热毒直射，或外感风热之邪，化为热毒，热毒炽盛，充斥血脉，侵蚀肌肤故见四肢躯干风团样皮疹。风为阳性其性主动，风热毒邪上攻，故颜面、颈项、胸前部紫红色水肿，痒甚；热壅肌肤故四肢肌肉酸重无力；舌质红，苔黄，脉滑数为风热毒炽盛之征象。

热入营血主证：多见于皮肌炎急性发病期，颜面红斑赤肿，或者皮肤痒，伴壮热，烦躁不宁，口渴，四肢痿软无力，咽痛，饮食呛咳，尿黄或赤，大便干，舌质红绛，苔黄燥，脉象洪数。证候分析：脏腑内热，外感邪毒，热毒炽盛，侵扰肌肤故颜面红斑赤肿，皮肤瘙痒；热毒炽盛，深入气营故壮热，烦躁不宁，口渴；热毒炽盛，伤及筋肉故四肢痿软无力；热毒上攻，肺胃受损故咽痛，饮食呛咳；热伤阴液故尿黄或赤，大便干；舌质红绛，苔黄燥，脉象洪数为营血有热毒伤阴之象。

脾虚湿热证主证：肢体软弱无力，肌肤酸胀肿痛，长期发热，面色萎黄，或暗红发斑，食欲不振，胸脘痞满，舌体胖大，舌苔黄腻，脉象滑数。证候分析：湿热蕴结，熏蒸于外，侵蚀肌肤筋脉故肢体软弱无力；湿热痹阻于肌肤故酸胀肿痛；湿热蕴蒸故长期发热，面色萎黄；湿热瘀阻故皮肤暗红发斑；脾虚湿盛，湿阻中焦故出现食欲不振，胸脘痞满；舌体胖大，舌苔黄腻，脉象滑数为脾虚湿盛，湿郁化热，湿热蕴蒸之象。

肝肾阴虚证主证：多见于多发性肌炎病情相对稳定期，斑色浮红而时轻时重，肌肉隐隐作痛，日见瘦弱，甚则不用，关节微痛，头昏目眩，腰膝酸软，午后身热，肌肤干涩，舌红少苔，脉细数。证候分析：湿热蕴结或外感风热邪气或热毒之邪，伤阴耗气，余毒未尽故斑色浮红而时轻时重；日久肝肾阴虚，筋脉失养，故日见瘦弱，甚则不用；余邪痹阻故关节肌肉隐隐作痛；肝肾阴虚，髓海不充故头昏目眩；腰为肾之府，肝肾阴虚，腰府失其濡养故腰膝酸软；肝肾阴虚，阴虚火旺故午后身热；肌肤失润故干涩无华；舌红少苔，脉细数为阴虚之征象。

1. 消毒散

【方源】 《外科百效》卷一

【组成】 黑五 当归 银花 贝母 连翘 白芷 乳香 没药 大黄 甘草 防风 山甲 僵蚕 肉桂

【主治】 背发恶疮，不问阴阳毒。

【制法、用法】 上为细末。每服八钱，入酒少许，不通再服。

2. 黄芪益气汤

【方源】 《金鉴》卷三十九

【组成】 补中益气汤加红花　黄柏

【主治】 气虚皮痹，皮麻不知痒与疼。

3. 蔓荆实丸

【方源】 《圣济总录》卷十九

【组成】 蔓荆实（去浮皮）三分　防风（去叉）　羌活（去芦头）　桔梗（炒）白附子（炮）　枳壳（去瓤，麸炒）　蒺藜子（炒去角）各半两　皂荚（不蛀者，新水浸一宿，揉熟，绢滤去滓，入面少许，同煎成膏）半斤

【主治】 皮痹不仁。

【制法、用法】 上为末，入膏中和捣，丸如梧桐子大。每服二十丸，食后熟水下。

4. 天麻散

【方源】 《圣济总录》卷十九

【组成】 天麻　附子（炮裂，去皮脐）　麻黄（去根节）　白花蛇肉（酥拌，炒）　防风（去叉）　细辛（去苗叶）　川芎　菖蒲　荆芥穗　黄芪（锉）　桑根白皮（锉）　蒺藜子（炒，去角）　杏仁（汤浸，去皮尖双仁，炒，研）各三分　牛黄（研）　麝香（研）各一分

【主治】 皮痹。肌肉不仁，心胸气促，项背硬强。

【制法、用法】 上为散，与研者三味拌匀，再罗。每服一钱匕，薄荷酒调下，不拘时候。

5. 防风汤

【方源】 《医方大成》卷五引《济生》

【组成】 防风（去芦）二两　川独活（去芦，洗）　川当归（去芦，洗）　赤茯苓（去皮）　秦艽（去芦，洗）　赤芍药　黄芩各一两　桂心（不见火）　杏仁（去皮尖）　甘草（炙）各半两

【主治】 血痹，肌痹，皮痹。

【制法、用法】 上咬咀。每服四钱，水一盏半，加生姜五片，煎至七片，去滓温服，不拘时候。

6. 羌活汤

【方源】 《圣济总录》卷十九

【组成】 羌活（去芦头）　蒺藜子（炒，去角）　沙参　丹参　麻黄（去根节）白术　羚羊角（镑）　细辛（去苗叶）　萆薢　五加皮　五味子　生干地黄（焙）赤茯苓（去黑皮）　杏仁（汤浸，去皮尖双仁，炒）　菖蒲（去毛）　枳壳（去瓤，

麸炒） 郁李仁（汤浸，去皮尖，炒） 附子（炮裂，去皮脐） 桂（去粗皮）各三分 木通 槟榔各半两

【主治】 皮痹。皮中如虫行，腹胁胀满，大肠不利，语声不出。

【制法、用法】 上锉，如麻豆大。每服四钱匕，水一盏半，加生姜五片，煎至七分，不拘时候，去滓温服。

三、硬皮病（皮痹、皮痹疽、皮痿、血痹）

硬皮病属于中医学皮痹、皮痹疽、皮痿、血痹等范畴。近代诸多医家认为硬皮病发生多与寒、痰、瘀密切相关，部分医家认为"肺主气，合皮，荣毛"，肺气亏损导致卫表不固、皮毛失养；气虚则推动之力不足，血行不畅，血脉痹阻导致本病发生。

【辨证分型】

初期（风寒湿阻证）：治以祛风除湿散寒，活血通络软坚，方用阳和汤合独活寄生汤加减。

硬化期（气滞血瘀证）：治以益气养血，活血通络，软坚散结，方用桃红四物汤加减。

萎缩期（阳虚血瘀证）：治以温补脾肾，活血化瘀，软坚散结，方用附子理中丸合右归丸加减。

1. 防风汤

【方源】 《医方大成》卷五引《济生》

【组成】 防风（去芦）二两 川独活（去芦，洗） 川当归（去芦，洗） 赤茯苓（去皮） 秦艽（去芦，洗） 赤芍药 黄芩各一两 桂心（不见火）杏仁（去皮尖） 甘草（炙）各半两

【主治】 血痹，肌痹，皮痹。

【制法、用法】 上㕮咀。每服四钱，水一盏半，加生姜五片，煎至七片，去滓温服，不拘时候。

2. 血痹汤

【方源】 《成方切用》卷五

【组成】 人参黄芪 肉桂 当归 川芎 代赭石 羌活

【主治】 血痹多惊，筋脉挛急。

3. 当归汤

【方源】 《准绳·类方》卷四

【组成】 当归二钱（酒洗） 赤芍药（煨）一钱半 独活 防风 赤茯苓 黄芩 秦艽各一钱 杏仁（去皮尖）八分 甘草六分 桂心三分

【主治】 血痹、风痹等痹证。

【制法、用法】 水二钟，加生姜三片，煎八分，不拘时候温服。

4. 正阳丹

【方源】 《疡医大全》卷二十八

【组成】 苦参（酒浆姜汁各浸一夜，晒干）一斤 人参（酒浆浸，晒）八两 白蒺藜 犀角 石楠枝 乳香（去油） 没药（去油） 红花各二两 白僵蚕（炒）一两五钱 甘草五钱

【主治】 血风，鹅掌，血痹，半肢软瘫，痒风、冷风、蛤蟆风。

【制法、用法】 上为末，蜜为丸，如梧桐子大。每服四十丸，茶、酒任下，一日三次。

5. 大易方

【方源】 《千金》卷八

【组成】 萆薢 薯蓣 牛膝 泽泻各二两 白术 地肤子各半两 干漆 蛴螬 天雄 狗脊 车前子各十铢 茵芋六铢 山茱萸三十铢 干地黄二两半

【主治】 风痹游走无定处，名曰血痹。

【制法、用法】 上为末，炼蜜为丸，如梧桐子大。每服十丸，以酒送下，一日三次，稍稍加之。

6. 天麻散

【方源】 《圣济总录》卷十九

【组成】 天麻 附子（炮裂，去皮脐） 麻黄（去根节） 白花蛇肉（酥拌，炒） 防风（去叉） 细辛（去苗叶） 川芎 菖蒲 荆芥穗 黄芪（锉） 桑根白皮（锉） 蒺藜子（炒，去角） 杏仁（汤浸，去皮尖双仁，炒，研）各三分 牛黄（研） 麝香（研）各一分

【主治】 皮痹。肌肉不仁，心胸气促，项背硬强。

【制法、用法】 上为散，与研者三味拌匀，再罗。每服一钱匕，薄荷酒调下，不拘时候。

7. 干地黄丸

【方源】 《圣济总录》卷十九

【组成】 生干地黄（焙）二两半 独活（去芦头） 五味子 桂（去粗皮） 秦艽（去苗土） 附子（炮裂，去皮脐） 石斛（去根）各一两半 远志（去心）一两 肉苁蓉（酒浸，切，焙） 萆薢（炒） 菟丝子（酒浸，别捣） 蛇床子（炒） 牛膝（酒浸，切，焙） 狗脊（去毛） 桃仁（去皮尖双仁，炒）各一两半 诃黎勒皮 槟榔（锉）各三两半

【主治】 血痹。

【制法、用法】 上为末，炼蜜为丸，如梧桐子大。每服二十丸，空心、食前温酒送下。

8. 二八济阳丹

【方源】 《解围元薮》卷三

【组成】 玄参（酒浆浸、晒三次）半斤 苦参（姜汁、酒浆各浸一夜，晒，炒，末半斤）一斤 犀角 当归 蒺藜 熟地 白芷（姜汁炒） 独枝 防风 全蝎（去足，土炒） 牛蒡子 乳香 没药 石楠藤 红花各二两 甘草五钱 僵蚕（炒，去丝足嘴）一两五钱

【主治】 软瘫，疬麻，血风，痒风，干风，冷麻半肢，血痹，鹅掌风，血枯气败。

【制法、用法】 上为末，炼蜜为丸，如梧桐子大。每服四十丸，陈酒送下，一日三次。

9. 黄芪益气汤

【方源】 《金鉴》卷三十九

【组成】 补中益气汤加红花 黄柏

【主治】 气虚皮痹，皮麻不知痒与疼。

10. 活血汤

【方源】 《症因脉治》卷二

【组成】 当归 赤芍药 丹皮 红花

【主治】 血虚劳伤之血痹症。

【制法、用法】 煎汤服。

第八章 血管炎皮肤病

一、结节性红斑（瓜藤缠）

中医称"瓜藤缠"，是一种发生于下肢的红斑结节性、皮肤血管炎性皮肤病，因数枚结节，犹如藤系瓜果绕腿胫生而得名。本病以散在性皮下结节、鲜红至紫红色，大小不等，疼痛或压痛，好发于小腿伸侧为临床特征。多见于青年女性，以春秋季发病者为多。

【辨证分型】

湿热瘀阻：发病急骤，皮下结节，略高出皮面，灼热红肿；伴头痛，咽痛，关节痛，发热，口渴，大便干，小便黄；舌微红，苔白或腻，脉滑微数。

寒湿入络：皮损暗红，反复缠绵不愈；伴有关节痛，遇寒加重，肢冷，口不渴，大便不干；舌淡，苔白或白腻，脉沉缓或迟。

1. 紫草茸油

【方源】 《赵炳南临床经验集》

【组成】 紫草茸一斤　脂麻油五斤

【主治】 下肢红斑结节类疾患（瓜藤缠），耳下腺炎及颌下淋巴腺炎早期，皮肤紫红斑块。

【制法、用法】 将药置铜锅内，油浸一昼夜，文火熬至焦枯，离火过滤，去滓，取油贮瓷器内备用。敷患处。

2. 紫色消肿粉

【方源】 《赵炳南临床经验集》

【组成】 紫草五钱　赤芍一两　当归二两　贯众二钱　升麻一两　白芷二两　荆芥穗　紫荆皮　草红花　儿茶　红曲　羌活　防风各五钱

【主治】 慢性丹毒肿胀（无名肿毒），红斑性、结节性疾患（瓜藤缠）。

【制法、用法】 单独或与其他药粉混合应用，常用蜂蜜调或荷叶煎水调和外用。疖、痈、疽初起毒热盛者勿用。

3. 龙马丹

【方源】 《洞天奥旨》卷十一

【组成】 马齿苋二钱　黄柏五钱　陈年石灰二钱　轻粉一钱　地龙粪三钱　伏龙肝二钱　黄丹　赤石脂各三钱

【主治】 ①《洞天奥旨》：湿毒疮。多生于两足，非在足胫，即在足踝，非在足背，即在足跟。②《外科真诠》：瓜藤缠。疮疡绕胫而发。

【制法、用法】 上药各为细末。蜜调敷之。

4. 凉血五根汤

【方源】 《赵炳南临床经验集》

【组成】 白茅根一至二两　瓜蒌根五钱至一两　茜草根三至五钱　紫草根三至五钱　板蓝根三至五钱

【主治】 血热发斑，热毒阻络所引起的多形性红斑（血风疮）、丹毒初起，紫癜、结节性红斑（瓜藤缠）及一切红斑类皮肤病的初期偏于下肢者。

【制法、用法】 一日一剂，水煎服。

二、 白塞病（狐惑病）

在传统医籍中无相似病名，据其临床症状当属"狐惑病""口疮""阴疮"等范畴。《金匮要略·百合狐惑阴阳毒病脉证治第三》记载道："狐惑之为病，状如伤寒，默默欲眠，目不得闭，卧起不安。蚀于喉为惑，蚀于阴为狐。不欲饮食，恶闻食臭，其面目乍赤、乍黑、乍白，蚀于上部则声喝（或嗄），甘草泻心汤主之。"其病因主要与先天禀赋不足、饮食不节、情志内伤、劳倦过度、外感湿邪等因素有关，病机方面一般认为主要与湿蕴化热有关。本病的传统治疗以清热利湿为主，本文则从湿火论治，在泻火除湿的基础上，兼顾疏风、解毒、滋阴、化瘀等治法，并根据临床经验将本病分为三种证型。

【辨证分型】

风毒湿火证：多见口、舌、咽溃疡，或有双目红赤疼痛、眵多、流泪，或见皮肤红斑结节，或伴发热胸痛、喘息咳血，或有腹痛、腹泻和便血，或伴关节疼痛等表现，治当疏风解毒、散火祛湿，以甘草泻心汤为基础方加减。

肝郁湿火证：多见眼炎、外阴溃疡、皮肤结节红斑，烦躁易怒，两胁痛，女性多有白带异常，男性可见阴囊红肿等表现，治疗上当清肝降火、祛湿解郁，方选龙胆泻肝汤合加味逍遥散加减。

阴虚湿火证：多见口舌生疮、口咽干燥、双目干涩、舌红少苔、潮热盗汗、五心烦热、小便短赤等表现，治以知柏地黄汤合沙参麦冬汤加减。

1. 黄连犀角汤

【方源】 《外台》卷二引《深师方》

【组成】 黄连（去毛）一两　乌梅（擘）十四枚　犀角三两　青木香半两

【主治】 伤寒及诸病之后，虫蚀脱肛及狐惑病。

【制法、用法】 上切。以水五升，煮取一升半，分二次服。

2. 羚羊角汤

【方源】 《圣济总录》卷二十九

【组成】 羚羊角（镑）　大腹（并皮子用，锉）　柴胡（去苗）　朴消各半两　葳蕤三分　石膏（碎）　桑根白皮（锉）各一两

【主治】 伤寒不发汗十日以上。成狐惑病，腹胀面赤、恶闻食臭。

【制法、用法】 上为粗末。每服五钱匕，以水一盏半，煎至八分，去滓温服，不拘时候。

3. 甘草泻心汤

【方源】 《伤寒论》

【组成】 甘草（炙）四两　黄芩　干姜各三两　半夏（洗）半升　大枣（擘）十二枚　黄连一两

【主治】 伤寒痞证，胃气虚弱，腹中雷鸣，下利，水谷不化，心下痞硬而满，干呕心烦不得安；狐惑病。常用于急慢性胃肠炎症、白塞氏综合症等。

【制法、用法】 以水一斗，煮取六升，去滓，再煎取三升。温服一升，一日三次。

4. 苦参汤

【方源】 《金匮》卷上

【组成】 苦参

【主治】 ①《金匮》：狐惑病，蚀于下部，咽干。②《金匮要略方义》：阴肿、阴痒、疥癞。

5. 狐惑汤

【方源】 《千金》卷十

【组成】 黄连　薰草各四两

【主治】 狐惑病，其气如伤寒，嘿嘿欲眠，目不得闭，起卧不安，并恶食饮，不欲食，闻食臭其面目翕赤、翕白、翕黑，毒食于上者则声喝（一作嘎）也，毒食下部者则干咽也。

【制法、用法】 上㕮咀。白酢浆一斗渍之一宿，煮取二升，分为三服。

6. 梅花丹

【方源】 《青囊秘传》

【组成】 麝香　冰片各三分　乳香（炙去油）七钱　蜈蚣五条　寒水石三钱

【主治】 一切痈肿，对口疮。

【制法、用法】 上为末，用烧酒浸烂，打腻如浆为丸，如黄豆大、用轻粉一钱，腰黄一两。炙没药七钱，血竭三钱，杜蟾酥三钱，金箔十张为衣。每服一分半，多至三分，研末，又能敷对口疮。

7. 黄丹膏

【方源】 《普济方》卷二九九

【组成】 黄丹四两 蜜一两

【主治】 口疮。

【制法、用法】 上药熬成膏。涂口内。

8. 黄白散

【方源】 《回春》卷五

【组成】 黄柏 孩儿茶 枯白矾各等分

【主治】 口疮及口中疳疮。

【制法、用法】 上为细末。凡患人先用陈仓小米熬汤，候冷漱口洁净，次将药末掺患处。不拘三至五年诸治不愈者，此药敷三至五次即愈。

9. 黄芩汤

【方源】 《外台》卷二十二引《古今录验》

【组成】 黄芩 黄连 甘草（炙） 黄柏各一两

【主治】 口疮，喉咽中塞痛，食不得入。

【制法、用法】 上切。以水三升，煎取一升，含之，冷吐取愈。

10. 黄柏煎

【方源】 《圣济总录》卷一一七

【组成】 黄柏（末）一两 乱发（洗去腻）三两 硫黄（研）一分 黄连（末）一两 麻油半斤

【主治】 口疮。

【制法、用法】 先将油煎发消，然后下黄柏等末。重煎待凝成煎。每含如杏仁大，吐津，不得咽。

11. 铜绿散

【方源】 《圣济总录》卷一一七

【组成】 铜绿（研）一钱 铅丹（炒，研）半两 白芷（焙）一分

【主治】 口疮，久患不愈。

【制法、用法】 上为末。取少许掺舌上。

12. 榄核散

【方源】 《洞天奥旨》卷十二

【组成】 橄榄核 儿茶各一钱 冰片五厘 白薇 生甘草 百部各三分

【主治】 口疮。

【制法、用法】 上各为细末。日日搽之，每日搽五次。数日即愈。

13. 腊茶煎

【方源】 《鸡峰》卷二十二

【组成】 腊茶 五倍子各等分 腻粉少许

【主治】 阴疮痒痛，出水久不愈。

14. 默治汤

【方源】 《疡医大全》卷二十四

【组成】 当归一两 白茯苓 白芍各五钱 栀子三钱 柴胡一钱 楝树根五分

【主治】 阴疮。

【制法、用法】 水煎服。

15. 螺蛸散

【方源】 《仙拈集》卷三

【组成】 海螵蛸（炒）

【主治】 阴疮。

【制法、用法】 上为末。香油调擦。数次即愈。

16. 玉粉散

【方源】 《医方类聚》卷一九二引《施圆端效方》

【组成】 寒水石（烧） 密陀僧 滑石各半两 腻粉 麝香各少许

【主治】 下阴疮疼不止。

【制法、用法】 上为细末。油调或干贴。

三、 急性发热性嗜中性皮病

急性发热性嗜中性皮病。又称为斯威特（Sweet）综合征，一种容易反复发作的血管炎性皮肤病，属中医"丹"的范畴。其发病多是由于风热毒邪侵袭肺卫，壅阻经络，蕴阻肌腠关节而成，治宜清热解毒，通络止痛。本病出现高热是患者最焦虑的症状，也是疾病的主要矛盾，需要首先解决，药物不但要清热解毒，还要散邪，这样才能及时退烧。

1. 牛黄散

【方源】 《医方大成》引《局方》（见《医方类聚》卷二四九）

【组成】 郁金 甘草（炙） 桔梗（去芦） 天花粉 葛粉各等分

【主治】 五种丹毒。

【制法、用法】 上为末。每服一钱，薄荷汤入蜜调下。

2. 白玉散

【方源】 《痘疹金镜录》卷一

【组成】 寒水石（煅存性，水飞） 朴消各一两 青黛 甘草各三钱 姜黄

当归各一两　柏末三钱

【主治】　赤游丹毒。

【制法、用法】　上为末。芭蕉根汁加蜜调，以鹅翎扫上，干则再敷。

3. 金花散

【方源】　《鬼遗·附录》

【组成】　郁金　黄芩　甘草　山栀　大黄　黄连　糯米各一两

【主治】　一切丹毒。

【制法、用法】　上药生为末，用蜜和冷水调敷患处。

4. 玉露膏

【方源】　《中医外科学讲义》

【组成】　芙蓉叶

【主治】　①《中医外科学讲义》；一切阳毒之症。②《朱仁康临床经验集》：一切疮、疔、肿毒、痈未破时，丹毒，带状疱疹。

【制法、用法】　上为极细末，用凡士林调匀（用凡士林8/10，玉露散2/10）。敷患处。

5. 归连汤

【方源】　《诚书》卷十五

【组成】　升麻　黄连　大黄　川芎　羚羊角　红花　归尾　甘草各二两　黄芩金银花各三两

【主治】　丹毒初发，血热毒盛。

【制法、用法】　水煎服。余者可纳芒消再煎，涂肿处。

6. 生萝摩汁涂敷方

【方源】　《圣济总录》卷一三八

【组成】　生萝摩

【主治】　丹毒，遍身赤肿。

【制法、用法】　上捣，绞取汁。涂丹上，一日三至五次。

7. 加减四物汤

【方源】　《永类钤方》卷二十一

【组成】　生干地黄　赤芍　川芎　当归　防风各等分　黄芩减半

【主治】　丹毒。

【制法、用法】　上㕮咀。水煎服。

8. 加味凉血利湿汤

【方源】　方出《赵炳南临床经验集》，名见《千家妙方》卷下

【组成】　金银花一两　公英八钱　地丁一两　赤芍三钱　生地五钱　大青叶一

两　黄柏　牛膝各三钱　生石膏一两

【主治】　湿热下注所致的足背丹毒。

9. 地黄汤

【方源】　《医学纲目》卷三十七引《婴孩妙诀》

【组成】　生地　赤芍药　当归　川芎各等分

【主治】　小儿荣中热及肺痈，鼻衄生疮，一切丹毒。

【制法、用法】　上㕮咀。水煎，去滓服。

10. 夺命雄朱丹

【方源】　《普济方》卷二七五引《德生堂方》

【组成】　雄黄三钱　胆矾　枯白矾　铜绿　轻粉　朱砂　血竭各三钱半　蟾酥一钱　黄丹二钱

【主治】　诸肿疔疮，痈疽发背，丹毒无名恶疮，色黑而痒，心惊呕逆，命在须臾。

【制法、用法】　上为细末，于五月五日午时修合，以水糊为丸，如鸡头子大。每服一丸，先用葱白三寸煎汤，患者自嚼烂吐出手心，却用药一丸，子葱裹定，好酒送下，病在上食后服，病在下食前服。切不要嚼药，恐伤牙口。不一时如拽重车行二三里，汗出即愈，或利一行。

11. 百解散

【方源】　《外科大成》卷四

【组成】　升麻　葛根　赤芍　黄芩　连翘　麻黄　薄荷　半夏　荆芥　金银花甘草

【主治】　小儿一切丹毒。

【制法、用法】　水煎，母子同服。

第九章　皮肤附属器疾病

一、寻常痤疮（粉刺）

中医称"粉刺"，是一种毛囊、皮脂腺的慢性炎症性皮肤病，因典型皮损能挤出白色半透明状粉汁，故称之粉刺。本病以皮肤散在性粉刺、丘疹、脓疱、结节及囊肿伴皮脂溢出为临床特征，好发于颜面、胸、背部，多见于青春期男女。

【辨证分型】

① 肺经风热：丘疹色红，或有痒痛；舌红，苔薄黄，脉浮数。

② 湿热蕴结：皮损红肿疼痛，或有脓疱，伴口臭，便秘，尿黄，舌红，苔黄腻，脉滑数。

③ 痰湿凝结：皮损结成囊肿，或伴有纳呆，便溏，舌淡胖，苔薄，脉滑。

1. 黄芩清肺饮

【方源】　《外科正宗》卷四

【组成】　川芎　当归　赤芍　防风　生地　干葛　天花粉　连翘　红花各一钱　黄芩二钱　薄荷五分

【主治】　肺风、粉刺，鼻齇初起红色，久则肉发疱肿者。

【制法、用法】　水二钟，煎八分，食后服，用酒一杯过口。

2. 清肺散

【方源】　《回春》卷五

【异名】　清肺饮（《寿世保元》卷六）

【组成】　连翘　川芎　白芷　黄连　苦参　荆芥　桑白皮　黄芩　山栀　贝母　甘草各等分

【主治】　肺火，面生粉刺。

【制法、用法】　上锉一剂。水煎，临卧服。

3. 硫黄散

【方源】　《得效》卷十

【组成】　生硫黄　轻粉各一钱　杏仁（去皮）二至七个

【主治】　酒渣鼻及妇人鼻上生黑粉刺。

【制法、用法】　上为末。生饼药调，临卧时涂，早则洗去。

4. 硫黄膏

【方源】 《得效》卷十

【组成】 生硫黄 香白芷 瓜蒌根 腻粉各半钱 芫青（去翅足）七个 全蝎一个 蝉蜕（洗去泥）五个（一方加雄黄 蛇床子各少许）

【主治】 面部生疮，或鼻脸赤风刺、粉刺，百药不效者。

【制法、用法】 上为末，麻油、黄蜡约度如合面油多少，熬熔，取下离火，入诸药在内。临卧时洗面令净，以少许如面油用之，近眼处勿涂。

5. 颠倒散

【方源】 《金鉴》卷六十五

【组成】 大黄 硫黄各等分

【主治】 酒渣，肺风粉刺。

【制法、用法】 上为细末。以凉水调敷。

6. 二白散

【方源】 《赵炳南临床经验集》

【组成】 白石脂 白蔹 苦杏仁各一两

【主治】 痤疮（肺风粉刺），酒渣鼻。

【制法、用法】 用鸡蛋清调药，外涂。慎勿入目。

7. 长春散

【方源】 《普济方》卷五十一

【组成】 甘松 藁本 藿香 白附子 细辛 广陵香 小陵苓 茅香 白檀 三奈子 川芎 白芷各二两 白丁香 白及 白蔹各三两 栝楼根 楮实各四两 滑石半斤 韶脑半斤（两） 牵牛四两 皂角二（三）斤半 绿豆一升

【主治】 主风（黑干）粉刺。

【制法、用法】 上为细末，加白面一斤，和匀一处，后入韶脑再和匀用。

8. 灭瘢丹

【方源】 《疡医大全》卷十二

【组成】 轻粉 白附子 黄芩（微火略炒） 白芷 防风各等分

【主治】 肺风粉刺，瘢。

【制法、用法】 上为细末，炼蜜为丸。于每日洗面之时多擦数次，临睡之时又重洗面擦之。

9. 玉容散

【方源】 《外科大成》卷三

【组成】 白芷 白术 白及 白茯苓 白扁豆 白细辛 白僵蚕 白莲蕊 白牵牛 白蔹 白鸽粪 甘松 团粉 白丁香 白附子 鹰条各等分 防风 荆芥穗

羌活　独活各减半

【主治】　鼃黑斑、雀斑、粉刺。

【制法、用法】　上为末，罐收。洗面，一日三次。

10. 玉盘散

【方源】　《疡医大全》卷十二

【组成】　白牵牛　甘松　香附　天花粉各一两　藁本　白蔹　白芷　白附子　宫粉　白及　大黄各五钱　肥皂（捶烂）一斤

【主治】　男妇面上雀斑，粉刺。

【制法、用法】　同药和匀。每日擦面。

11. 白矾散

【方源】　方出《千金》卷六，名见《医部全录》卷一三一

【组成】　白矾　石硫黄　白附子各六铢

【主治】　①《千金》：面䵟黑。②《回春》：面上粉刺。

【制法、用法】　上为末。以酢一盏，渍之三日，夜净洗面敷之。

12. 汗斑粉

【方源】　《全国中药成药处方集》（沈阳方）

【组成】　密陀僧五钱　雄黄　硫黄　蛇床子各一两　轻粉二钱

【主治】　《全国中药成药处方集》：汗斑面痣，紫白癜风，黑白斑痕，雀斑粉刺。

【制法、用法】　上为极细末，玻璃瓶收贮。醋调搽或用黄瓜蒂蘸搽。搽敷面部时，勿入口、眼。禁止内服。

13. 防风散

【方源】　《普济方》卷五十一

【组成】　防风　轻粉　荆芥各二分　密陀僧　乳香各一钱

【主治】　面上风刺、粉刺。

【制法、用法】　上为细末。每夜遇晚，用药一钱涂面上，以乳汁调敷之，次日空心，再用盐、荆芥汤洗之。

14. 红膏

【方源】　《圣惠》卷四十

【组成】　朱砂一两　麝香半两　牛黄半分　雄黄三分

【主治】　面上粉刺。

【制法、用法】　上为细末，令匀，以面脂和为膏。匀敷面上。经宿粉刺自落。避风。

15. 杏仁膏

【方源】　方出《证类本草》卷二十三引《食疗本草》，名见《普济方》卷五十一

【组成】 杏仁（取仁去皮） 鸡子白

【主治】 ①《食疗本草》：面皱。②《普济方》：面黑皱皱，黡黑、皯䵟、皱疱、粉刺、疵痣，黄黑不白光净。

【制法、用法】 上药捣，和鸡子白，夜卧涂面，明旦以暖清酒洗之。

16. 改容丸

【方源】 《医学心悟》卷六

【组成】 大贝母（去心） 白附子 防风 白芷 菊花叶 滑石各五钱

【主治】 风热上攻，致生粉刺、雀斑。

【制法、用法】 上为细末，用大肥皂十荚，蒸熟去筋膜，捣和药为丸。早、晚洗面。

17. 枇杷叶丸

【方源】 《外科正宗》卷四

【组成】 枇杷叶（去毛刺）八两 黄芩（酒炒）四两 甘草一两 天花粉四两

【主治】 肺风粉刺、鼻渣，初起红色，久则肉等发肿者。

【制法、用法】 上为末，新安酒跌丸，如梧桐子大。每服一钱五分，食后并临睡白滚汤、茶汤俱可送下。

18. 轻硫散

【方源】 《仙拈集》卷二

【组成】 硫黄一钱 轻粉三分 杏仁（去皮尖）十四粒

【主治】 酒渣鼻，及妇人面上粉刺。

【制法、用法】 上为末，杏仁研膏，临卧涂鼻，早洗去。

二、 脂溢性皮炎（白屑风、面游风、头风白屑、钮扣风）

脂溢性皮炎是临床上常见的一种面部皮肤慢性丘疹鳞屑性、浅表炎症性皮肤病，中医学认为本病属"白屑风""面游风""头风白屑""钮扣风"等范畴，因皮肤油腻而出现红斑、覆有鳞屑而得名。《外科正宗》曰："白屑风多生于头、面、耳、项、发中，初起微痒，久则渐生白屑，叠叠飞起，脱而又生。此皆起于热体当风，风热所化。"

本病主要是由湿热内蕴，感受风邪所致，其内治以祛风清热、养血润燥、健脾除湿、清热止痒为主。外治法通过局部外用药，使药力直达病所使治疗更具有针对性。中药的外用能使药物透达腠理，起到疏通经络，清热活血，燥湿祛脂等局部治疗作用。

1. 长发膏

【方源】 《外台》卷三十二引《集验方》

【组成】 蔓荆子　附子（炮）　细辛　石南草　续断　皂荚　泽兰　防风　杏仁（去皮）　白芷　零陵香　藿香　马鬐膏　熊脂　猪脂各二两　松叶（切）半升　莽草

【主治】 头风痒，白屑风头。

【制法、用法】 上㕮咀，以苦酒渍一宿，明旦以脂膏等煎，微微火，三上三下，以白芷色黄膏成。用以涂头中。甚妙。

2. 长发膏

【方源】 《外台》卷三十二引《延年方》

【组成】 蔓荆子　附子（去皮）　泽兰　防风　杏仁（去皮）　零陵香　藿香　川芎　天雄　辛夷各二两　沉香一两　松脂　白芷各二两　马鬐膏　松叶（切）　熊脂各一两　生麻油四升

【主治】 头风白屑风痒。

【制法、用法】 上药以苦酒渍一宿，以脂等煎，缓火三上三下，白芷色黄膏成，去滓滤收贮，涂发及肌中摩之，一日两三度。

3. 玉肌散

【方源】 《外科正宗》卷四

【组成】 绿豆半升　滑石　白芷　白附子各二钱

【主治】 ①《外科正宗》：一切风湿雀斑，酒刺、白屑风，皮肤作痒者。②《中医皮肤病学简编》：脂溢性皮炎。

【制法、用法】 上为细末。每用三匙，早、晚洗面时汤调洗患上。

4. 鸡子沐汤

【方源】 《外台》卷三十二引《集验方》

【组成】 新生乌鸡子三枚

【主治】 头风，搔之白屑起。

【制法、用法】 上以五升沸汤扬之，使温温，破鸡子纳中，搅令匀，分为三次沐。

5. 松叶膏

【方源】 《外台》卷三十二引《延年秘录》

【异名】 松脂膏（原书同卷引《崔氏方》）

【组成】 松叶（切）一升　天雄（去皮）　松脂　杏仁（去皮）　白芷各四两　莽草　甘松香　零陵香　甘菊花各一两　秦艽　独活　辛夷仁　香附子　藿香各二两　乌头（去皮）　蜀椒（汗）　川芎　沉香　青木香　牛膝各三两　踯躅花（并锉）一两半

【主治】 头风鼻塞，头旋发落，白屑风痒。

【制法、用法】 上药以苦酒三升浸一宿，生麻油一斗，微火煎三上三下，苦酒乞尽，膏成，滤去滓，盛贮。以涂发根，日三度摩之。

6. 祛风换肌丸

【方源】 《外科正宗》卷四

【组成】 威灵仙 石菖蒲 何首乌 苦参 牛膝 苍术 大胡麻 天花粉各等分 甘草 川芎 当归减半

【主治】 白屑风，及紫白癜风，顽癣，湿热疮疥，一切诸疮，瘙痒无度，日久不绝，愈而又发。

【制法、用法】 上为末，新安酒泛丸，如绿豆大。每服二钱，白汤送下。

7. 润肌膏

【方源】 《金鉴》卷六十三

【组成】 香油四两 奶酥油二两 当归五钱 紫草一钱

【主治】 白屑风。因肌热当风，风邪侵入毛孔，郁久血燥，肌肤失养，头面作痒，抓起白屑皮脱去又起，其燥痒倍增，肌肤燥裂者。

【制法、用法】 将当归、紫草入二油内，浸二日，文火煤焦去滓，加黄蜡五钱，溶化尽，用布滤。倾碗内，不时用柳枝搅冷成膏。每用少许，日擦二次。

8. 菊花散

【方源】 《千金》卷十三

【组成】 菊花一两 细辛 附子 桂心 干姜 巴戟 人参 石南 天雄 茯苓 秦艽 防己各二两 防风 山茱萸 白术 薯蓣各三两 蜀椒五合

【主治】 头面游风。

【制法、用法】 上药治下筛。每服方寸匕，酒下，一日三次。

9. 黄连消毒饮

【方源】 《外科真诠》卷上

【组成】 黄连 黄柏 苏木 桔梗 生地 知母 归尾 防风 泽泻 甘草

【主治】 面游风。

10. 养血润肤饮

【方源】 《外科证治全书》卷一

【组成】 当归三钱 熟地 生地 黄芪各四钱 天冬（去心） 麦冬（去心）各二钱 升麻 片苓各一钱 桃仁泥 红花各六分 天花粉一钱五分

【主治】 ①《外科证治全书》：面游风。初起面目浮肿，燥痒起皮，如白屑风状，次渐痒极，延及耳项，有时痛如针刺。湿热盛者浸黄水，风燥盛者干裂，或浸血水，日夜难堪。②《朱仁康临床经验集》：皮肤瘙痒症、牛皮癣静止期（血虚风燥型）、红皮症。

【制法、用法】 水煎，温服。

11. 蔓荆子膏

【方源】 《外台》卷三十二引《广济方》

【组成】 蔓荆子一升　生附子三十枚　羊踯躅花　葶苈子各四两　零陵香二两　莲子草一握

【主治】 头风白屑痒，发落，头重旋闷。

【制法、用法】 上切，以绵裹，用油二升渍七日。每梳头常用之。若发稀及秃处，即以铁精一两，以此膏油于瓷器中研之，摩秃处。其发即生也。

12. 结杀膏

【方源】 《中国医学大辞典》

【组成】 结杀（香木，产西方诸国，花极馨香，熬之成膏）　胡桃仁　香油

【主治】 头风白屑。

【制法、用法】 和涂。

13. 樟硫散

【方源】 《外科证治全书》卷三

【组成】 硫黄一钱　樟脑　川椒红　生白矾各二钱

【主治】 钮扣风。生于颈下天突穴之间，由汗出之后，风邪袭于皮腠，起如粟米，搔痒无度，抓破津水，误用水洗，浸淫成片。

【制法、用法】 上为末。用白萝卜一个掏空，将药填满，以萝卜盖之，纸包三四层，灰火内煨半时许，俟冷取出。同熟猪油调稠，搽患处。

三、酒渣鼻

【辨证分型】

① 肺胃热盛证：《素问·刺热篇》言："脾热病者，鼻先赤。"《景岳全书》记载："肺经素多风热，色伪红黑而生皶疖"。《医宗金鉴》云："肺风粉刺肺经热"。肺经阳气素盛，易于化热，加之脾胃湿热熏蒸，湿热之邪上行至头面，肺在体合皮，开窍于鼻，故见鼻尖部或两翼皮肤潮红，脉络充盈，常伴饮食不节史，便秘、口干、口渴等症状，舌质红，苔薄黄，脉弦而滑。治疗当清肺热，去胃热。《外科启玄》云："宜清肺消风活血药治之"，选用腊脂膏及二黄散外涂，内服雄猪胆汁。

② 热毒蕴肤证：患者平素好饮食肥甘厚腻，体内湿热较盛，复感风寒毒邪，则易出现湿与寒热胶着，催生脓疱、丘疹，潮红更盛，伴有明显的灼热感、便秘、口干等症状，舌红，苔黄腻。治疗多采取清热凉血解毒之法。

③ 气滞血瘀证：患者病程日久迁延不愈，久病入络而多瘀，或因风寒邪气入里，寒凝血瘀，鼻部蕴毒不化，病如瘤状，玄府粗糙，肤色由红转紫，甚则发黑，舌质

略红，脉沉缓。治当活血化瘀散结。

1. 清血散

【方源】 《杏苑》卷六

【组成】 当归　川芎　白芍药　黄芩（中枯者）　熟地各一钱（俱酒浸）　茯苓　陈皮各八分　生甘草　红花（酒浸）各五分　生姜三片

【主治】 酒渣鼻。

【制法、用法】 上咬咀。水煎，调五灵脂末少许。食前热服。

2. 清血四物汤

【方源】 《回春》卷五

【组成】 当归（酒洗）　川芎　白芍（酒炒）　生地（酒洗）　黄芩（酒炒）　红花（酒洗）　茯苓（去皮）　陈皮各等分　甘草（生）减半

【主治】 鼻赤。热血入肺，成酒渣鼻。

【制法、用法】 上锉一剂。加生姜一片，水煎，调五灵脂末同服。如气弱，加酒浸黄芪。

3. 硫黄散

【方源】 《得效》卷十

【异名】 硫粉散（《医学入门》卷七）、酒渣鼻擦剂（《朱仁康临床经验集》）

【组成】 生硫黄一钱　轻粉一钱　杏仁（去皮）二至七个

【主治】 酒渣鼻及妇人鼻上生黑粉刺。

【制法、用法】 上为末。生饼药调，临卧时涂，早则洗去。

4. 蛤粉膏

【方源】 《中华皮肤科杂志》

【组成】 蛤粉五钱　轻粉二钱半　青黛一钱半　川黄柏二钱半　石膏（煅）五钱

【主治】 酒渣鼻。

【制法、用法】 上为极细末，用芝麻油50～120毫升混合调匀，贮存备用。临用时，先以温热水洗脸，将药膏加入适量冷水调稀，涂患处，每日早晚各一次。

5. 蓖麻子膏

【方源】 《杨氏家藏方》卷二

【异名】 草麻子膏（《奇效良方》卷五十九）

【组成】 沥青（别研）　黄蜡　轻粉　硫黄（别研）　蓖麻子（去皮，研）各二钱　麻油一两

【主治】 肺风，面易生疮，并酒渣鼻。

【制法、用法】 上为细末，将油、蜡同文武火熬令蜡熔，入前件药末，搅成膏

子，取出用瓷盒子盛之。每用少许于患处擦之。

6．二白散

【方源】　《赵炳南临床经验集》

【组成】　白石脂　白蔹　苦杏仁各一两

【主治】　痤疮（肺风粉刺）、酒渣鼻。

【制法、用法】　用鸡蛋清调药，外涂。慎勿入目。

7．二黄散

【方源】　《外科启玄》卷十二

【组成】　大黄　朴消　硫黄　轻粉　乌头尖各等分

【主治】　酒渣鼻。

【制法、用法】　上为末。用萝卜汁调搽上，三次即愈。内服雄猪胆汁一个，每日早。以好酒调汁。热服之，不过半月痊愈。

8．五凤散

【方源】　《普济方》卷五十七引《海上方》

【组成】　小乌沉汤　小消风散各五贴

【主治】　酒渣鼻。

【制法、用法】　上和匀，以汤点服。

9．白矾散

【方源】　《奇效良方》卷五十九

【组成】　白矾（生用）　硫黄（生用）　乳香各等分

【主治】　肺风酒渣鼻。

【制法、用法】　上为细末。每用手微抓动患处，以药擦之。

四、斑秃（油风）

中医称"油风"，为一种头部毛发突然发生斑块状脱落的慢性皮肤病。本病以脱发区皮肤正常，无自觉症状为临床特征，可发生于任何年龄，但多见于青年，男女均可发病。

【辨证分型】

① 血热风燥：突然脱发成片，偶有头皮瘙痒，或伴头部烘热；心烦易怒，急躁不安；苔薄，脉弦。

② 气滞血瘀：病程较长，头发脱落前先有头痛或胸胁疼痛等症；伴夜多恶梦，烦热难眠；舌有瘀斑，脉沉细。

③ 气血两虚：多在病后或产后，头发呈斑块状脱落，并呈渐进性加重，范围由小而大，毛发稀疏枯槁，触摸易脱；伴唇白，心悸，气短懒言，倦怠乏力；舌淡，

脉细弱。

④ 肝肾不足：病程日久，平素头发焦黄或花白，发病时呈大片均匀脱落，甚或全身毛发脱落；伴头昏，耳鸣，目眩，腰膝酸软；舌淡，苔剥，脉细。

1. 养真丸

【方源】 《嵩崖尊生》卷六

【异名】 养真丹（《外科真诠》卷上）

【组成】 当归 川芎 白芍 天麻 羌活 熟地 木瓜 菟丝

【主治】 ①《嵩崖尊生》：头发脱落成片。②《外科真诠》：油风毒。

【制法、用法】 炼蜜为丸。盐汤送下。外以艾、菊花、薄荷、防风、藁本、藿香、甘松、蔓荆、荆芥煎汤洗之。

2. 海艾汤

【方源】 《外科正宗》卷四

【组成】 海艾 菊花 薄荷 防风 藁本 藿香 甘松 蔓荆子 荆芥穗各二钱

【主治】 ①《外科正宗》：油风。血虚，肌肤失养，风热乘虚攻注，毛发脱落成片，皮肤光亮，痒如虫行。②《中医皮肤病学简编》：斑秃。

【制法、用法】 上用水五六碗，同药煎数滚，连滓共入敞口钵内，先将热气熏面，候汤温，蘸洗之，留药照前再洗。

第十章 色素障碍性疾病

一、白癜风（白癜、白驳、白驳风）

白癜风是一种原发性的、局限性或泛发性的皮肤色素脱失症，中医称之为"白癜""白驳""白驳风"等。本病常见，病程慢性，原因不明，易诊而难治。现代中医一般认为白癜风的病因病机为气血失和，脉络瘀阻；或情志所伤，肝气郁结，复受风邪；或肝肾不足，外邪侵入。傅魁选教授认为白癜风是风邪柏搏于肌肤，气血失和所致，但该病的病机关键不在于风，而在于局部的气血瘀阻，经络不通。正如《素问风论篇》所云"风气藏于皮肤之间，内不得通，外不得泄"，久而血瘀，皮肤失养变白而成此病。治疗上以补血、养血、通络为主，祛风为辅，认为气血得调补，经络得通畅，风邪必能除。

1. 大蛇皮涂方

【方源】 《圣济总录》卷十八

【组成】 蛇蜕皮（大者，烧作灰用）一条 石硫黄（研） 槲皮（烧作灰）各二钱

【主治】 面项身体白驳风。

【制法、用法】 上为极细末，以清熟漆调和，勿令稠硬，薄涂白驳处。欲涂药时，先以巴豆一粒中截，用平处摩，令皮微起，然后敷药。

2. 白蔹散

【方源】 《圣济总录》卷十八

【组成】 白蔹（炮） 当归（切，焙） 附子（炮裂，去皮脐）各半两 黄芩（去黑心） 干姜（炮） 天雄（炮裂，去皮脐）各一两 羊踯躅（蒸熟，炒干）半两

【主治】 风，头项及面上白驳，渐长如癣，但白红色。

【制法、用法】 上为散。每服半钱至一钱匕，酒调下，一日三次。

3. 苍耳膏

【方源】 《外科大成》卷四

【组成】 苍耳（鲜者，连根带叶）五十至七十斤

【主治】 ①《外科大成》：诸风，风湿，四肢拘挛，一切疮疥。②《金鉴》：白驳风。

【制法、用法】 洗净，切碎，入大锅内，煮烂取汁，绢滤过，再熬成膏，瓷罐盛之。用时以桑木匙挑一匙于口内噙之，然后用黄酒送下，服后于有风处，出小疮如豆粒，此风毒出也。刺破，出汁尽自愈。

4. 矾石涂方

【方源】 《圣济总录》卷十八

【组成】 矾石　石硫黄各一分

【主治】 白驳风。

【制法、用法】 上为末，用好醋调和如膏，涂之。

5. 浮萍丸

【方源】 《金鉴》卷七十三

【组成】 紫背浮萍（取大者，洗净，晒干）

【主治】 ①《金鉴》：白驳风。②《赵炳南临床经验集》：圆形脱发（油风脱发），皮肤瘙痒病（瘾疹），白癜风，荨麻疹（瘔瘤）

【制法、用法】 上为细末，炼蜜为丸，如弹子大。每服一丸，豆淋酒送下。

6. 菖蒲酝酒

【方源】 《圣济总录》卷十八

【组成】 菖蒲（九节者，去须节，米泔浸，切）　天门冬（去心）各一斤　天雄（炮裂，去皮脐）三两　麻子仁（生用）一升　茵芋（去粗茎）一两　干漆（炒烟出）　生干地黄（切，焙）　远志（去心）各三两　露蜂房（微炒）一两　苦参一斤　黄芪（炙，锉）八两　独活（去芦头）　石斛（去根）各五两　柏子仁（生用）二升　蛇蜕皮三尺（微炒）　天蓼木（锉）二两

【主治】 白驳，举体斑白，经年不愈。

【制法、用法】 上为粗末，以水二石五斗煮菖蒲等，取汁一石，以酿一石二斗秫米，蒸酝如常法，用六月六日细曲于七月七日酿酒，酒成去糟，取清收于净器中，蜜覆。每温服四合至五合，日二次夜一次。更煮菖蒲并药滓，取汤淋洗所患处

7. 蓼花膏

【方源】 《赵炳南临床经验集》

【组成】 鲜白蓼花纯花（洗净）十斤

【主治】 白癜风（白驳风），女阴白斑。

【制法、用法】 上用净水八十斤，煎煮三小时后，过滤取汁，再煎煮浓缩至五十两成膏，加入等量蜂蜜贮存备用。每次服二钱，日服二次。

8. 鳗鲡鱼涂方

【方源】 《圣济总录》卷十八

【组成】 鳗鲡鱼（肥者）一头

【主治】 头项及面上白驳，浸淫渐长如癣状，但不成疮。

【制法、用法】 上药炙令脂出，先洗白驳，用物揩拭之令小痛，然后用熟鱼脂涂。

二、黄褐斑（面尘、妊娠斑、肝斑）

黄褐斑的特征是面部色素沉着，常分布在脸颊上，是临床常见的皮肤病，常见的中医名称还有"面尘""妊娠斑""肝斑"等。中医认为其发病机制为脏腑气血功能失调，主要与肝脾肾三脏密切相关，病机可概括为：肝郁气滞，肾气亏损，脾虚湿胜，继而血行瘀滞，气血不能上荣于面，因此有斑必有瘀，黄褐斑的病机本质在血瘀，所以在临床辨证分型时不可忽视血瘀因素。

1. 丹砂丸

【方源】 《伤寒微旨论》卷下

【组成】 丹砂（水飞过） 马牙消各半两 砂石一两 麦门冬（去心） 犀角各三钱 金箔方寸许三十片 牛黄一钱

【主治】 病人劳复三四日以后，两手脉沉数大有力，或发热烦躁，咽干而渴，或面尘齿垢，或目中及遍身皆发黄者。

【制法、用法】 上为末，用湿纸裹烂粳米饭，于塘火内烧，纸干为度，和前药末为丸，如弹子大。每服一丸，砂糖水化下；如黄甚者，煎茅根汤放冷，入砂糖一块如枣大，同化下；如黄未退，来日再服之。

2. 软金丸

【方源】 《宣明论》卷四

【组成】 大黄 牵牛 皂角各三两 朴消半两

【主治】 ①《宣明论》：一切热疾。②《儒门事亲》：诸气愤郁，肠胃干涸，皮肤皴揭，胁痛，寒疝，喘咳，腹中鸣，注泄鹜溏，胁肋暴痛，不可反侧，嗌干面尘，肉脱色恶，及丈夫癫疝，妇人少腹痛，带下赤白，疮疡痤疖，喘咳潮热，大便涩燥，及马刀挟瘿之疮，肝木为病；老人久病，大便涩滞不通者。

【制法、用法】 上为末，滴水为丸，如梧桐子大。每服自十丸服至三十丸，食后白汤送下。

3. 紫草洗方

【方源】 《赵炳南临床经验集》

【组成】 紫草一两 茜草五钱 白芷五钱 赤芍五钱 苏木五钱 南红花五钱 次厚朴五钱 丝瓜络五钱 木通五钱

【主治】 肝斑，中毒性黑皮病及面部黑色素沉着，下肢结节性红斑，硬结性红斑，下肢静脉曲张。

【制法、用法】 加水四至五斤，煮沸 15～20 分钟，溻洗湿敷。

三、雀斑（面䵟黯）

雀斑称"面黔黯"，又叫黑炭沙，是常见于脸部较小的黄褐色或褐色的色素沉着斑点，为常染色体显形遗传，尤以夏季重，病变的发展与日晒有关。

1. 丁香颗

【方源】 《仙拈集》卷二

【组成】 白丁香不拘多少

【主治】 目中胬肉，瞳神障蔽，面生雀斑、酒刺。

【制法、用法】 以乳汁点之。点少许。不可多。

2. 牙皂散

【方源】 《仙拈集》卷二

【组成】 猪牙皂角 紫背浮萍 白梅肉各等分

【主治】 雀斑。

【制法、用法】 上为末。每洗面时搽洗其斑。

3. 玉肌散

【方源】 《外科正宗》卷四

【组成】 绿豆半升 滑石 白芷 白附子各二钱

【主治】 ①《外科正宗》：一切风湿雀斑，酒刺、白屑风，皮肤作痒者。②《中医皮肤病学简编》：脂溢性皮炎。

【制法、用法】 上为细末。每用三匙，早、晚洗面时汤调洗患上。

4. 玉容丸

【方源】 《外科正宗》卷四

【组成】 甘松 山柰 细辛 白芷 白蔹 白及 防风 荆芥 僵蚕 山栀 藁本 天麻 羌活 独活 密陀僧 枯矾 檀香 川椒 菊花各一钱 红枣肉七枚

【主治】 ①《外科正宗》：男妇雀斑、酒刺，及身体皮肤粗糙。②《饲鹤亭集方》：肌肤瘙痒。

【制法、用法】 上为细末，用去净弦膜肥皂一斤，同捶作丸。早、晚洗之。肌肤自然莹洁如玉，温润细腻。

5. 玉容散

【方源】 《外科大成》卷三

【组成】 白芷 白术 白及 白茯苓 白僵蚕 白莲蕊 白牵牛 白扁豆 白细辛 白蔹 白鸽粪 甘松 团粉 白丁香 白附子 鹰条各等分 防风 荆芥穗 羌活 独活各减半

【主治】 黧黑斑、雀斑、粉刺。

【制法、用法】 上为末，罐收。洗面，一日三次。

6. 玉容粉

【方源】 《集验良方拔萃》卷四

【组成】 绿豆一升　荷花瓣（晒干）二两　白滑石　香白芷各五钱　冰片　密陀僧各二钱　白附子五钱

【主治】 雀斑、酒刺，肺风糟鼻，面上一切斑点。

【制法、用法】 上为细末。早、晚洗面，用一匙擦之。

7. 玉容散

【方源】 《种福堂方》卷四

【组成】 白僵蚕　白附子　白芷　山奈　硼砂各三钱　石膏　滑石各五钱　白丁香一钱　冰片三分

【主治】 雀斑。

【制法、用法】 上为细末。临睡用少许水和，搽面；人乳调搽更妙。

8. 玉盘散

【方源】 《疡医大全》卷十二

【组成】 白牵牛　甘松　香附　天花粉各一两　藁本　白蔹　白芷　白附子　宫粉　白及　大黄各五钱　肥皂（捶烂）一斤

【主治】 男妇面上雀斑，粉刺。

【制法、用法】 同药和匀。每日擦面。

9. 玉容肥皂

【方源】 《女科切要》卷八

【组成】 白元米一升　肥皂（去皮核）四两　天花粉八两　滑石三两　胡桃肉八两　粉葛三两　白丁香一两　真粉三两　橄榄（去核）四十个　北细辛二两　牙皂八两　枣肉四两

【主治】 女人雀斑。

【制法、用法】 苍耳草捣汁，同元米饭和捣为丸，如弹子大。洗面后擦之。

10. 代针散

【方源】 《良朋汇集》卷五

【组成】 桑木灰七钱　矿子灰五钱　荞麦楷灰　茄科灰各一两

【主治】 肿毒数日，内有脓不得自破者；又点面上雀斑黑痣。

【制法、用法】 四灰放锅内，水五碗，滚数十滚，用布袋滤去滓，将水从新用铁杓熬至一小酒钟存用。如疮大，将此药画个十字即破，其脓就出；如诸般大疮有疔角腐肉不脱，用此药水洗之即去。

11. 连子胡荽方

【方源】 《景岳全书》卷六十

【组成】 白芷　甘菊花（去梗）各三钱　白果二十个　红枣十五个　珠儿粉五钱　猪胰一个

【主治】 面鼻雀斑。

【制法、用法】 上将珠粉研细，余俱捣烂拌匀，外以蜜拌酒酿顿化，入前药蒸过。每晚搽面，早洗去。

12. 时珍正容散

【方源】 《金鉴》卷六十三

【组成】 猪牙皂角　紫背浮萍　白梅肉　甜樱桃枝各一两

【主治】 雀斑。

【制法、用法】 上焙干，兑鹰粪白三钱，共研为末。每早、晚用少许，在手心内，水调匀，搓面上，良久，以温水洗面。

13. 时珍玉容散

【方源】 《丁甘仁家传珍方选》

【组成】 猪牙皂角　紫背浮萍　青梅　樱桃各四两　鹰屎白（或鸽屎白）三钱

【主治】 面上雀斑，其色或黄或黑，碎点无数。

【制法、用法】 上为末。早、晚手心注水调搽。

14. 改容丸

【方源】 《医学心悟》卷六

【组成】 大贝母（去心）　白附子　防风　白芷　菊花叶　滑石各五钱

【主治】 风热上攻，致生粉刺、雀斑。

【制法、用法】 上为细末，用大肥皂十荚，蒸熟去筋膜，捣和药为丸。早、晚洗面。

15. 肥皂丸

【方源】 《普济方》卷五十一

【组成】 南星　朴消各半两　巴豆七枚　白梅肉一两

【主治】 男子妇人风刺、粉刺、雀斑、面上细疮。

【制法、用法】 上为细末，和匀，将肥皂一个，酌量大小入药、在肥皂内麻线扎定，湿纸煨香熟取出，入消风散一帖，烂捣成膏，为丸如弹子大。每日用之洗。欲入诸香，随意加之。

16. 草丹散

【方源】 方出《直指》卷二十一，名见《医统》卷六十二

【组成】 黄虢丹二钱半　硇砂半钱　巴豆肉（纸压去油）十个　饼药一盏半

【主治】 酒渣鼻并鼻上赘肉，面粉刺、雀斑。

【制法、用法】 上同入罐子中，以慢火熬三四沸，取下，续研细石灰三钱和毕。酒渣，鹅毛蘸扫红处，每日一次；粉刺、雀斑，小竹杖挑药点，才见微肿便洗去；鼻上赘肉，敷之，半月取出，脓血自成痂落。

17. 香肥皂

【方源】 《医统》卷九十八

【组成】 肥皂（劈作两边，用清水煮干取起，晒半干，切碎，晒极干，为末）不拘多少　檀香　真排草　甘松　三奈　白芷　细辛　辛夷　藁本　独活　丁香　广零陵各半两

【主治】 雀斑等症。

【制法、用法】 上除肥皂外，为末，等分，同肥皂对半，炼蜜为丸。

18. 美容膏

【方源】 《简明医彀》

【组成】 防风　零陵香　藁本各二两　白及　白附子　白蔹　天花粉　绿豆粉　僵蚕　白芷各一两　甘松　三奈　茅香各五钱　肥皂（去皮弦）

【主治】 面生黑䵟，雀斑。

【制法、用法】 上为末，蜜和捣。匀擦。

19. 艳容膏

【方源】 《种福堂方》卷四

【组成】 白芷　甘菊花（去梗）各三钱　白果二十个　红枣十五个　珠儿粉五钱　猪胰一个

【主治】 雀斑。

【制法、用法】 上将珠粉研细，余俱捣烂，拌匀，外以酒酿炖化，入前药蒸过。每晚搽面，清晨洗去。

四、黑变病

皮肤黑变病与祖国医学文献中的"皮干黑䵟""面尘""黧黑斑"等病证描述相近。《医宗金鉴》记载："此证一名黧黑斑，初起色如尘垢，日久黑似煤形，枯暗不泽，大小不一，小者如粟粒、赤豆，大者似莲子、芡实，或长、或斜、或圆，与皮肤相平。"《外科证治全书·面部证治篇》云："面尘（又名黧黑斑、黧黑）面色如尘垢，日久煤黑，形枯不泽。"面部黑变病当属黫黵。至于黫黵：①《玉篇》曰："黑也"；②《黄帝内经》曰："黑为肾之色""面黑者肾之病"。肾主水，水在体内的升清降浊靠肾阳温煦、蒸化和推动。若肾水上泛，或水衰火盛，浮于头面，可导致面部焦黑。肝藏血，主疏泄，若情志不畅，或暴怒伤肝，肝气郁滞，疏泄失常，气血

悖逆，运行滞涩，不能上荣于面，则生黑褐斑片。所谓"有斑必有瘀，无瘀不成斑"，强调"治斑不离血"。

1. 十补丸

【方源】 《济生方》卷一

【组成】 附子（炮，去皮脐）　五味子各二两　山茱萸（取肉）　山药（锉，炒）　牡丹皮（去木）　鹿茸（去毛，酒蒸）　熟地黄（酒蒸）　肉桂（去皮，不见火）　白茯苓（去皮）　泽泻各一两

【主治】 肾脏虚弱，面色黧黑，足冷足肿，耳鸣耳聋，肢体羸瘦，足膝软弱，小便不利，腰脊疼痛。

【制法、用法】 上为细末，炼蜜为丸，如梧桐子大。每服七十丸，空心盐酒、盐汤送下。

2. 建中汤

【方源】 《备急千金要方》卷十九

【组成】 生姜　芍药　干地黄　甘草　川芎各五两　大枣三十个

【主治】 五劳七伤，虚羸不足，面目黧黑，手足疼痛，久立腰疼，起则目眩，腹中悬急而有绝伤，外引四肢。

【制法、用法】 上㕮咀。以水六升渍一宿，明旦复以水五升合煮，取三升，分三服。药入四肢百脉似醉状，是效。无生姜，酒渍干姜二两一宿用之。

3. 丹砂丸

【方源】 《伤寒微旨论》卷下

【组成】 丹砂（水飞过）　马牙消各半两　砂石一两　麦门冬（去心）　犀角各三钱　金箔方寸许三十片　牛黄一钱

【主治】 病人劳复三四日以后，两手脉沉数大有力，或发热烦躁，咽干而渴，或面尘齿垢，或目中及遍身皆发黄者。

【制法、用法】 上为末，用湿纸裹烂粳米饭，于塘火内烧，纸干为度，和前药末为丸，如弹子大。每服一丸，砂糖水化下；如黄甚者，煎茅根汤放冷，入砂糖一块如枣大，同化下；如黄未退，来日再服之。

4. 紫草洗方

【方源】 《赵炳南临床经验集》

【组成】 紫草一两　茜草　白芷　赤芍　苏木　南红花　次厚朴　丝瓜络　木通各五钱

【主治】 肝斑（黧黑斑），中毒性黑皮病及面部黑色素沉着，下肢结节性红斑，硬结性红斑，下肢静脉曲张。

【制法、用法】 加水四至五斤，煮沸15～20分钟，渌洗湿敷。

第十一章 遗传性皮肤病

一、鱼鳞病（蛇身、鱼鳞风）

中医学谓之"蛇身""鱼鳞风"等。本病系因血虚生风，风盛则燥，瘀血内阻，新血不生，肌肤失养所致，遵照刘河间"诸涩枯涸，干劲皴竭，皆属于燥"之说，治则强调养血滋阴润燥为主，兼以活血祛风清热，倡内服外用并举。

1. 大消风散

【方源】《解围元薮》卷三

【组成】 防风 蒺藜 荆芥 苦参各十二两 乳香 没药各二两 麝香五钱 当归 黄柏各八两 黄芩 胡麻各十两 大风子肉（煮一昼夜）一斤

【主治】 鸡爪风、痒风、脱跟风、鱼鳞风、鹅掌风、载毛风等症。

【制法、用法】 先以一料去大风子、没、麝、乳，均作十帖煎服。再用一全料，不见火，为末，酒、米糊为丸，如梧桐子大。辰、午、戌时各服三钱，温酒下。如服此药，须用细辛、苍耳草、豨莶草、遍地香、马鞭子草煎汤，不时洗浴，待汗透神爽方止，久则脱愈。

2. 子油熏药

【方源】《赵炳南临床经验集》

【组成】 大风子 地肤子 蓖麻子 蛇床子 祁艾各一两 苏子 苦杏仁各五钱 银杏 苦参子各四钱

【主治】 牛皮癣（白疕）、鱼鳞癣（蛇皮症）、皮肤淀粉样变（松皮癣）。

【制法、用法】 上为粗末，用较厚草纸卷药末成纸卷。燃烟熏皮损处，每日一至二次，每次15～30分钟，温度以病人能耐受为宜。

3. 火龙散

【方源】《解围元薮》卷三

【组成】 人牙一两五钱 雄黄 辰砂 大黄（酒蒸） 代赭石（醋煅）各一两

【主治】 脱跟、蛇皮、鱼鳞、漏蹄、核桃瘫烂及麻木。

【制法、用法】 上为末。每服三钱，临卧用防风、荆芥煎汤洗浴，热酒送下即睡，则皮内毒虫迫出肌肤，然后用雄黄、硫黄、朱砂、代赭石、车米等分研末，香油调，熏擦遍身。

4. 知母饮

【方源】 《眼科全书》卷五

【组成】 知母 茺蔚子 防风 赤芍 青葙子 黄芩 大黄（酒蒸过） 桔梗 桑白皮 蒺藜 细辛（或加朴消）

【主治】 白陷鱼鳞外障。肝肺积热，充塞攻上，致黑睛遂生白翳，如鱼鳞铺砌之状或如枣花中有白陷，发歇不时，或发或聚、疼痛泪出。

【制法、用法】 水煎，半饥温服。

5. 泽肤膏

【方源】 《医统》卷五十五

【组成】 牛骨髓 真酥油各等分

【主治】 皮肤枯燥如鱼鳞。

【制法、用法】 上二味，合炼一处，以净瓷罐贮之。每日空心用三匙热酒调服；不饮酒者蜜汤调。七日肌肤润泽。

6. 柏叶洗方

【方源】 《赵炳南临床经验集》

【组成】 侧柏叶 苏叶各四两 蒺藜秧八两

【主治】 牛皮癣（白庀风），鱼鳞癣（蛇皮癣）及其他皮肤干燥脱屑类皮肤病。

【制法、用法】 共为粗末。装纱布袋内，用水五至六斤，煮沸 30 分钟，去滓漫洗。

二、 毛周角化病（皮肤甲错）

毛周角化症是以针帽大小的毛囊性丘疹，顶有角栓，内部蜷曲的毳毛为主要特征的疾病，本病属中医"皮肤甲错"范畴。祖国医学认为本病乃肺阴不足、血虚风燥、肌肤失养所致，因此治宜养肺润燥，养血活血为法。

1. 血府逐瘀汤

【方源】 《医林改错》卷上

【组成】 当归 生地各三钱 桃仁四钱 红花三钱 枳壳 赤芍各二钱 柴胡一钱 甘草二钱 桔梗 川芎各一钱半 牛膝三钱

【主治】 ①《医林改错》：头痛，无表症，无里症，无气虚、痰饮等症，忽犯忽好，百方不愈者；忽然胸疼，诸方皆不应者；胸不任物；胸任重物；天亮出汗，用补气、固表、滋阴、降火，服之不效，而反加重者；血府有瘀血，将胃管挤靠于右，食人咽从胸右边咽下者；身外凉，心里热，名灯笼病者；瞀闷，即小事不能开展者；平素和平，有病急躁者；夜睡梦多；呃逆；饮水即呛；不眠，夜不能睡，用安神养血药治之不效者；小儿夜啼，心跳心忙，用归脾、安神等方不效者；夜不安，将卧

皮肤病经方集 下篇

则起，坐未稳又欲睡，一夜无宁刻，重者满床乱滚者；无故爱生气，俗言肝气病者；干呕，无他症者；每晚内热，兼皮肤热一时者。②《方剂学》：胸中血瘀，血行不畅。胸痛、头痛日久不愈，痛时如针刺而有定处，或呃逆日久不止，或饮水即呛，干呕，或内热瞀闷，或心悸怔忡，或夜不能睡，或夜寐不安，或急躁善怒，或入暮潮热，或舌质黯红，舌边有瘀斑；或舌面有瘀点，唇暗或两目黯黑，脉涩或弦紧。现用于冠状动脉硬化性心脏病的心绞痛，风湿性心脏痛、胸部挫伤与肋软骨炎之胸痛，以及脑震荡后遗症之头痛头晕，精神抑郁等证，确有瘀血在内者。

【制法、用法】 水煎服。

2. 苇茎汤

【方源】 《外台》卷十引《古今录验》

【组成】 锉苇一升 薏苡仁半升 桃仁（去皮尖两仁者）五十个 瓜瓣半升

【主治】 肺痈，咳吐腥臭黄痰脓血，胸中隐隐作痛，皮肤甲错，舌红苔黄腻，脉数实。现用于肺脓疡，化脓性气管炎、肺炎等。①《外台》引《古今录验》：肺痈，吐如脓。②《千金》：肺痈，咳有微热，烦满，胸心甲错，咳唾脓血，胸中隐隐痛，或口干喘满，时时振寒发热，舌上苔滑，其脉数实。③《圣惠》：肺痈，咳，其声破嗄，体有微热，烦满，胸前皮甲错。

【制法、用法】 上咬咀。以水一斗，先煮苇令得五升，去滓，悉纳诸药，煮取二升，分二次服。

3. 龙胆草擦剂

【方源】 《赵炳南临床经验集》

【组成】 胆草 10 斤

【主治】 急性亚急性湿疹，过敏性皮炎，日光性皮炎，小儿痱子，丘疹性荨麻疹，急性荨麻疹，毛囊炎等。

【制法、用法】 水煎，第一次加水 20 升，开锅后煮 1 小时；第二次加水 10 升，开锅后煮 40 分钟。两次药液合并，过滤，浓缩为 9600 毫升，装瓶。涂于患处。

第十二章　皮肤肿瘤

一、脂溢性角化病（老年疣）

脂溢性角化病（Seborrheic Keratosis，SK）又称老年疣、基底细胞乳头瘤，是老年人发病率最高的良性肿瘤，被认为是衰老的特征之一，是角质形成细胞成熟迟缓所致的一种良性表皮内肿瘤。

1. 土槐饮
【方源】　《赵炳南临床经验集》
【组成】　土茯苓　生槐花各一两　生甘草三钱
【主治】　亚急性湿疹，慢性湿疹，植物日光性皮炎，脂溢性皮炎，牛皮癣。
【制法、用法】　煎煮服用；或泡水代饮。

2. 玉肌散
【方源】　《外科正宗》卷四
【组成】　绿豆半升　滑石　白芷　白附子各二钱
【主治】　①《外科正宗》：一切风湿雀斑，酒刺、白屑风，皮肤作痒者。②《中医皮肤病学简编》：脂溢性皮炎。
【制法、用法】　上为细末。每用三匙，早、晚洗面时汤调洗患上。

3. 龙骨散
【方源】　《赵炳南临床经验集》
【组成】　龙骨　牡蛎　海螵蛸各三两　黄柏十六两　雄黄三两　滑石粉一两
【主治】　湿疹（湿疡），接触性皮炎（湿毒疡），脂溢性皮炎，趾间足癣（臭田螺）。
【制法、用法】　直接扑上；或油调外用。

4. 青黛散
【方源】　《赵炳南临床经验集》
【组成】　青黛粉　黄柏面各五钱　滑石粉二两
【主治】　脓疱疮，急性湿疹，接触性皮炎，或脂溢性皮炎，痱子。
【制法、用法】　直接撒扑外用。

二、日光性角化病

日光性角化病是常见的皮肤癌前病变，因日光长期曝晒损伤皮肤引起，多见于面、手背、前臂等暴露部位。虽然其恶性度不高，但有研究表明，在 10～25 年内日光性角化病转化为鳞癌的概率约为 20%，因此需要做到早发现早治疗。

三、 黑色素瘤

恶黑中医尚无相应的病名，因其可为肉眼所观察，大多归为积证、癥瘕的范畴。现代大量研究表明，恶黑多由黑痣发生病变而来，而此黑痣则是古书所记载的"黑子""黑痣"。《外科正宗·黑子》曰："黑子，痣名也。此肾中浊气混浊于阳，阳气收束，结成黑子，坚而不散。"本病的发生是以外因，如摩擦、日光、外伤为主，但必须通过"正虚"之内因而起作用。《诸病源候论·黑痣候》中提到："黑痣者，风邪搏于血气，变化生也。夫人血气充盛，则皮肤润悦，不生疵瘕。若虚损，则黑痣变生。"说明其病机以素体虚弱为前提，外邪如风、水、痰、湿结聚经络脏腑，营卫之气运行受阻，气滞血瘀，壅而化热生毒，形成黑色肿物，继而热毒壅盛而腐肉成血成脓。中医治法以祛邪扶正为治疗大法，主张健脾补肾、活血化瘀。

1. 五灰煎
【方源】 《外台》卷二十九引《古今录验》
【组成】 石灰 蒴藋灰 桑灰 炭灰 藋灰各一升
【主治】 黑痣，疣。
【制法、用法】 上以水浸，蒸令气匝，仍取釜中汤，淋取清汁五升许，于铜器中煎之。膏成好，凝强如细砂糖，即堪用。量以点封之。

2. 牛膝浸酒
【方源】 《医方类聚》卷二十四引《食医心鉴》
【组成】 牛膝根（洗，切）二斤 豆一斤 生地黄（切）二升
【主治】 久风湿痹，筋挛膝痛，胃气结积。
【制法、用法】 上以酒一斗五升浸，先炒豆令熟，投诸药酒中，经两三宿。随性饮之。

3. 水晶膏
【方源】 《金鉴》卷六十三
【组成】 矿子石灰（水化开，取末）五钱
【主治】 ①《金鉴》：黑痣。②《中医皮肤病学简编》：鸡眼。
【制法、用法】 上用浓碱水多半茶钟，浸于石灰末内，以碱水高石灰二指为度，再以糯米五十粒，撒于灰上，如碱水渗下，陆续添之，泡一日一夜，冬天两日一夜，将米取出，捣烂成膏。挑少许点于痣上。不可太过，恐伤好肉。

4. 代针散
【方源】 《良朋汇集》卷五

【组成】 桑木灰七钱　矿子灰五钱　荞麦楷灰　茄科灰各一两

【主治】 肿毒数日，内有脓不得自破者；又点面上雀斑黑痣。

【制法、用法】 四灰放锅内，水五碗，滚数十滚，用布袋滤去滓，将水从新用铁构熬至一小酒钟存用。如疮大，将此药画个十字即破，其脓就出；如诸般大疮有疔角腐肉不脱，用此药水洗之即去。

5. 灰米膏

【方源】 《外科正宗》卷四

【组成】 白川米　灰碱水

【主治】 黑痣浮浅者。

【制法、用法】 用成块火灰碱水调稠，将白川米插入灰内，留半米在外，片时许，候米熟，针挑损痣上，用米点痣上。可落矣。

6. 冰螺散

【方源】 《嵩崖尊生》卷六

【组成】 田螺（去壳晒干）一个　白砒（用面裹煨熟）二分　冰片二厘　硇砂四厘

【主治】 面上黑痣。

【制法、用法】 上为末。将痣挑损点之，糊纸盖之，三日自脱。

第十三章　传播性皮肤病

一、性传播疾病

（一）梅毒

是由梅毒螺旋体感染所引起的一种全身性、慢性性传播疾病。早期主要表现为皮肤黏膜损害，晚期可造成心血管、中枢神经系统、骨骼及眼部等多器官组织的病变。主要由不洁性交传染，偶尔通过接吻、哺乳，或接触患者污染的衣物、输血等途径间接传染，属于中医"霉疮""疳疮""花柳病"等范畴。

【辨证分型】

肝经湿热：外生殖器及肛门或乳房等处有单个质坚韧丘疹，四周掀肿，患处灼热，腹股沟部有杏核或鸡卵大，色白坚硬之肿块，或出现胸腹、腰、四肢屈侧及颈部杨梅疹、杨梅痘或杨梅斑；伴口苦纳呆，尿短赤，大便秘结；苔黄腻，脉弦数。

痰瘀互结：疳疮色呈紫红，四周坚硬突起，或横痃质坚韧，或杨梅结呈紫色结节，或腹硬如砖，肝脾肿大；舌淡紫或黯，苔腻或滑润，脉滑或细涩。

脾虚湿蕴：疳疮破溃，疮面淡润，或结毒遍生，皮色褐暗，或皮肤水疱，滋流黄水，或腐肉败脱，久不收口；伴筋骨酸痛，胸闷纳呆，食少便溏，肢倦体重；舌胖润，苔腻，脉滑或濡。

气血两虚：病程日久，结毒溃面肉芽苍白，脓水清稀，久不收口；伴面色萎黄，头晕眼花，心悸怔忡，气短懒言；舌淡，苔薄，脉细无力。

气阴两虚：病程日久，低热不退，皮肤干燥，溃面干枯，久不收口，发枯脱落；伴口干咽燥，头晕目眩，视物昏花；舌红，苔少或花剥苔，脉细数无力。

1. 五淋白浊丸

【方源】　《全国中药成药处方集》（吉林方）

【组成】　蒲公英　地丁　瞿麦　萹蓄　木通　泽泻　金砂　灯心草　竹叶　甘草　猪苓　土苓各六钱七分　萝茶　滑石　赤茯苓各一两三钱四分　赤芍　蝉蜕各三钱四分　车前　凤眼草　石韦　通草各一两　山栀子　贡桂各二钱

【主治】　五淋白浊，女子赤白带下，横痃，下疳，膀胱发热，梦遗滑精，便溺不清，尿管混血，花柳诸症。

【制法、用法】　上为细末，水泛为小丸，滑石为衣。每服二钱，白水送下，一日二次，早、晚用之。

2. 升降败毒丸

【方源】 《全国中药成药处方集》（沈阳方）

【组成】 野大黄八两　姜黄　蝉蜕　僵蚕各四两

【主治】 瘟疫斑疹，时毒发颐，毒火上升，口疮牙痛，咽肿，眼胞赤烂，翳障，花柳毒，腹满胀痛，男淋浊，女带下，小儿胎毒，二便不通等症。

【制法、用法】 上为极细末，炼蜜为丸，二钱重。每服一丸，元酒二钟，调蜜一匙，冷服。病重者，三小时后如法续服。

3. 六合丹

【方源】 《外科十三方考》

【组成】 上朱砂二钱　石钟乳四钱　珍珠（豆腐煮）三钱　上梅片一钱半　真琥珀三钱　螺壳（白色者）一钱

【主治】 花柳梅毒，下疳五淋。

【制法、用法】 上为极细末，瓷罐收好。每用药末二钱，分为十二次，按时一日夜服完，用土茯苓五钱煎水送下。如上部口鼻咽喉溃烂者，于土茯苓内加辛夷三钱。

4. 花柳解毒丸

【方源】 《全国中药成药处方集》（沈阳方）

【组成】 金银花　白鲜皮　土茯苓　薏苡仁　防风各五钱　木通　木瓜各三钱皂角二钱　归尾五钱　红花　大黄各三钱

【主治】 杨梅结毒，初期肿痛，便溺淋涩，筋骨疼痛。

【制法、用法】 上为极细末，炼蜜为丸，一钱五分重。每服一丸，饭后一小时白开水送下，一日三次。

5. 花柳败毒丸

【方源】 《全国中药成药处方集》（沈阳方）

【组成】 朴消二两　桃仁　赤芍　全蝎　浙贝母　血竭各一两　金银花　野大黄各四两　茯苓　炮山甲　车前子各五钱　蜈蚣（去头足）三十条

【主治】 梅毒落后，大便下血；梅毒升天，咽喉肿烂，鼻烂，发脱，身发梅痘、梅疹及鱼口、便毒。

【制法、用法】 上为极细末，炼蜜为丸，二钱重。每服一丸，白开水送下，再服白水一钟，以助药力。

6. 金沙五淋丸

【方源】 《全国中药成药处方集》（沈阳方）

【组成】 当归　雄黄　川牛膝　大黄　广木香　海金沙各等分

【主治】 火淋、气淋、血淋、砂淋、花柳淋等症及小便频数，尿管疼痛，尿后淋漓，混浊不清。

【制法、用法】 上为极细末，水为小丸。每服一钱或五分，黄酒送下。

7. 毒淋汤

【方源】 《衷中参西》上册

【组成】 金银花六钱 海金沙三钱 石韦 牛蒡子（炒捣） 甘草梢各二钱 生杭芍三钱 三七（捣细）二钱 鸦胆子（去皮）三十粒

【主治】 花柳毒淋，疼痛异常，或兼白浊，或兼溺血。

【制法、用法】 先将三七末、鸦胆子仁开水送服，再服余药所煎之汤。

8. 枯草慈菇化毒丸

【方源】 《疯科全书》

【组成】 夏枯草五两 川贝母（去心） 山慈菇（去皮毛） 蒲公英 广陈皮 全蝎 枳壳 桔梗 栀子 白芷 半夏 柴胡 金银花各二两 沉香 生甘草 杜 胆星各一两

【主治】 花柳病。

【制法、用法】 上为末，米糊为丸，如绿豆大。每服三钱，早、晚饭后淡盐汤 送下。

9. 五色粉霜

【方源】 《疮疡经验全书》卷十三

【组成】 水银二两 铅一两 火消四两 白矾三两 青盐八钱

【主治】 霉疮，诸疮，诸毒。

【制法、用法】 上为末，入阳城罐内，文火煨一炷香去其湿气，用铁油盏盖口， 以铁线扎紧，盐泥封固，先文后武，武火时，盏上擦水，到三炷香，离火取出，埋 土中，二日夜取出，晒干研细，盛罐听，敷之。

10. 壬字化毒丸

【方源】 《疮疡经验全书》卷十三

【组成】 虎胫骨（酥炙） 龟板（酥炙） 穿山甲（炙脆） 朱砂各一钱六分 月月红（即血余，用童子头发月剃者，煅）一钱五分 蝉蜕末二钱 没药 乳香 白鲜皮 雄黄各一钱五分 生乳一钱 牛黄五分 土贝母二钱 沉香（取沉水、色 黑、味甜香者）七分 琥珀七分

【主治】 霉疮，见肾经内外前后形症者。

【制法、用法】 上药各为末，用神曲末五钱打稠糊，入药捣匀，丸如梧桐子大， 另研朱砂为衣。每早空心服十五丸，每晚空腹服十丸，人参汤送下；枸杞汤亦可。 病去药减。如余邪未尽，药不可撤。

11. 牛蒡子汤

【方源】 《霉疠新书》

【组成】 枳实二钱 玄参 乌犀角 升麻 黄芩 木通 桔梗 甘草各一钱 土茯苓四钱

【主治】 霉疮,疮毒攻咽喉;腐烂疼痛,饮食不下,无论远年日近。

【制法、用法】 上药以水七合,煎取三合,分温服。

12. 六度煎

【方源】 《霉疠新书》

【组成】 当归 芍药 附子 黄芪 虎胫骨各一钱 土茯苓八钱

【主治】 霉疮,筋骨疼痛,诸药不效,形体虚惫者。

【制法、用法】 以水一升,煮取六合,去滓,再以水六合,煮取四合,又以水四合,煮取二合,以三煮汁合和,温服,不拘时候。

13. 六味解毒汤

【方源】 《霉疠新书》

【组成】 忍冬 土茯苓 木通 川芎 大黄 甘草

【主治】 霉疮生于两胯合缝间,其始鼠蹊核起,如疮建而渐渐大,结肿焮痛,为寒热者。

【制法、用法】 水五合,煮取二合半,分温三服。

14. 六物解毒汤

【方源】 《霉疠新书》

【组成】 土茯苓四钱 金银花二钱 川芎 薏苡各一钱半 木瓜 大黄各一钱

【主治】 霉疮骨节疼痛。

【制法、用法】 水煎,温服。

15. 石榴皮汤

【方源】 《霉疠新书》

【组成】 石榴皮 香附子各十钱 甘草二分

【主治】 霉疮。

【制法、用法】 以水一升,煮取五合,去滓温服。

16. 戊字化毒丸

【方源】 《疮疡经验全书》卷十三

【组成】 牛黄四分 升麻 生生乳各一钱 木香 宋砂 雄黄 穿山甲 白鲜皮 乳香(炙用)各一钱五分 制大黄(用酒九浸、九蒸、九晒)二钱 威灵仙 没药 血竭 贝母各一钱八分

【主治】 霉疮脾经内外前后形证。

【制法、用法】 上药各为末，用神曲末五钱打稠糊，入药捣匀，丸如梧桐子大，另研朱砂为衣。每早空心服十五丸，每晚空心服十丸，人参汤送下。奇良汤亦可，病去药减，如余毒未尽，药不可彻。

17. 加味风流饮

【方源】 《疮疡经验全书》卷六

【组成】 防风 荆芥 川芎 升麻 牛蒡子 花粉 白鲜皮 僵蚕 甘草 穿山甲 牛膝 何首乌 白芍 木通 五加皮各等分

【主治】 霉疮初起，未生疳疮、便毒者。

【制法、用法】 水三大钟，加猪胰半只，奇良一两，煎至一碗，热服。取微汗为度，渣再煎服。

18. 吸烟散

【方源】 《续名家方选》

【组成】 辰砂 硫黄 甘松 木香各一钱 石膏 沉香 赤石脂 生地黄 当归各二钱 明矾 樟脑 杉梢叶灰各三钱 茶一钱

【主治】 霉疮结毒，淋疾痔疾，脱肛疥疮，风毒痛疬。

【制法、用法】 上为末，盛纸袋，为七帖。渍麻油，点火吸油烟。日尽一袋。

19. 安神丸

【方源】 《疮疡经验全书》卷十三

【组成】 人参 柏子 当归 麦门冬 酸枣仁各一两 生地黄 远志 石菖蒲 玄参 五味子 贝母 黄连各七钱

【主治】 霉疮愈后，精神恍惚，升痰动火，烦渴者。

【制法、用法】 上为细末，龙眼肉七两熬膏为丸，如绿豆大，辰砂为衣。每服五十丸，灯心汤送下。

20. 安神散

【方源】 《疮疡经验全书》卷六

【组成】 人参 茯神 黄连 甘草各一钱 远志七分 石菖蒲 柏子仁 生地赤芍 木通各一钱

【主治】 霉疮心经形症。

【制法、用法】 用水二钟，加桂圆肉七枚，煎八分服，滓再煎服。兼服丙字化毒丸。

21. 补髓丸

【方源】 《疮疡经验全书》卷十三

【组成】 人参二两 地黄四两 鹿茸（酥炙）一两五钱 当归四两 枸杞子三两 柏子 茯神 白术各二两 麦门冬一两五钱 钟乳粉七钱 沉香五钱 石斛二两

【主治】 霉疮病愈后精髓空虚者。

【制法、用法】 上为末，炼蜜为丸，如梧桐子大。每服七十丸，早、晚秋石汤点下；醇酒亦可。

22. 灵宝救苦丹

【方源】 《经验各种秘方辑要》

【组成】 麝香　番蟾酥（酒化）　真狗宝　西牛黄各五分　廉珍珠三分　梅冰片二分　明硼砂五分　草河车一钱　真熊胆三分　真山上百草霜一钱（如无，用陈京墨代）　真血竭　去油乳香　去油没药各五分　生大黄（勿见火）一钱　明雄黄（制）　飞净朱砂　生玳瑁各五分　真乌沉香二分　青木香三分　琥珀五分

【主治】 痈疽发背，疔疮、内痈，恶病、蛊毒，烂喉丹痧、霉疮结毒，一切无名肿毒，已溃未溃，毒邪毒火。

【制法、用法】 上为极细末，用头生男孩人乳和化为丸，每丸一分，真金箔五分为衣。每服一丸，重者二三丸，陈绍酒送下，以醉取汗为度。并可外敷。

23. 奇验煎

【方源】 《霉疠新书》

【组成】 熟地　杜仲（炒）　人参　黄芩　黄连（炒）　大黄（酒炒）　槟榔　黄芪（酒炒）　木香各二分　甘草（生）三分　土茯苓十钱

【主治】 一切霉疮

【制法、用法】 以水五合，煮取二合半，再以渣入水三合，煮取一合半，和前煎汁，一日服尽。

24. 虎胫骨丸

【方源】 《霉疮证治》卷下

【组成】 虎胫骨　熟地黄各五钱　木瓜　牛膝　杜仲　附子各二钱

【主治】 霉疮，毒结肌肉关节疼痛，或结毒偏枯。

【制法、用法】 上为细末，面糊为丸，如梧桐子大。每服五十丸，早旦、临卧空心温酒送下。

25. 庚字化毒丸

【方源】 《疮疡经验全书》卷六

【组成】 蝉蜕（炒去沙土）　穿山甲（炙）　川贝母各二钱　钟乳石（须择湖广产者长大色白；用天葵、甘草水煮一日，研万遍。色杂性坚者不用）　生乳各一钱　郁金二钱　牛黄四分五厘　木香　月月红　乳香　白鲜皮　雄黄各一钱五分　朱砂一钱七分

【主治】 霉疮，肺经内外前后形症。

【制法、用法】 上药各为末，用神曲末五钱打稠糊，入药捣匀为丸，如梧桐大，

另研朱砂为衣。每早空心服十五丸,每晚空腹服上丸,人参汤送下;奇良汤亦可。

26. 柞皮汤

【方源】 《霉疠新书》

【组成】 柞木皮 土茯苓各三钱 银花 荆芥 地黄 芍药 防风各二钱 牛膝 木瓜 黄柏各一钱

【主治】 霉疮皮肤溃烂。

【制法、用法】 上㕮咀。以水五合,煮取二合半,去滓温服。

(二) 淋病

淋病是由淋病双球菌(简称淋球菌)所引起的泌尿生殖系感染的性传播疾病。临床上以尿道刺痛、尿道口排出脓性分泌物为特征。主要通过性交传染,极少数也通过污染的衣物等间接传染。属于中医淋证、淋浊的范畴。

【辨证分型】

湿热毒蕴(急性淋病):尿道口红肿,尿急,尿频,尿痛,淋漓不止,尿液混浊如脂,尿道口溢脓,严重者尿道黏膜水肿,附近淋巴结红肿疼痛,女性宫颈充血、触痛,并有脓性分泌物,可有前庭大腺红肿热痛等;可有发热等全身症状;舌红,苔黄腻,脉滑数。

阴虚毒恋(慢性淋病):小便不畅,短涩,淋漓不尽;腰酸腿软,五心烦热,酒后或疲劳易发,食少纳差,女性带下多;舌红,苔少脉细数。

1. 一圣散

【方源】 《朱氏集验方》卷六

【组成】 罂粟壳(去瓢盖,洗,炒黄色) 车前子(炒)各等分

【主治】 下利赤白,或小便不利,淋沥涩痛。

【制法、用法】 上为细末。每服二钱,米饮下。

2. 一味萆薢汤

【方源】 《梅疮证治》卷下

【组成】 萆薢二十钱

【主治】 梅毒脓淋,阳物漫肿紫赤,或肿大不觉痛痒,或阴口流出脓水,或阴头穿二三窍出臭脓者。

【制法、用法】 上以水五碗,煎取三碗,分温送下改定化毒丹。

3. 二圣散

【方源】 《普济方》卷二一一

【组成】 罂粟壳 车前子(炒)

【主治】 下痢赤白,或小便不利,淋涩痛。

【制法、用法】 上药各为细末。每服二钱,米饮下。

4. 二苓丸

【方源】 《医学入门》卷七

【组成】 赤茯苓 白茯苓各等分

【主治】 心肾俱虚，神志不定，小便淋沥不禁。

【制法、用法】 水澄，为末，别用生地汁同酒熬膏为丸，如弹子大。每空心嚼一丸，盐汤送下。

5. 二神散

【方源】 《直指》卷十六

【组成】 黄色海金沙七钱半 滑石半两

【主治】 诸淋急痛。

【制法、用法】 上为细末。每服二钱半，多用灯心、木通、麦门冬草，新水煎，入蜜调下。

6. 二陈升提饮

【方源】 《嵩崖尊生》卷十四

【组成】 当归二钱 白术 生地各一钱五分 川芎八分 人参一钱 甘草 陈皮各四分 半夏（油炒）六分 柴胡 升麻各四分

【主治】 妊娠转胞。气虚胎压尿胞，淋闭不痛，或微痛。

7. 十全生肌散

【方源】 《外科十三方考》

【组成】 臭牡丹叶（又名矮桐子）

【主治】 疮疡及久不收口，脓水淋漓，瘘管溃疡。

【制法、用法】 晒干为末，再入白中，研成极细末。用时以之撒布疮疡。并可以皮纸捻润湿，蘸药扦入管内。

8. 十全阴疳散

【方源】 《傅青主女科·产后编》卷下

【组成】 川芎 当归 白芍 地榆 甘草各等分

【主治】 阴蚀墨疮，或痛或痒，如虫行状，浓汁淋漓，阴蚀几尽，因心肾烦郁，胃气虚弱，气血流滞者。

【制法、用法】 水五碗，煎二碗，去滓熏，日三夜四，先熏后洗。

9. 十味导赤汤

【方源】 《金鉴》卷五十四

【组成】 生地 山栀子 木通 瞿麦 滑石 淡竹叶 茵陈蒿 黄芩 甘草（生） 猪苓

【主治】 热淋，小便不通，淋沥涩痛。

【制法、用法】 水煎服。

10. 人参饮

【方源】 《圣济总录》卷九十八

【组成】 人参 熟干地黄（切，焙） 五味子 郁李仁（汤浸，去皮尖，研）、栀子 瞿麦穗 木通（锉） 木香各半两 榆皮三分 槟榔三枚

【主治】 劳淋，水道不利，腰脚无力，虚烦。

【制法、用法】 上为粗末。每服三钱匕，水一盏，煎至七分，去滓温服，不拘时候。

11. 大黄丸

【方源】 《圣济总录》卷九十八

【组成】 大黄（锉，炒）二两 赤芍药 黄芩（去黑心） 杏仁（去皮尖，别研如膏） 芒消各一两半

【主治】 气淋，小便不快。

【制法、用法】 上为末，和匀，炼蜜为丸，如梧桐子大。每服二十丸，食前温热水送下。

12. 大虫魄五味散

【方源】 《外台》卷二十七引《许仁则方》

【组成】 大虫魄（即琥珀）六两 石韦（去毛）三两 瞿麦穗四两 冬葵子一升 茯苓六两

【主治】 淋病，体气热，小便涩，出处酸洒。

【制法、用法】 上为散。煮桑白皮作饮子。初服一方寸匕，每日二次。稍加至三匕。

13. 女贞汤

【方源】 《医醇剩义》卷二

【组成】 女贞子四钱 生地 龟板各六钱 当归 茯苓 石斛 花粉 草薢牛膝 车前子各二钱 大淡菜三枚

【主治】 肾受燥热，淋浊溺痛，腰脚无力久为下消。

14. 小麦汤

【方源】 《养老奉亲书》

【组成】 小麦一升 通草二两

【主治】 老人五淋久不止，身体壮热，小便满闷者。

【制法、用法】 水煮，取三升，去滓，渐渐食之，须臾当愈。

15. 小温金散

【方源】 《得效》卷七

【组成】　人参（去芦）　石莲肉（去心）　川巴戟（去心）　益智仁（去壳）黄芪（去芦）　草薢（切，酒浸，炒）　麦门冬（去心）　赤茯苓（去皮）　甘草各等分

【主治】　①《得效》：心虚泛热，或触冒暑热，溲下或赤或白，或淋涩不行，时发烦郁，自汗。②《证治准绳·类方》：心肾虚热，小便赤白淋沥或不时自汗。

【制法、用法】　上为散。每服三钱，水一盏半，灯心二十茎，红枣二个，水煎，食前温服。

16. 小蓟饮子

【方源】　《玉机微义》卷二十八引《济生》

【组成】　生地黄　小蓟根　通草　滑石　山栀仁　蒲黄（炒）　淡竹叶　当归藕节　甘草各等分

【主治】　下焦结热血淋，小便频数，赤涩热痛，血尿，舌红，脉数有力。现用于急性肾小球肾炎等。

【制法、用法】　上㕮咀。每服半两，水煎，空心服。

17. 小解毒汤

【方源】　《名家方选》

【组成】　山归来（土茯苓）二钱　滑石　泽泻　阿胶　茯苓　木通　忍冬各七分五厘　大黄三钱

【主治】　气结于内之淋疾，小便涩，疼痛甚，下脓血。

【制法、用法】　水煎服。

18. 木香汤

【方源】　《医略六书》卷二十五

【组成】　木香钱半　槟榔一钱　木通　青皮（炒）各钱半　小茴（盐水炒）半钱　陈皮　泽泻各钱半　生草梢一钱

【主治】　气淋涩痛。

【制法、用法】　水煎，去滓温服。

（三）尖锐湿疣

尖锐湿疣又称生殖器疣、性病疣，是由人类乳头瘤病毒所引起的一种良性赘生物，以皮肤黏膜交界处，其是外阴、肛周出现淡红色或污秽色表皮赘生物为临床特征。本病男女均可罹患，主要发生在性活跃的人群，有一定的自限性，部分病例治愈后复发，少数尖锐湿疣有癌变的可能。属于中医"瘙瘊"的范畴。

【辨证分型】

湿毒下注：外生殖器或肛门等处出现疣状赘生物，色灰或褐或淡红，质软，表面秽浊潮湿，触之易出血，恶臭；伴小便黄或不畅；苔黄腻，脉滑或弦数。

1. 二妙丹

【方源】 《走马疳急方》

【组成】 铜青　枯矾各等分

【主治】 疳疮瘙痒。

【制法、用法】 上为极细末。以米泄水煎，去滓，令温洗之。

2. 八仙饮

【方源】 《产科发蒙·附录》

【组成】 土茯苓　陈皮　茯苓　木通　当归　金银花　大黄　川芎各等分

【主治】 赤白带下不止，阴门瘙痒。

【制法、用法】 上药每服四钱，水二盏，煎一盏，温服。

3. 九味解毒汤

【方源】 《明医杂著》卷六

【组成】 黄连三分　金银花　连翘　漏芦各五分　山栀四分　白芷六分　当归八分　防风三分　甘草二分

【主治】 一切热毒肿痛，或风热瘙痒，脾胃无伤者。

【制法、用法】 每服二钱，水煎服。

4. 干荷叶散

【方源】 《普济方》卷三〇一引《直指》

【组成】 干荷叶　牡蛎粉　蛇床子　浮萍草各等分

【主治】 阴囊肿痛，湿润瘙痒，及阴痿弱。

【制法、用法】 上为细末，用罗筛。每次用两匙，水一碗，同煎三至五沸，滤去滓，淋汁洗。避风冷。

5. 下痞锭

【方源】 《北京市中药成方选集》

【组成】 蛇床子五钱　枯矾一两　川椒　樟脑各三钱　雄黄四钱　芥穗　五倍子　硇砂各三钱

【主治】 妇人下病，阴门刺痒，湿热下注，清流黄水。

【制法、用法】 上为细末，过罗，炼老蜜为锭，重四钱。用丝棉包裹，长绳捆好。每次一锭，纳入阴道内，将绳留在外边。

6. 化瘤锭

【方源】 《全国中药成药处方集》（天津方）

【组成】 雄黄　枯矾各三两　川椒　桃仁（去皮）　蛇床子各二两　五倍子　乌梅各一两五钱

【主治】 湿毒阴痒、阴肿、阴疼，白带不止，淋漓不尽。

【制法、用法】 上为细末，炼老蜜加猪胆汁一两为锭，三钱重，用棉纸裹，丝绳拴，蜡纸包严装盒。每次一锭，放入阴道内。

7. 加味二妙散

【方源】 《中医妇科治疗学》

【组成】 苍术　黄柏　土茯苓各三钱　白芷　蛇床子各二钱　银花四钱

【主治】 湿热下注，阴内或外阴部瘙痒异常，时时出水，甚或疼痛，坐卧不宁，小便黄赤短涩，淋漓不断，或便时疼痛，食欲减少，咽干口苦心烦，睡眠不安，舌苔黄腻，脉弦滑而数。

【制法、用法】 水煎，食远服。

8. 加味化毒丹

【方源】 《霉疮证治秘鉴》卷下

【组成】 牛黄（真者）四分　琥珀五分　血竭　雄黄　辰砂　虎胫骨　鲮甲各一钱半　钟乳石二钱　犀角　乌蛇各一钱半　龙脑三分　麝香二分　熟大黄一钱　轻粉五分

【主治】 牛皮癣。其初多生内股阴囊而瘙痒最甚，其色紫黑如牛皮。渐渐漫衍小腹、尻臀，久则至于胸背胁肋，其形宛如铁甲，其症小便赤色，大便燥黑，气逆上冲，或头痛多怒，此皆郁热所致。

【制法、用法】 上药以神曲糊为丸，如梧桐子大。每服十五丸，沙糖汤送下，虚者人参汤送下。

（四）生殖器疱疹

生殖器疱疹是因生殖器感染单纯疱疹病毒（单纯疱疹病毒Ⅱ型多见）引发的一系列临床症状的性传染疾病。中医学将生殖器疱疹归属于"阴疮""热疮""瘙疮""火燎疮""阴疱""疳疮"范畴。病机是房事不节、不知自爱、触染邪毒，引起阴户湿热淫毒，邪毒聚结于肝经，下注二阴，阴器出现红斑、水疱、糜烂、溃疡，舌红苔黄、脉弦滑等症，本病辨证分型多为湿热下注型，多采用利湿化浊、清热解毒法进行诊治。

1. 丁泥散

【方源】 《疡科选粹》卷四

【组成】 孩儿茶一钱半　珍珠（煅）五分　乳香二分　没药二分　冰片一分　丝线（烧灰存性）七分

【主治】 阴疮。

【制法、用法】 上为末。先用槐枝、葱白、盐、甘草共熬汤淋洗干净，候干，掺此药，约厚一文钱，以纸裹缚。如结痂，即已。有水出，再洗换药。

2. 八仙膏

【方源】 《外科十三方考》

【组成】 杏仁（去皮尖，切片）　蜂房（剪碎，洗净）各一两　元参五钱　蛇蜕（盐水洗，焙干）一钱　黄芪三钱　黄丹（研细）五两　血余（洗净）鸡子大一团　麻油一斤

【主治】 一切阴疮，痈疽，发背等疮。

【制法、用法】 先将油入砂锅内，缓缓加入血余熬开，俟发焦溶尽时加入杏仁，候色焦时去滓，再将所熬清油入银锤内，加入玄参、黄芪，慢火熬四小时，放于冷处，候冷时再将蜂房、蛇蜕加入，慢火再熬，用柳枝不住手搅之，俟呈黄紫色时去渣，再加投黄丹，急搅片时，移于火上，以文武火缓缓熬之，并同时以柳枝不住手搅之，至滴水成珠，油变黑色时，膏即成。

3. 小腊茶煎

【方源】 《鸡峰》卷二十二

【组成】 铜钱一百个　乌头七个

【主治】 阴疮，痒痛出水，久不愈。

【制法、用法】 以水一碗半，煎至一碗，热洗。

4. 木通散

【方源】 《直指小儿》卷四

【组成】 木通（去皮）　萹蓄（去梗）各五钱　大黄　赤茯苓（去皮）　甘草各三钱　瞿麦（去梗）　滑石（末）　山栀仁　车前子　黄芩各二钱

【主治】 胎中热毒太盛，小儿初生，生疮疡丹毒，小便淋涩不通者。①《直指小儿》：小儿湿热蕴积，毒邪留热于膀胱，故生阴疮。②《活幼心书》：上膈热，小腹闭，烦躁生嗔，及淋证，诸疮丹毒。③《片玉心书》：因暴热所逼，小便涩而不通。④《金鉴》：小儿初生，胎中热毒太盛，大小便不通。

【制法、用法】 上锉碎。每服五钱，水一钟，加灯心十根，薄荷五叶，煎至五分，食前服。

5. 水黄膏

【方源】 《医部全录》卷二〇二引《疮疡全书》

【组成】 黄连（水二碗，文武火煎至一碗，滤去滓，再重汤慢火煎至一酒杯）二两　冰片三分　麝香三分　轻粉五分　硫黄末一钱

【主治】 妒精阴疮。

【制法、用法】 后四味俱为末，以黄连汁调和，用鹅毛润患处。

6. 艾茸敷法

【方源】 《金鉴》卷六十二

【组成】 硫黄五钱　雄黄五钱　艾茸一斤

【主治】 阴疮黑陷而不痛者。

【制法、用法】 上以硫、雄二味为末，同艾入水煎半日，水将干，取艾出，捣烂，温敷患处，再煎再易，十余次为度。

7. 玉粉散

【方源】 《医方类聚》卷一九二引《施圆端效方》

【组成】 寒水石（烧）　密陀僧　滑石各半两　腻粉　麝香各少许

【主治】 下阴疮疼不止。

【制法、用法】 上为细末。油调或干贴。

8. 玉粉散

【方源】 《医方类聚》卷一九一引《经验秘方》

【组成】 定粉　飞白粉各等分

【主治】 阴疮浸淫及不痊愈。

【制法、用法】 上为细末。洗浴净，掩敷干贴。

9. 甘草汤

【方源】 《圣惠》卷七十三

【组成】 甘草（生用）　干漆各一两　黄芩二两　生干地黄一两　赤芍药　当归各二两　龟甲五两

【主治】 妇人阴疮。

【制法、用法】 上锉细。以水七升，煎至三升，去滓，以绵蘸汤塌疮处，一日三次。

10. 龙胆泻肝汤

【方源】 《疡科选粹》卷四

【组成】 柴胡　青皮　龙胆草　山栀　大黄　白芍药　木通　连翘　黄连　滑石各等分

【主治】 肝经湿热，或囊痈便毒，下疳悬痛，肿煅作痛，小便涩滞，或妇人阴疮痒痛，或男子阴挺肿胀，或出脓水；湿热下疳，肿痛尿涩，及茎缩纵，痒痛，出白津。

【制法、用法】 水煎服。

11. 阴疮膏

【方源】 《千金》卷三

【组成】 米粉一酒杯　芍药　黄芩　牡蛎　附子　白芷各十八株

【主治】 男女阴疮及口疮。

【制法、用法】 上㕮咀，以不中水猪膏一斤煎之，于微火上三下三上，候白芷黄膏成，绞去滓，内白粉和令相得。敷疮上。

12. 杏仁膏

【方源】 《圣惠》卷七十三

【组成】 杏仁（汤浸，去皮，研）五两　白芷　川芎　生干地黄各一两　猪脂三两　羊髓三两

【主治】 妇人阴疮。

【制法、用法】 上锉细，以猪脂、羊髓拌令匀，入铛中，慢火煎，候白芷色黄，绞去滓，膏成，用瓷盒贮之。每取如枣大，绵裹纳阴中，频频换之。

13. 杏灰散

【方源】 《医级》卷九

【组成】 苦杏（烧灰）

【主治】 阴疮。

【制法、用法】 麻油调搽。

14. 胡粉散

【方源】 方出《肘后方》卷五，名见《普济方》卷三〇一

【组成】 胡粉　黄柏　黄连各等分

【主治】 ①《肘后方》：恶疮，似火自烂。②《普济方》：阴疮。

【制法、用法】 上为末。粉之。

15. 茴香散

【方源】 《普济方》卷三〇一引《千金》

【组成】 白蒺藜　附子　茴香子等分

【主治】 阴疮，风冷所伤，疼痛。

【制法、用法】 上为细散。每服二钱，食前温酒调下。

16. 济阴煎

【方源】 《医略六书》卷二十六

【组成】 川连　白术（炒）　木通各一钱半　当归三钱　川芎一钱　白芷一钱半　升麻八分　生地五钱　甘草八分

【主治】 阴疮。脓汁淋漓，脉数者。

【制法、用法】 水煎，去滓温服。

17. 二参丸

【方源】 《圣济总录》卷一三三

【组成】 玄参　乌头（炮裂，去皮脐）　何首乌各二两　苦参二两　丁香一分

【主治】 热疮。

【制法、用法】 上为末，面糊为丸，如梧桐子大。每服二十至三十丸，空心盐汤送下，每日三次。

18. 人参汤

【方源】 《圣济总录》卷一七

【组成】 人参三分　茯神（去木）半两　龙齿（研如粉）一两　钩藤一分　蚱蝉（去足头翅，微炙）二枚　麦门冬（去心，焙）一两　杏仁（去双仁、皮尖，麸炒令熟）一两半　蛇蜕皮（微炙令黄）二寸

【主治】 小儿壮热，惊悸，并热疮出。

【制法、用法】 上为粗末。一二岁儿，每服一钱匕，水半盏，煎至三分，去滓，入牛黄一豆许大，分温二服，空心、午后各一。

（五）艾滋病

艾滋病是一个新发疾病，中医历代文献中尚无艾滋病之名，近年来根据艾滋病的传播方式，流行情况，发病特点，临床表现以及预后转归等方面，中医界人士提出了艾滋病应属于中医"疫病""伏气温病""虚劳""症瘕""阴阳易"等范畴。

二、其他传播性疾病

（一）传染性软疣

传染性软疣被称为"鼠乳"，病名见于隋朝巢元方《诸病源候论》："鼠乳，身面忽生肉，如鼠乳之状，谓之鼠乳也。"传染性软疣是由肝火内炽、脾湿痰凝、复感风热毒邪，导致气血凝滞淤积皮肤而成，治疗应清热解毒、活血化瘀、燥湿化痰、理气散结。

1. 大青汤

【方源】 《圣济总录》卷五十

【组成】 大青（锉）三分　麻黄（去根节）　石膏（碎）　芒消　黄柏（去粗皮）　生干地黄（焙）各一两半　枳壳（麸炒，去瓤）　赤茯苓（去黑皮）各一两

【主治】 大肠热满，肠中切痛，或生鼠乳，大便不通。

【制法、用法】 上为粗末。每服三钱匕，水一盏半，加苦竹叶十片，煎至八分，去滓温服，每日三次。

2. 大黄汤

【方源】 《圣济总录》卷一四三

【组成】 大黄（锉，炒）五两　滑石三两半　芒消（研）　桑根白皮（锉）　黄芩（去黑心）　杏仁（汤浸，去皮尖双仁，炒）各一两

【主治】 数十年五痔，下血如鸡肝，肛边结核如鼠乳，肛中疼痛。

【制法、用法】 上为粗末。每服六钱匕，以酒一盏，水一盏，加大枣二枚（擘破），同煎至一盏，去滓，空心温服。微利一两行为度，未利再服。

3. 石榴散

【方源】 《圣济总录》卷一四一

【组成】 酸石榴（大者）一枚　黄连（宣州者，去须）　白矾（熬）各一两

谷精草（炒焦）半两

【主治】 牡痔，肛边生鼠乳。

【制法、用法】 先将石榴割下盖子，去里面子，三分取出一分，次将黄连、白矾同拍碎，入在石榴内，却用盖子掩定，湿纸裹，胶泥固济，炭火煅赤，候冷去泥，与谷精草同研极细，入麝香一钱和匀。每服一钱匕，空心热酒调下。

4. 四效散

【方源】 《袖珍》卷三引《圣惠》

【组成】 密陀僧二钱　麝香片　脑各半钱　铜绿一字

【主治】 鼠乳痔漏。

【制法、用法】 上为末。先用浆水洗拭，干敷。

5. 如圣膏

【方源】 《圣济总录》卷一四三

【组成】 芫花根不计多少

【主治】 痔瘘有头，或如鼠乳。

【制法、用法】 上药洗净阴干，木臼内捣，入水少许绞取汁，于银石器内，慢火煎成膏。将丝线就膏内度过，以线系痔头，初时微痛心躁，候落，以纸捻子膏药纳于窍内。永除根本。未落不得使水。

6. 皂荚丸

【方源】 《圣惠》六十

【组成】 皂荚（不蛀、肥长一尺者，汤浸，去皮，涂酥，炙令黄焦，去子）十梃　黄芪（锉）　枳壳（麸炒微黄，去瓤）各一两　麝香（细研入）半两　当归（锉，微炒）　桂心　槐耳（微炒）　槐子（微炒）各一两　附子（炮裂，去皮脐）二两　白矾（烧灰）二两半　猬皮（炙令黄焦）一两　乌蛇（酒浸，去皮骨，炙微黄）二两　槟榔　鳖甲（涂醋炙令黄，去裙）　川大黄（锉碎，微炒）各一两

【主治】 痔疾，肛边生鼠乳，及大腹黑痛，坐卧不得。

【制法、用法】 上为末，炼蜜为丸，如梧桐子大。每服三十丸，空心及晚食前以温粥饮送下。

7. 枳壳丸

【方源】 《圣济总录》卷一四一

【组成】 枳壳（去瓤，麸炒）　防风（酒浸一宿，去叉，焙）　槐花（麸炒）荆芥穗　薄荷　甘草（炙）各半两

【主治】 牡痔，肛边生鼠乳，出脓血。

【制法、用法】 上为细末，炼蜜为丸，如梧桐子大。每服二十丸，米饮送下，一日三次，不拘时候。

8. 威灵仙丸

【方源】 《圣济总录》卷一四三

【组成】 威灵仙（净洗，焙干）二两　木香一两

【主治】 肠风痔瘘，肛边鼠乳，疼痛不可忍。

【制法、用法】 上为细末，炼蜜为丸，如梧桐子大。每服二十丸，加至三十丸。煎荆芥汤送下，不拘时候。服药后，忌茶半日。

9. 穿山甲散

【方源】 《圣惠》卷六十

【异名】 内消散（《直指》卷二十二）

【组成】 穿山甲二两（炙令焦黄）　麝香一分（细研）

【主治】 痔，肛边生鼠乳，及成疮，痛楚至甚。

【制法、用法】 上为细散，入麝香，同研令匀。每服二钱，食前煎黄芪汤调下。

10. 神效散

【方源】 《普济方》卷二九五

【组成】 苦参　川椒　苦葫芦　芫荽子　槐花　枳壳　荆芥　金银花　小茴香白芷　连翘　独活　麻黄　牡蛎（煅）　威灵仙　椿树皮各二两

【主治】 痔漏。多因嗜欲酒色过度。喜怒不常，致生痔漏，或如鼠乳连珠，或粪门肠头肿，流脓漏血，其痛如割，不可忍者。并治肠风下血。

【制法、用法】 上㕮咀。每用五钱，水六七碗，葱白三茎，煎五至七沸，先以盆盛药水，上坐，先蒸后洗，却以乌龙膏贴之，临卧时再以药滓熬水如前洗之，如此三至五次，夜则以膏药贴之。常服葛花酒蒸香连丸。

11. 淋渫药鸡冠散

【方源】 《御药院方》卷八

【组成】 鸡冠花　凤眼草各一两

【主治】 五痔。肛边肿痛，或生鼠乳，或穿穴，或生疮，久而不愈，变成漏疮者。

【制法、用法】 上为粗末。每用药半两，以水一碗半，煎三至五沸。乘热淋漓患处。

12. 猪蹄灰丸

【方源】 《圣济总录》卷一四一

【组成】 猪悬蹄壳（焰火上烧成灰，研）一两　水银三大豆许

【主治】 牡痔生鼠乳，肛门痒痛，触着有脓血出不绝。

【制法、用法】 先取水银，用蒸枣肉二枚，研匀。次入蹄壳灰，拌和为丸，如鸡头子大。先以盐汤洗下部，纳一丸，夜卧时再用。以瘥为度。

13. 煮白丸

【方源】 《圣济总录》卷一四一

【组成】 槐根白皮　楝根白皮　樗根白皮各三两（洗，切）　天南星　半夏各半两　威灵仙（去土）一两　寒食面二两半

【主治】 牡痔生鼠乳，下脓血，冷痛后重。

【制法、用法】 上为末，井花水和丸，如梧桐子大。每服二十丸，水煮令浮，用煮药汤送下，一日三次。

14. 槐子丸

【方源】 《圣惠》卷六十

【组成】 槐子仁（微炒）　黄芩各一两

【主治】 痔疾。鼠乳生肛边，烦热疼痛。

【制法、用法】 上为末，以水浸蒸饼为丸，如梧桐子大。每服二十丸，食前煎桑耳汤送下。

15. 槐子丸

【方源】 《圣惠》卷六十

【组成】 槐子仁（微炒）二两　干漆（捣碎，炒令烟出）一两　秦艽（去苗）　黄芩　白蔹　木香　牡蛎（烧为粉）各半两　龙骨　附子（炮裂，去皮脐）各一两　雷丸　白芷　桂心　白蒺藜（微炒，去刺）　鸡舌香各半两　楝树根白皮（锉）一两

【主治】 湿痔。或肿痛，或鼠乳附核，或肠中痒痛，久不愈者。

【制法、用法】 上为末，炼蜜为丸，如梧桐子大。每服三十丸，食前以粥饮送下。

16. 槐白皮膏

【方源】 《圣惠》卷六十

【组成】 槐白皮（锉）五两　赤小豆（捣碎）五合　白芷　甘草各二两　木鳖仁二两　槐子（捣碎）　楝子各三两　当归二两

【主治】 痔疾。下部猝痛，肛边生肉，结如鼠乳，肿硬疼痛。

【制法、用法】 上细锉，以猪膏一斤半以慢火煎，候白芷黄赤色，绵滤去滓。取滓涂摩痔上。

17. 槐角子丸

【方源】 方出《本事》卷五，名见《杨氏家藏方》卷十三

【组成】 皂角（去皮弦，醋炙）　黄芪（蜜炙）　荆芥穗　木香　露蜂房　猬皮（炙焦黄，锉）　鳖甲（淡醋煮，去裙膜，洗净，酸醋炙黄）　槐子　桔梗（炒）　穿山甲（锉碎，蚌粉炒）　芍药各一两　大黄（湿纸裹，甑上蒸）半两

【主治】 痔有鼠乳结核，作渴疼痛。

【制法、用法】 上为细末，炼蜜为丸，如梧桐子大。每服二十至三十丸，食前温汤送下，一日三次。未知，加至五十丸。

18. 榉树菌子丸

【方源】 《圣惠》卷九十二

【组成】 榉树菌子一两　蛤蟆（炙令黄）一枚　葫荽子一合　黄牛角䚡（炙黄）一两　鳗鲡鱼头（炙令黄）一枚

【主治】 小儿痔，下血不止，肛边生鼠乳，疼痛。

【制法、用法】 上为末，以水煎白胶香和丸，如弹子大。用瓶纳如装香法，烧一丸，熏下部。

19. 藜芦膏

【方源】 《圣惠》卷六十

【组成】 藜芦（去芦头）　川大黄（锉碎）　黄连（去须，微炒）各半两　楝子（捣碎）十四枚　巴豆（去皮心，研碎）三枚　桃仁（汤浸，去皮尖双仁）十四枚

【主治】 痔疾，肛边生鼠乳。

【制法、用法】 上药以猪脂五合，煎二十至三十沸，绵滤去滓，放冷。以涂痔上。

20. 鳖甲散

【方源】 《圣惠》卷六十

【组成】 鳖甲（涂醋，炙令黄，去裙襴）三两　槟榔二两

【主治】 痔。肛边生鼠乳，气壅疼痛。

【制法、用法】 上为细散。每服二钱，食前以粥饮调下。

（二）麻风

中医学认为麻风病的发病是风、湿、虫、毒乘虚而入，自表入里，久而形成痼疾。初起病邪轻浅，症状尚不明显，难以察觉，或稍觉皮肤瘙痒如虫行，或稍觉肌肤不舒等。继则正气日亏，毒邪渐进，侵淫经络，阻滞气血，闭塞营卫，逐渐造成肢体失养后，则出现局部麻木不仁、疼痛不知、感觉失常、手足闭汗、皮肤脱屑、毛发脱落、斑损结节等；日久侵淫筋骨，损伤五脏则眼扯鼻塌、唇翻齿露、语声变散、指趾脱落，手足部出现营养性溃疡。预防和治疗该病的发生发展，重点在于溃疡未发生时，扶助患者自身的正气，气血双补、补脾益肾；溃疡发生后，则需温阳益气、化痰祛湿。

麻风患者久病之后气血损耗，元气不足，营阴亏损，以致阴不维阳，故见疮疡溃后久不愈合；人参、白术、茯苓、炙甘草补气健脾，是治疗脾胃虚弱的基本方剂，

麻风病患者大多脾虚症状明显，与当归补血汤合用可增强补气生血的力量；熟地黄滋阴养血，鹿角霜益肾助阳活血，补力虽弱，但不滋腻且兼收敛作用，用于治疗疮疡多黄水，或久不愈合，又有敛疮止血之效；白蒺藜"主恶血，破症结积聚，喉痹，乳难，久服长肌肉"（《神农本草经》）；水蛭祛死血，血竭活血化瘀。

1. 一号扫风丸

【方源】 《中医外科学讲义》

【组成】 大风子三斤半　苡仁　荆芥各八两　苦参　白蒺藜　小胡麻　苍耳子　防风各四钱　白花蛇一两　苍术　白附子　桂枝　当归　秦艽　白芷　草乌　威灵仙　川芎　钩藤　木瓜　菟丝子　肉桂　天麻　川牛膝　何首乌　千年健　青礞石（制）　川乌　知母　栀子各二两

【主治】 祛风，利湿，杀虫。

【制法、用法】 上为细末，水泛为小丸，干燥后待用。成人初用二钱，每日二次。三天后如无呕吐、恶心反应，可每次加五分，至第八天后，每日三次。最大剂量可增至每日一两八钱。

2. 乙字化毒丸

【方源】 《疮疡经验全书》卷六

【组成】 牛黄　丁香　牙皂各五分　琥珀（须择体坚燥者用之）　郁金　生生乳各一钱　朱砂　雄黄　月月红　白鲜皮　乳香　穿山甲各五钱五分　制大黄二钱　僵蚕四钱

【主治】 梅疮毒结于肝胆二经，内作筋痛，攻走胁肋，上至于头，下至于足，转侧艰难，手不能举，足不能步，或颈项发块，或破烂上下，或传他经致生别病者

【制法、用法】 上为末，用神曲末五钱打稠糊入药捣匀为丸，如梧桐子大，另研朱砂为衣。每早空腹服十三丸，每晚空腹服九丸，人参汤送下；炒米汤亦可。兼用煎剂调理，病去药减，如余邪未尽，药不可撤。

3. 二圣不老丹

【方源】 《外科大成》卷四

【组成】 侧柏叶（酒浸，九蒸、晒）　白松香（煮炼九次）各等分

【主治】 癞风、麻风，眉发脱落。

【制法、用法】 上为末，炼蜜为丸，如梧桐子大。每服二钱，蜜汤送下，每日三次。

4. 二味消毒散

【方源】 《外科大成》卷一

【异名】 二味拔毒散（《金鉴》卷六十二）、二味败毒散（《药奁启秘》）。

【组成】 白矾一两　明雄黄二钱

【主治】 风湿热毒引起的疮疡、湿疹，红肿痒痛，及毒虫咬伤。

【制法、用法】 上为末。茶清调化，鹅翎蘸扫患处。

5. 七宝如意丹

【方源】 《同寿录》卷一

【组成】 人参（去芦）一两 川乌（炮，去皮尖）二两 川连（去芦须） 茯苓（去皮） 枯梗（去芦） 干姜（慢火煨） 柴胡（去芦） 肉桂（去皮，晒） 菖蒲（洗净） 木香 紫菀（去须，洗净） 槟榔（鸡心者） 当归（酒洗净） 猪牙皂（去皮） 川椒（去子，炒） 吴茱萸（去梗，盐水浸一宿） 厚朴（去皮，姜汁浸）各一两 巴豆（去壳，去油，净） 大附子（童便泡，去皮脐）一个

【主治】 膨胀，痞块，隔气，食积，疟疾，疝气，怔忡，癫狂，瘫痪、头风，痢疾，翻胃，黄疸，诸痔；妇人月经不调，赤白带下，小儿急慢惊风。

【制法、用法】 以上十九味，入臼中杵三千下，炼蜜为丸，如梧桐子大，用好辰砂为衣，收贮瓶内，置洁净处。遇病照后开汤引，五更时吞服。蛊胀，每服五至九丸，甘草汤送下；痞块，每服五至九丸，蓬术汤送下；隔气、五般食积、心腹膨胀，心气痛，每服五至七丸，生姜汤送下；酒毒便红，每服三至五丸，温酒送下；阴证伤寒，每服九丸，姜汤送下；肠中气块，每服五丸，煨姜汤送下；腹中成块痛不止，每服五至七丸，皂角煎酒送下，疟疾，每服三至五丸，桃枝汤送下，误吞毒物，每服九丸，温酒送下；膀胱痛气肿痛，每服三丸，研萝卜子或茴香汤送下；喉闭，每服七至九丸，温酒送下，瘟疫热病，每服三至五丸，井水送下；阴阳二毒、伤寒伤风，每服三至五丸，薄荷汤送下；岚瘴不服水土，伏尸传劳五痫，每服九丸，姜汤送下；癫狂，每服五至九丸，黑枣汤送下；怔忡，每服三丸，黑枣、荆芥汤送下；大麻风成块，面如虫行，口眼歪斜，脱眉烂肉，每服五至九丸，荆芥煎酒送下；偏身麻木，左瘫右痪，偏正头风，每服五至七丸，荆芥酒送下；鹤膝风，紫白点，风痰风癣，每服三至五丸，煎荆芥酒送下；肠风脏毒，每服三丸，陈米汤送下；消渴，泻泄，每服三丸，温酒送下；诸般痢，大小便闭，每服七丸，温酒送下；赤痢，每服五至七丸，黄连汤送下；白痢，每服五至七丸，甘草汤送下；气喘咳嗽，每服三至五丸，生姜汤送下；反胃吐食，每服五至七丸，荜澄茄汤送下，五淋，每服五丸，甘草、灯心汤送下；腰背痛，每服三至五丸。盐汤送下；十肿水气，每服五丸，茯苓汤送下；黄疸，每服五丸，茵陈汤送下；诸痔，每服三丸，淡矾汤送下；血气刺痛，每服三丸，牛膝汤送下；产后肠痛下血，每服五丸，阿胶酒送下；血崩，每服五丸，百草霜调酒送下；死胎，每服七丸，苎麻煎酒送下；血晕头痛，每服三丸，姜汤送下；赤白带，每服三丸，丝绵灰调酒送下；月经不调及不受孕，每服五丸，艾醋汤送下；小儿急慢惊风，金银花、薄荷汤送下，一岁一丸，三岁三丸；疳虫，使君子、灯心汤送下，一岁一丸，三岁三丸；气痛，姜汤送下，一岁一丸，三岁三丸；唾涎咬牙，盐汤送下，一岁一丸，腮肿丹瘤，痈疽疔疖，每服三至五丸，温酒

送下，上药引一时不便，即用开水亦可，小儿不能吞下，化开服之。

6. 三花饮

【方源】 《疯门全书》

【组成】 菊花 银花 红花 艾绒 藿香 甘松 白芷 蝉蜕 僵蚕 薄荷 防风 荆芥 羌活 独活 蒺藜 蔓荆 川芎 归尾 甘草

【主治】 麻风。

【制法、用法】 灯心为引。

7. 三宣汤

【方源】 《解围元薮》卷四

【组成】 麻黄根 地骨皮 草乌头各二两

【主治】 麻风。

【制法、用法】 加朴消二两，研匀，每用一两，水一桶，椒一合，葱三十根，艾一两，煎十数沸，加入米醋一碗，去滓，于密室中先以帨巾拖搭四肢，候温即澡洗之，令汗透身面如珠。就于室中睡一时，汗解方出。五日一浴。

8. 大风丸

【方源】 《医学入门》卷八

【组成】 大风子肉半斤 荆芥 当归 苦参各一两半 羌活 防风 蝉蜕 全蝎各一两

【主治】 麻风。

【制法、用法】 上为末，用大风子壳煮汁，和晚米糊为丸，如梧桐子大，每服一百丸，一日三次，温酒送下。

9. 大风丸

【方源】 《解围元薮》卷四

【组成】 大风子肉三十两 防风 川芎各十两 蝉壳 羌活 细辛 首乌 独活 苦参 当归 牛膝 全蝎 黄芪 薄荷各二两 白芷 狗脊 牛黄 血竭各五钱

【主治】 麻风病，眉目遍身秽烂者。

【制法、用法】 上为末，米糊为丸，如梧桐子大。每服十五丸，空心以茶送下，一日三次。外以桑条灰二斗，滚汤淋汁洗头面；有疮者，以汁调灰涂之。或用黑豆、绿豆浸取豆浆，三日煎汤浴一次，仍频洗脚。

10. 大麻风丸

【方源】 《医学入门》卷八

【组成】 苦参三斤 羌活 独活 白芷 白蔹 白蒺藜 天花粉 何首乌各四两 皂刺（煅） 当归各半斤

【主治】 大麻风初起，遍身疮点五色，不知痛痒，手足麻木。

【制法、用法】 上为末，用皂角五斤切细，温水浸五日，去滓，慢火熬成膏为丸，如梧桐子大。每服百丸，空心酒送下。

11. 大麻风丸

【方源】 《内外验方秘传》

【组成】 大胡麻 苦参 白蒺藜 生地（另捣）各一斤 苡仁 防风 荆芥各四两 当归六两 灵仙八两 苍术六两 羌活 独活各三两 海风藤六两 全蝎四两 乌梢蛇八两 丹皮四两 蕲蛇八两 秦艽六两 干浮萍 角针 知母 苍耳草各八两 僵蚕四两 地肤子六两 白鲜皮 白附子 蝉衣各四两 豨莶草八两 胡黄连二两 夏枯草八两 川芎 蛇床子各四两 黑芝麻（另捣）二升 甘菊四两 首乌六两 杏仁四两 枫子仁（煮七天，捣溶，铺纸上压去油）二斤

【主治】 大麻风。

【制法、用法】 上药各为末，炼蜜为丸。每早、晚各下三钱，开水送服。

12. 大麻风丸

【方源】 《全国中药成药处方集》（杭州方）

【组成】 陈皮 当归 防风 白芷 荆芥 海桐皮 苦参 羌活 茅苍术 明天麻各二钱 海风藤二两 广木香 秦艽 薏米仁 生甘草 川续断 川牛膝 连翘各二钱 桂枝一钱 大红枣四枚 生姜二片（以上共煎汁泛后丸药用） 大胡麻 小胡麻 白蒺藜各二十两 苦参十六两 防风 荆芥各八两 全当归 茅苍术各六两 薏米仁 川续断 川牛膝各四两 大风子霜十两

【主治】 风湿相乘，恶血凝滞，成大麻风恶症，周身不仁，红斑破烂，遍身如癣。

【制法、用法】 上为极细末，用前药汁为丸。每服二至三钱，用细芽茶汤送下，一日三次。忌房事、厚味动风之物。

13. 万字丸

【方源】 《疯门全书》

【组成】 白花蛇（去头、皮、脏、骨）一条 白蒺藜七两 白僵蚕 白附子 威灵仙 风子肉各一两 土麻仁六两 川黄连（乳蒸）五钱

【主治】 麻风。

【制法、用法】 炼蜜为丸，早、晚空心各服五钱。

14. 小神丸

【方源】 《疯门全书》

【异名】 英藜苦参丸

【组成】 白蒺藜（去刺）二两 北蝉蜕（去头足）三钱半 北全蝎（米汁洗，

糯米水炒，或姜汁炒）　荆芥穗　北防风　大风子肉（壳不用，黑豆煮七次，去净油，否则伤目）各二钱半　大羌活五钱　全当归（酒洗）三钱半　大川芎（酒洗）二钱半　土麻仁一两半　白苦参（酒洗）（无癣者，此味不用）一钱半

【主治】　麻风。

【制法、用法】　上为末，老米饭捣烂和为丸，每服四五钱，空腹茶送下，早、晚各一次。间时方进饮食。服十日，即停三日，此三日服行药丸十粒，三日三次，后又服小神丸。忌热汤、热茶。

15. 天南星丸

【方源】　《圣惠》卷二十一

【组成】　天南星（炮裂）　天麻各一两　白附子（炮裂）　白僵蚕（微炒）各半两　乌蛇肉（酒浸，炙微黄）一两　羌活三分　赤茯苓一两　干蝎（微炒）一分　朱砂（细研）半两

【主治】　手足顽麻风。

【制法、用法】　上为末，入朱砂更研令匀，炼蜜为丸，如梧桐子大。每服二十丸，食前以温酒送下。忌羊血。

16. 天仙换骨丹

【方源】　《秘传大麻风方》

【组成】　狗脊（去毛，焙）十两　细辛十一两　当归一两　蝉蜕二两　白芷三两　川芎一两　牛黄五钱　水蛭（另研）一两五钱　大风子（去壳，蒸熟）半斤　乌药　防风各十两　牙皂三两　白及七钱　全蝎（炒）一两五钱

【主治】　麻风病。起初时形如小鳖棋子，遍身疙瘩块，久而不治，遍身作痒，名曰珍珠疯。

【制法、用法】　先将牛黄、水蛭、风子蒸熟，白内打烂，入药末，陈米饭为丸，如绿豆大。每服七十丸，早、晚酒送下，一日三次。

17. 天真玉髓丸

【方源】　《疡医大全》卷二十八引《家秘》

【组成】　白蒺藜（炒去刺）　草胡麻（去土，微炒）　苦参（鲜明者）　荆芥　当归身（酒洗）　防风（去芦）各四两　海风藤（香者为上，如马鞭根，切片，花纹如槟榔尤妙）　枳壳（去瓤净）　白术　木通各二两　乳香（去油）　没药（去油）　牛膝　川桂枝各一两　重全蝎七个　大风子（同天麻五钱煮，去白衣膜，石臼内捣碎和匀）五两　虎骨（酥炙）二两

【主治】　大麻风、紫云风。

【制法、用法】　上为细末，水法叠丸。每早、午、晚各服三钱，白汤送下，用香橼片过口。如服此丸反觉饮食少进，身体倦怠疲困，则药力到矣，须耐心久服，

可保全功，渐加至五钱、七钱更妙。忌食面酱、酱油、火酒、川椒、羊、鹅发物等味；惟乌鱼、芝麻相宜。

18. 五枝汤

【方源】 《脚气治法总要》卷下

【异名】 五枝浴（《串雅外编》卷二）

【组成】 桑枝 槐枝 楮枝 柳枝 桃枝各一升

【主治】 脚气，麻风。

【制法、用法】 上各锉细。以蓖麻叶一把，水三升，煎取二升，去滓，淋洗足膝。

19. 内府药酒

【方源】 《疡医大全》卷二十八

【组成】 甘草 破故纸 苍术各二钱 何首乌 人参 五加皮 草乌 肉苁蓉 砂仁 白术 杏仁 当归 川椒各一钱七分 小茴香 牛膝 虎骨 枳壳 半夏 香附 青皮 枸杞子 菟丝子 良姜 木香 厚朴 白扁豆 赤芍 陈皮 枳实 防风 生地黄 熟地 荆芥 天门冬 五味子 麦门冬 三棱 莪术 槟榔 吴茱萸 桔梗 桑白皮 藁本各一钱 胡桃肉（去皮） 红枣（去核） 白糖各五两六钱七分

【主治】 麻风。

【制法、用法】 上用米、烧酒、白酒酿各六斤，盛坛内，以绢袋盛药，挂坛内扎紧，放锅内，重汤煮三炷香为度，埋土中七日，出火毒。用瓷杯顿热饮下。

20. 化疠仙丹

【方源】 《洞天奥旨》卷十五

【组成】 玄参 苍术各三两 苍耳子 蒲公英各一两 桔梗三钱 金银花二两

【主治】 湿热变化疠风，即大麻风

【制法、用法】 水煎，每日作一服。

21. 牛黄搜风丸

【方源】 《疡医大全》卷二十八

【组成】 大风肉（去油净）五两 陈皮 当归身 山栀 何首乌 黄芩 白芍药 黄柏 五灵脂 熟地 白附子 川芎 皂角子 青皮 石菖蒲 乌药 地骨皮 枳壳 北细辛 羌活 川草薢 独活 连翘 前胡 藁本各一两 威灵仙 苦参 白僵蚕 人参 白术 防风 血竭 牛膝各三两 白芷 草乌各五钱 木香 牛黄各三钱 香蛇（酒浸，去骨，炙）一条

【主治】 大麻风。

【制法、用法】 上为末，米饭为丸，如梧桐子大。每服七十丸，清茶送下。忌

牛、羊、猪、鸡、鹅等有毒及动风果品。远酒色，戒忧怒，慎寒暑。

22. 升平散

【方源】 《解围元薮》卷四

【组成】 紫萍　黑豆　升麻　麻黄各等分

【主治】 麻风。

【制法、用法】 上为末，酒糊为丸，如绿豆大。每服五十丸，临卧以酒送下，取汗。三日再服。三次愈。

23. 乌头丸

【方源】 《圣惠》卷二十一

【组成】 川乌头（用黑豆三升，水二斗煮，以黑豆烂熟为度，切作片子，曝干）半斤　天麻　黄芪（锉）　当归（锉，微炒）　羌活　肉桂（去皱皮）　防风（去芦头）各二两

【主治】 顽麻风。

【制法、用法】 上为末，用生姜自然汁六两，蜜十二两，和药为丸，如绿豆大。每日空心服十丸，温酒送下，晚食前再服。

24. 乌头汤

【方源】 《医统》卷九

【组成】 草乌头　麻黄根　地骨皮　朴消各一两

【主治】 大麻风癫，紫、白癜风

【制法、用法】 上为粗末，用水一桶、椒一合、葱三十根、艾叶一两同煎数十沸，用醋一钟和匀，坐密室中围壅，自用手巾搭四肢，候汤可浴，即浴令汗透，面上如珠出，或坐或卧片时，汗干方可着衣，避风五日再浴。如此三至五次，每浴后更服换骨丹。

25. 乌蛇丸

【方源】 《圣惠》卷二十一

【组成】 乌蛇（酒浸，去皮骨，炙令微黄）二两　防风（去芦头）　细辛各一两　白花蛇（酒浸，去皮骨，炙令微黄）二两　天麻　独活　肉桂（去皱皮）　枳壳（麸炒微黄，去瓤）　苦参（锉）各一两

【主治】 身体顽麻风。

【制法、用法】 上为末，炼蜜为丸，如梧桐子大。每服二十丸，食前温酒送下。

26. 乌蛇散

【方源】 《圣惠》卷二十一

【组成】 乌蛇肉（酒浸，炙令黄）五两　天麻　桂心各一两　羌活半两　防风（去芦头）　麻黄（去根节）　白僵蚕（微炒）　苦参（锉）各一两　踯躅花（酒拌

令匀，炒干）　人参（去芦头）各半两　白蒺藜（微炒，去刺）二分　赤茯苓一两
赤芍药半两　威灵仙　枳壳（麸炒，微炙，去瓤）各一两　川芎半两　天蓼木一两

【主治】　顽麻风，搔之皮肤不知痒痛。

【制法、用法】　上为细散。每服二钱，空腹、晚食前以温酒调下。忌猪、鸡肉。

27. 丹字丸

【方源】　《疯门全书》

【组成】　龟板（醋炙七次）一斤　黄芩（酒炒）　栀仁（酒炒）　防风各二两

【主治】　麻风

【制法、用法】　炼蜜为丸。早、晚各三钱，服二次丸后，间服三黄解毒汤。

28. 风丸

【方源】　《青囊秘传》

【组成】　浮萍草　马齿苋各等分

【主治】　麻风及一切风气。

【制法、用法】　每服三钱，一日三次。

29. 风顶

【方源】　《串雅补》卷一

【异名】　大风门。

【组成】　羌活　独活各五钱　秦艽三钱　僵蚕五钱　全蝎三钱　苍术七钱　白
芷三钱　甲片五钱　川蜈蚣（炙）十二条　川乌（姜制）一两　草乌（姜制）五钱
当归一两　桂枝八钱　麻黄八钱　虎吃不完的狗骨头（煅）二两

【主治】　麻风，痛风，跌打损伤，狗咬。

【制法、用法】　上为细末，瓷器收贮。量人虚实，酒送下。

30. 东华玉髓

【方源】　《类证治裁》卷五

【组成】　大风子（研末，隔汤化油）四两　乳香　没药　血竭各二钱　牛黄一
钱五分　麝香五分　阿胶一钱　琥珀　珍珠各三钱　雄黄五钱　地龙（炙）七钱
冰片三钱　芒消八分

【主治】　大麻风。

【制法、用法】　大风油调药。每服一钱，酒下。

31. 四六汤

【方源】　《石室秘录》卷四

【组成】　苍耳子　苍术　薏仁　茯苓　熟地　元参各四两

【主治】　感疠而成大麻风，外症皮红生点，须眉尽落，遍体腐烂，臭气不可闻，
人不肯近。

【制法、用法】 上为末，炼蜜为丸，每日吞用一两。忌房事。

32. 四圣散

【方源】 《解围元薮》卷四

【组成】 牛黄二钱 麝香三钱 胆矾四钱 明矾五钱

【主治】 大麻风。

【制法、用法】 上为末，香油调。如上身病重，以二分擦手心，一分擦足心，下身重反是，每度以四次均擦，三四日则吐出臭黑水。二至七日以雄鸡约一斤半重一只，煮热酱拌食之，其汁煮饭吃，三至七日用防风、荆芥、苍术、石斛、蛇床、羌活、白芷煎汤洗浴，四至七日服蜡矾丸半升，病愈。

33. 四魔粉

【方源】 《解围元薮》卷四

【组成】 硇砂 斑蝥 江子 银油

【主治】 麻风。

【制法、用法】 上为细末，凡风症高肿，紫黑成块坚顽者，将楮叶擦损苦皮，以药擦上，贴膏即烂去。

34. 白头翁丸

【方源】 《圣惠》卷二十一

【组成】 白头翁（去芦头，蒸五遍，焙干） 当归 川大黄（锉碎，微炒）羌活 苦参（锉） 独活 防风（去芦头） 牛膝（去苗） 仙灵脾 枳壳（麸炒微黄，去瓤） 桂心 晚蚕蛾（微炒）各半两 乌蛇肉（酒浸，炙微黄）二两

【主治】 顽麻风及腰脚疼痛。

【制法、用法】 上为末，炼蜜为丸，如梧桐子大。每服十丸，食前以温酒送下。渐加至三十丸。

35. 白花蛇丸

【方源】 《疮疡经验全书》卷七

【组成】 白花蛇（酒浸三夕）一条 白附子 天麻 牛膝 当归（酒浸）各一两 何首乌二两 僵蚕（炒）一两 威灵仙二两 羌活 独活 防风 萆薢 蔓荆子 苦参各一两 甘草（炒）七钱 石菖蒲（酒浸）二两 蝉壳一两 白芍四两川芎一两 苍耳草四两 雷丸三两 赤芍一两 风子肉三两 枳壳一两 雄黄五钱皂角三两 乌药

【主治】 大麻风。

【制法、用法】 上为细末，炼蜜为丸，如梧桐子大。每五十丸，空心好酒送下。

36. 白鹿洞方

【方源】 《洞天奥旨》卷十六

【组成】 大风肉　明天麻（酒浸）　川防风（去芦）　汉防己　香白芷（酒浸）各四两　独活　苏薄荷各二两　全蝎（洗去盐足）三两　僵蚕（炙，去足）　蝉蜕（去足）各六两　金头蜈蚣（炙，去头足）二两　蕲蛇（酒浸，焙）八两　穿山甲（烧）二两　狗脊（去毛，酒浸）　白菊花　大何首乌（忌铁）各四两　川当归（酒浸）六两　好苦参（净）四两　大川芎一两　赤芍六两　山栀仁（炒）　连翘（净）白苏各二两

【主治】 大麻风，眉毛脱落，手足拳挛，皮肉溃烂，唇翻眼锭，口歪身麻，肉不痛痒，面生红紫斑。

【制法、用法】 上为末，酒糊为丸，如梧桐子大。每服七十至八十丸，空心好酒送下，临卧再一服。

37. 白玉蟾末药
【方源】 《解围元薮》卷三

【组成】 草乌　白术　朱砂　细辛　雄黄　白芷　防风　苍术各五两　麻黄八两　川乌一大个

【主治】 麻风瘫痪软，冷麻困痹。

【制法、用法】 上为末，每服一钱，用葱白头七枚，陈酒一碗煎滚送下。重者用之，先以药汤洗，再进此药，临卧服。取汗避风。

38. 白玉蟾浴汤
【方源】 《解围元薮》卷三

【组成】 苍耳子　防风　荆芥　马鞭子草　紫苏　苦参　金银花　白芷　遍地香　泽兰

【主治】 麻风，手足及遍身有肿块成疮，或冷麻者。

【制法、用法】 将各药烧汤洗涤，如烂者，一日洗一二次。

39. 必胜散
【方源】 《外科正宗》卷四

【异名】 柳霜串（《串雅内编》卷三）

【组成】 大黄　槟榔　白牵牛各一钱　粉霜一钱五分

【主治】 大麻风，血热秘结，脏腑不通。

【制法、用法】 上药各为细末。年壮者作五服，中年久虚者作七服。用生姜四两捣汁，赤砂糖三钱，加水一大杯，三味和匀，临睡时腹中稍空，顿温通口服之即睡。至三更，遍身麻木如针刺，头目齿缝俱痛，此药寻病之功已达，行出大小二便，或青、白、黑、黄、又或红虫之类，此乃病根也，一月内服药三次渐痊，眉发俱生，肌肤如旧。

40. 加味四物汤
【方源】 《济阳纲目》卷八十三

【组成】 当归 川芎 芍药 熟地黄（砂仁、沉香炒） 羌活 防风 陈皮 甘草

【主治】 麻风。

【制法、用法】 上锉，水煎服。

41．加味金龙丸

【方源】 《中国麻风病学》

【组成】 大枫子（去壳）十两 伏龙肝三两 川芎 连翘 皂角刺 大黄各二两

【主治】 大麻风

【制法、用法】 炼蜜为丸，用后当下脓血、赤水。其虫若系紫黑色者，为多年之病；若系红色者，为近日之病，连服数日，虫积尽下，即停止服药。

42．加减地黄丸

【方源】 《外科大成》卷四

【组成】 熟地四两 山药 山萸 茯苓 丹皮 五加皮 杜仲 牛膝 金银花 远志各二两 猪肾四个 紫河车一具

【主治】 大麻风将愈。

【制法、用法】 上为末，炼蜜为丸，如梧桐子大。每服百丸，空心淡盐汤送下。

43．观音露

【方源】 《仙拈集》卷四

【组成】 甘草 威灵仙各一斤

【主治】 大麻风坏烂，并一切风痹疼痛。

【制法、用法】 水二担，将药煎五六滚，倾入大缸内，令病人用小凳坐其中，周围用席围定熏浸，待水温方洗，令浑身汗透淋漓，共洗三日，药味尽止。浴后大避风寒。

44．坎离丹

【方源】 《解围元薮》卷四

【组成】 明雄黄一两 明矾二两

【主治】 麻风。

【制法、用法】 上为末。每服五分，热酒下。如难服，用黄米糊为丸，如梧桐子大。服三至七日全愈，永无毒发。

45．苍耳草膏

【方源】 《中国麻风病学》

【组成】 鲜苍耳草五斤

【主治】 ①《中国麻风病学》：麻风及一切风湿之病。②《中医外伤科学》：麻

风，不论初起病重，眉毛脱落，皮肤紫斑，麻木，肌肉痛痹。

【制法、用法】 将苍耳草去根须切断，约二寸长，晒干后，放大锅内，水十五斤，由早晨七时，熬至午后，将汁滤净，再将汁熬至晚七时，成为膏后，不加糖质。每服一至二小匙，开水冲下，患在上部，三餐后服；患在下部，三餐前服。

46. 芦荟丸

【方源】 《外科真诠》卷下

【组成】 芦荟 胡连 川连 芜荑 青皮 雷丸 鹤虱一两 木香三钱 元寸五分

【主治】 ①《外科真诠》：大麻风。②《全国中药成药处方集》（武汉方）：小儿疳积，虫积，肚腹胀满，口鼻生疮，牙龈蚀烂。

【制法、用法】 上为末，糊为丸。每服一钱。

47. 苏骨丹

【方源】 《解围元薮》卷四

【组成】 汉防己三两 风藤四两 甘草二两 松香（酒煮一日，倾水抽扯五至七次，白净细腻，俟冷取出）一斤

【主治】 麻风。

【制法、用法】 共为末，米糊为丸，如梧桐子大。每服七十丸，白汤送下。

48. 何首乌酒

【方源】 《金鉴》卷七十三

【组成】 何首乌四两 当归身 当归尾 穿山甲（炙） 生地黄 熟地黄 虾蟆各一两 侧柏叶 松针 五加皮 川乌（汤泡，去皮） 草乌（汤泡，去皮）各四钱

【主治】 大麻风，稍露虚象者。

【制法、用法】 将药入夏布袋内，扎口，用黄酒二十斤，同药袋入坛内封固，重汤煮三柱香，埋窖七日。开坛口取酒，时时饮之。令醺醺然，作汗避风。

49. 佛手膏

【方源】 《三因》卷十五

【组成】 斑蝥（去翅足）七个 巴豆（去皮）七粒 杏仁（去皮尖）二至七粒 红娘子（去翅足）二至七个 砒霜（别研） 盆消各一钱 黄腊 韶粉 沥青（研）各半两 硫黄 黄丹各三钱 腻粉（炒）十钱 绿豆一合 槐角三条 麻油四两 乱发鸡子大一两

【主治】 麻风。

【制法、用法】 上用油煎令发化，次下红娘子，次下巴豆、槐角等，逐味下，焦者漉出，方下硫黄、盆消及丹粉等。以箅子不住手搅令匀，滴水成珠为度。用时

先将针轻手刺疮核，用药一粟米大，放针处。次日挤疮，有黑臭脓血出。两三日，血渐少，次服去毒丹。

50. 皂荚膏摩方

【方源】《圣惠》卷二十一

【组成】 皂荚（肥者）五挺　川乌头一两　乌蛇肉二两　硫黄（细研）三分

【主治】 身体手足有顽麻风。

【制法、用法】 上以酒三升，浸皂荚三宿，揉取汁，入锅中，同乌头、乌蛇等煎至一升，滤去滓，更熬令稠，离火，入硫黄末搅令匀。旋取摩顽处即效。

51. 龟柏丸

【方源】 方出《丹溪心法》卷二，名见《医学入门》卷七

【异名】 椿皮丸（《明医指掌》）卷六

【组成】 龟板二两　侧柏叶　芍药各一两半　椿根皮七钱半　升麻　香附各五钱

【主治】 便血久而致虚，腰脚软痛，及麻风疮疡见血。

【制法、用法】 上为末，粥为丸。四物汤加白术、黄连、陈皮、甘草、生姜煎汤送下。

52. 灵字丸

【方源】《疯门全书》

【组成】 白苦参（生用，脾经无病勿用）三两　白花蛇一两　白蒺藜七两　风子肉一两　土麻仁六两　小云连五钱

【主治】 麻风。

【制法、用法】 炼蜜为丸。吞服，早晚、空心各服五钱。

53. 附雄散

【方源】《解围元薮》卷四

【组成】 歪附子（生捣）一只　雄黄　白附子　樟冰各二两　白芷　杏仁　草乌　南星　半夏　牙皂　蛇床子各五钱　白及　白蔹　川椒各一两　川乌　车米　山慈姑　五倍子各七钱　蝎尾　僵蚕各一两二钱　蟾酥三钱

【主治】 麻风，手指、足趾皮肉麻木，斑剥及肿块。

【制法、用法】 上为末。以姜蘸擦斑剥肿块上，须于密室内擦，如见风触之则病反凶。如手指、足趾皮肉麻木，用药末一两、白及一两和匀，先以秦椒，透骨草煎汤，拿洗患处。再用柏叶熏蒸，方用火酒调药，炖为膏子搽上，渐平复。

54. 松漆丸

【方源】《外科大成》卷四

【组成】 漆树头（瓦焙）四两　松节（醋炒九次）一两五钱　皂角刺（烧酒炒

九次）一两

【主治】 癞风，麻风，紫云风。

【制法、用法】 上药各为末，和匀，酒糊为丸，如胡椒大。每服一钱许，茶清送下，早、晚各一次。七日见效，药尽自愈。

55. 苦参丸

【方源】 《外科正宗》卷四

【组成】 苦参一斤　大风子肉六两　荆芥十六两　防风　白芷各六两　全蝎　何首乌　白附子　枸杞子　威灵仙　当归　大胡麻　川芎　蒺藜　大皂角　川牛膝　牛蒡子　独活各五两　蔓荆子　风藤　羌活　连翘　苍术　天麻　杜仲　草乌（泡，去皮尖）　甘草各三两　人参一两　砂仁二两　白花蛇（切片，炙黄）二两

【主治】 大麻风，毋分新久，穿破溃烂。

【制法、用法】 上为细末，酷打老米糊为丸，如梧桐子大。每服三十至四十丸，温酒食前、后任下。避风、忌口。

56. 苦参膏

【方源】 《解围元薮》卷四

【组成】 新鲜苦参（锉片）十斤

【主治】 大麻风，隐疹，挛痪。

【制法、用法】 老酒一坛浸之，春五、夏三、秋七、冬九日、取出，晒干为末，加紫浮萍五两，用苍耳草自然汁十碗煎熟，加白蜜五六斤，同炼成膏，人参、萍末和匀，瓷瓶收贮。每用一匙，以白汤或酒化下。

57. 矾艾煎

【方源】 《仙拈集》卷四

【组成】 明矾四两　蕲艾　楝树皮　大椿皮各半斤

【主治】 大麻风。

【制法、用法】 煎汤浸浴。数次愈

58. 明目解毒汤

【方源】 《疯门全书》

【组成】 菊花　荆芥　防风　羌活　草决明　蔓荆子　薄荷　柴胡　蒺藜　川连　谷精草　连翘　芍药　车前　土麻仁　甘草

【主治】 麻风目昏、目赤、目斜。

【制法、用法】 加生姜二片为引。

59. 金丸药

【方源】 《秘传大麻疯方》

【组成】 防风　桔梗　羌活　全蝎　独活　天麻　灵仙　升麻　陈皮　首乌

麻黄　狗脊　川芎　牛蒡子　蔓荆（去花）各四两　荆芥八两　风藤　川归各四两　蝉壳　胡麻各二两　枫子肉二斤半　雄黄二两

【主治】　麻风。肺经受病，其色白，初起粉色，眉毛先落，面若虫行，遍身起癣如鳞。

【制法、用法】　上为末，酒打晚禾米粉糊为丸。一日三服，清茶荆芥汤送下。

60．金甲散

【方源】　《外科方外奇方》卷四

【组成】　穿山甲（全者）一只　生漆一斤

【主治】　大麻风。

【制法、用法】　每日将山甲漆数次，漆完用瓦器将山甲炙灰，如病人要头身先好，即服穿山甲头身起一钱；足先好，即服穿山甲足四只起，兑陈酒服完即愈。

61．金蟾酒

【方源】　《绛囊撮要》

【组成】　大虾蟆一只

【主治】　大麻风，全身肿烂，头发眉毛俱脱落而腐烂。

【制法、用法】　用泥裹煨熟，去泥，以大碗盛蟆，小碗盖住，冲热黄酒，再隔水煮一刻。只服酒，取汗为度。

62．金草药方

【方源】　《秘转大麻风》

【组成】　桑叶　桃枝　枫枝　槐枝　柳枝　松枝　苦参各四两

【主治】　麻风，肺金受病，其色白，初起粉色，眉毛先落、面若虫行，遍身起癣如鳞

【制法、用法】　煎汤熏洗。逐日用之。

63．金煎药方

【方源】　《秘传大麻风方》

【组成】　升麻　连翘各六分　桔梗　黄芩各五分　生地七分　苏木　黄柏各五分　黄芪　全蝎　人参各三分　白豆蔻四分　甘草二分　地龙（去土，焙干）五分　桃仁三分　虻虫（去头翅）二分　梧桐泪一分　川归四分　水蛭（炒烟尽）　黄连各三分　寸香少许

【主治】　麻风。

【制法、用法】　上药除黄连、连翘、梧桐泪、豆蔻等外，先将寸香、水蛭、虻虫亦研为末，余药都作一服，水二杯，酒一钟，入连翘同煎去滓。人梧桐泪、白蔻、寸香再煎至七分，稍热服。

64. 金蝉脱壳方

【方源】 《秘传大麻风方》

【组成】 当归 川芎 防风 滑石 天麻各三两 芍药 桔梗各一两五钱 僵蚕 大黄各二两 人参 独活 山栀 黄连 白术 蝉蜕 黄芩 石膏各二两 苦参四两 连翘 黄柏各二两 细辛一两 荆芥三两五钱 羌活 全蝎各二两 芒消 沉香各一两 枫子肉四斤

【主治】 麻风。

【制法、用法】 先将枫子肉为膏，余药为末，用黄米饭打糊和膏，打千捶为丸，如梧桐子大。每服一百丸，一日三次，茶汤送下。

65. 疠风丸

【方源】 《仙拈集》卷四引《集验方》

【组成】 老虾蟆一个 白砒三钱 铜绿 人中白各二钱

【主治】 大麻风。

【制法、用法】 上为末装蟆口内，线缝好，以泥包裹，火煅烟尽为度，取起去泥，约有五钱，配苦参、瓦松各一两，神曲糊丸，如梧桐子大。每服五分，滚水或麻黄汤酒送下俱可。五死引药：脾死，麻木不仁，苍术汤送下；血死，手足生脓，生地汤送下；肉死，割切不痛，苦参汤送下；筋死，手足脱落，续断汤送下；肾死，脚下有孔，薏苡牛膝汤送下。

66. 参翎丸

【方源】 《解围元薮》卷三

【异名】 参毛丸（《赤水玄珠》卷三十）

【组成】 纯白鹅毛（用纯白鹅一只，男用雄，女用雌，捋其毛，不可失一根，炒为术） 苦参皮一斤（酒煮，为末）

【主治】 麻风。

【制法、用法】 黄米、酒糊为丸，如梧桐子大。每服一百丸，空心酒送下。

67. 柏叶丸

【方源】 《秘传大麻风方》

【组成】 侧柏叶（九蒸九晒）

【主治】 大麻风，眉发脱落。

【制法、用法】 上为末，炼蜜为丸。每服百丸，一日三次，开水送下。

68. 轻蛤散

【方源】 《解围元薮》卷四

【组成】 五倍子 车米各等分

【主治】 麻风。

【制法、用法】 上为末用。

69. 胃风丸

【方源】 《解围元薮》卷三

【组成】 荆芥二两 蒺藜 天麻 白及各一两五钱 独活 柴胡 羌活 木瓜各三两 风藤 皂荚 厚朴 前胡 象贝母 苍耳子 金银花各一两五钱 麝香二钱 乳香 檀香各三钱 紫背浮萍四两

【主治】 麻风病。胃风遍传五脏，外证浑身溃烂。

【制法、用法】 上为末，炼蜜为丸，甘草、大黄末为衣。

70. 胃风煎

【方源】 《解围元薮》卷三

【组成】 羌活 泽兰 藿香各二两 蒺藜 柴胡 防风 细辛 白芷 薄荷各三两 荆芥四两 独活 木瓜 牛膝 连翘 黄芩 生地 山楂各二两五钱 菖蒲 枳实 陈皮各一两 麻黄一两五钱

【主治】 麻风病。胃风遍传五脏，外证浑身溃烂。

【制法、用法】 上作十剂服。

71. 香朱散

【方源】 《解围元薮》卷四

【组成】 木香 朱砂 车米 赤石脂（煅） 东丹各等分

【主治】 大麻风，足底穿烂者。

【制法、用法】 上为细末。先以茶叶、川椒煎汤洗净掺上，外用绵纸以面糊贴七八层，不数日内长平。

72. 保命丸

【方源】 《疡医大全》卷二十八

【组成】 苦参十斤 草胡麻 当归 防风 芫荑 白蒺藜各五斤 大风肉 薄荷叶 土木鳖 荆芥各二斤 胡连银 柴胡各十二两

【主治】 大麻风。

【制法、用法】 上为末，以水为丸。每日服四次，约二合，细茶送下。轻者不过七八升，重者一斗五升，再重者二三斗痊愈。

73. 保真丸

【方源】 《解围元薮》卷三

【组成】 人参 川芎 草乌 川乌 白芷 当归 槐角 羌活 五加皮 独活 紫背浮萍 防风 荆芥 首乌 枳壳 连翘 风藤 乌药 杜仲 桔梗 肉桂 干姜 僵蚕 石楠藤 甘草 芍药 升麻 虎骨 花蛇 防己各一两五钱 乳香 没药 沉香各五钱 麻黄（去节）二十斤

【主治】　麻风，半肢软瘫，麻痿酸疼，不能动止者。

【制法、用法】　上为末，麻黄煎膏为丸，每丸重五钱。酒磨服一丸。宜避风为妙。

74. 追风散

【方源】　《秘传大麻风方》

【组成】　葶苈三分　胡麻（炒）　苦参　蒺藜（炒）　防风　花粉　全蝎（醋炙黄）各二两　僵蚕（炒）　蝉蜕各三两　甘草（水洗）

【主治】　大麻风浑身黑而不发出者。

【制法、用法】　上为末，加轻粉一两和匀，分作十八次服，苦茶送一服。服三日后，唇口肿起，牙缝吐黑水二碗，必遍身疼痛，如痛、臭，用漱口散；服尽，必痢下五色便溺，乃脏腑根源毒气恶水皆出。虚人忌用。

75. 独圣散

【方源】　《疡医大全》卷二十八

【组成】　净嫩香片十斤

【主治】　大麻风

【制法、用法】　将桑柴灰滤汁一缸，用汁煮片香一百沸，倾入清水缸内，拔去苦水，俟坚硬方止，复用灰汁约煮十余次，以苦涩之味尽为度，阴干，研成极细末。每日服七八钱，茶水或粥调下。

76. 洗疠方

【方源】　方出《直指》卷二十四，名见《景岳全书》卷六十四

【组成】　苦参　荆芥　防风　白芷　独活　羌活　藁本各一两　洛阳花（用烧酒一斤浸一宿，酒不用）四两

【主治】　大麻风

【制法、用法】　上㕮咀。匀作三次，煎水洗，汗出为度

77. 活血解热汤

【方源】　《疯门全书》

【组成】　全当归五钱　大生地二钱　白苦参三钱　京赤芍　川黄连　炒栀仁荆芥穗　北防风　苏薄荷各一钱　石菖蒲五分　明雄（研末，冲服）一钱　条甘草二钱

【主治】　麻风。

【制法、用法】　加灯心为引，或加绿豆半杯，煎服。

78. 养血祛风汤

【方源】　《马培之医案》

【组成】　川芎八分　乌药八分　秦艽一钱半　甘草八分　大胡麻三钱　当归二

钱　丹参一钱半　云苓二钱　川断一钱半　草薢草一钱　苍耳子一钱半　白蒺藜三钱　白术一钱　桑枝三钱

【主治】　麻风，块斑退，汗孔未透。

79. 宣毒去风汤

【方源】　《疯门全书》

【组成】　川连　黄柏　黄芩　玄参　赤芍　栀仁　续断　花槟榔　大黄　朴消　石膏（末）　银花　荆芥　北防风　薢皮　独活

【主治】　麻风，麻木不仁。

【制法、用法】　灯心为引，水煎，朴消后下。

80. 祛疠神效丸

【方源】　《玉案》卷二

【组成】　丢子肉十五斤　防风（去芦）　白蒺藜　荆芥各二斤半　银柴胡　胡黄连各六两　草胡麻　当归（酒浸）　芜荑各二斤半　木鳖子（去壳）十五两　薄荷一斤

【主治】　大麻风。

【制法、用法】　上为末，以酒为丸。每服五钱，一日三次。

81. 神效清目饮

【方源】　《疯门全书》

【组成】　白菊花二钱　白蒺藜　蔓荆子　荆芥穗各一钱半　绿升麻五分　麻黄（表证轻者不用）　灵仙各一钱　石菖蒲五分　何首乌二钱　苦参（无癣不用）　黑栀仁　枯黄芩　小川连　肥知母各一钱　条甘草六分

【主治】　麻风及麻风攻目。

82. 秘传漆黄蟾酥丹

【方源】　《外科启玄》卷十二

【组成】　鲜螃蟹四斤　真生漆一斤　真蟾酥　真雄黄各二两

【主治】　大麻风。

【制法、用法】　先将瓷罐装蟹，次入漆，封口，埋在土内十四日足，方取开看，二物俱化成水，去滓净，将水入锅慢慢火煮干，焙为细末，方入雄黄、蟾酥二味末搅匀，瓷罐收之。每服一二钱，空心、临卧各一服，好酒送下。不过一月，其疾全好除根。

83. 消风败牵散

【方源】　《秘传大麻疯方》

【组成】　海桐皮　川乌（炮）　丹皮　川芎　芍药　干姜　银花　肉桂　五加皮　白芷　前胡　黄芪　甘草　甘菊　人参　羌活　防风

【主治】 大麻风，形如鸡爪，手足动摇，遍身皆痒，指屈而不伸者。

【制法、用法】 加生姜，水煎，入好酒二小杯，热服。五帖后用藿香、白芷、前胡、甘草、黄芪、海桐皮、甘菊、人参、羌活、防风、芍药、僵蚕、生姜，水煎服。

84. 消毒救苦丹

【方源】 《秘传大麻疯方》

【组成】 防风　羌活　麻黄　升麻　生地　川芎　藁本　连翘　黄柏　当归　柴胡　陈皮　黄芩　苍术　细辛　甘草　白术　干姜　红花　茱萸

【主治】 大麻风，四肢生疮，手足无力，鼻塌指落。

【制法、用法】 水煎，空心服。

85. 宽胸行气散

【方源】 《疯门全书》

【组成】 桔梗　木通　枳壳　香附　乌药　芥子　杏仁　陈皮　川芎　酒芍　甘草

【主治】 麻风，服感字丸后，胸前觉滞，且多痰者。

【制法、用法】 上为散。用灯心为引，水煎服。

86. 调补丸

【方源】 《疡医大全》卷二十八

【组成】 制首乌八两　百部　生地各五钱　秦艽　当归各三两　车前子　牡丹皮　白菊花各二两

【主治】 大麻风。

【制法、用法】 炼蜜为丸。每服五钱，早、晚空心百滚汤吞服。

87. 调补煎

【方源】 《疡医大全》卷二十八

【组成】 制首乌三钱　生地二钱　知母一钱五分　车前　白菊花各一钱　牡丹皮　薄荷各五分

【主治】 大麻风。

【制法、用法】 水煎，午前午后服。

（三）疥疮

疥疮是由疥虫引起的接触性、传染性皮肤病，好发于皮肤皱褶部位，皮损初起为尖针大小的丘疹或水疱，并可见到隧道，疥虫常埋藏在隧道的一端，多出现在指缝和腕屈面。临床症状表现为皮肤瘙痒、红斑、丘疹、脓包、丘疱疹等，主要发病于指间、手腕、腋下、腰部等区域。中医文献早有记载，如《诸病源候论·疥候》说："疥者，有数种，有大疥，有马疥，有水疥，有干疥，有湿疥。多生手足，乃至遍体……湿疥者，小疮皮薄，常有汁出，并皆有虫，人往往以针头挑得，状如水内痫虫。"发病人群主要表现为自身免疫力低、不注重个人卫生、经常与他人共用物品等。治疗杀虫、止痒，以外治为主。中医学认为，疥疮是外感疥虫、湿毒所生，治宜杀虫燥湿。硫磺软膏为临床常用外用治疗疥疮的药物，《救急良方》中谓"疥疮有虫，硫黄末以鸡子煎香油，调搽极效"。《外科正宗》治疗疥疮的"诸疮一扫光"外搽方及《医宗金鉴·外科心法》治疗疥疮的"臭灵丹"中都有硫黄。《外台秘要》记载葛洪用硫黄治疗疥疮说："石硫黄无多少，研粉，以麻油或苦酒涂摩之。"各古代典籍记载均说明硫磺早已被应用治疗疥疮，并取得一定效果。

1. 大黄丸

【方源】 《圣济总录》卷一三六

【组成】 大黄（锉，炒）二两半　防风（去叉）　黄芪（锉）　黄连（去须）各一两半　漏芦（去芦头）一两　秦艽（去苗土）　苦参　乌蛇（酒浸，炙黄，去皮骨）各二两

【主治】 疥疮痒痛不止。

【制法、用法】 上为末，炼蜜为丸，如梧桐子大。每服二十丸，空心温酒送下，晚再服。

2. 大黄膏

【方源】 《圣惠》卷六十五

【组成】 川大黄一两　干姜（锉）半两　黄连（去须）一两　藜芦（去芦头）半两　蘆茹　莽草各一两

【主治】 疥疮。

【制法、用法】 上为细散。入炼成猪膏一斤相和，同煎成膏。候冷，旋取涂之。

3. 大风子油

【方源】 《全国中药成药处方集》（杭州方）

【组成】 大风子不拘多少

【主治】 风湿癣疮，疥疮，癞疮，杨梅毒疮。

【制法、用法】 打油去尽水气为度，用时搽敷患处，油纸裹之。

4. 千金散

【方源】 《青囊秘传》

【组成】 升药底　西丁

【主治】 疥疮。

【制法、用法】 上为末。用板猪油去膜，和药打烂，扎于夏布内。不拘时候搽之。

5. 一上散

【方源】 《古今医鉴》卷十五引王少泉方

【异名】 一扫光（《回春》卷八）

【组成】 枯白矾一两　硫黄七钱　人参三分　五倍子（炒）五钱　花椒五钱

【主治】 疥疮。

【制法、用法】 上为末。香油煎鸡子令熟，去鸡子，以油调搽。

6. 一扫方

【方源】 《疡科遗编》卷下

【组成】 大风子核一两　轻粉　水银各三钱　猪油三两

【主治】 一切干湿疥疮。

【制法、用法】 先将大风子核炒燥，同轻粉研极细，再同水银搅和，猪油打烂，加棉花衣一团，共一齐捣匀。揩患处。

7. 一扫光

【方源】 《医统》卷八十一

【组成】 硫黄二钱　雄黄一钱　水银二钱　花椒五分　大风子肉一钱　蛇床子枯矾各五分　信一分　潮脑三分　槟榔五分

【主治】 疥疮。

【制法、用法】 上为细末。用柏油调。擦疮上。即刻愈。

8. 一扫光

【方源】 《奇方类编》卷下

【组成】 蛇床子　苦参　芫荑各一两　雄黄　川椒　大风子肉　硫黄各五钱枯矾一两二钱　轻粉　樟脑各二两

【主治】 疥疮及妇人阴蚀疮，诸般恶毒。

【制法、用法】 上为细末。猪油调搽。

9. 一扫光

【方源】 《应验简便良方》卷下

【组成】 花椒六两　洋片五钱　朴消一两　樟脑　水银各二两　槟榔　白芷大风子　木鳖　荜茇　硫黄各四两

【主治】 疥疮。

【制法、用法】 上为末。麻油调搽。

10. 一扫光

【方源】 《全国中药成药处方集》（南京方）

【组成】 淡吴萸　硫黄（另研乳细）各一两　苦参四两　雄黄（另研乳细）花椒　升药底（另研乳细）　蛇床子　明矾（另研乳细）各一两　樟脑五钱　烟胶大风子肉　白芷各一两

【主治】 疥疮，湿疹，干癣。

【制法、用法】 先将明矾、升药底、雄黄、硫黄四味另研乳细，再和余药共研细末，以猪油或牛油调匀。用纱布包裹，于沐浴后搓擦患处。

11. 一扫光

【方源】 《全国中药成药处方集》（沙市方）

【组成】 苍术 花椒 蛇床子 明雄各八两 樟脑 白芷各四两 大黄八两 水银二两 木鳖子四两 明矾八两 硫黄四两 皮消八两 大风子四两 吴萸二两

【主治】 疥疮。

【制法、用法】 除樟脑、水银、硫黄外，共研细末，再入以上三味和匀。视患处多少，分用药之轻重，用生猪油调擦。忌辛辣、葱、蒜。面部勿用。

12. 一扫光

【方源】 《全国中药成药处方集》（西安方）

【组成】 大风子一两 硫黄二两 明雄六钱 水银 樟脑各二钱半 蛇床子 茅苍术各二两 川花椒三钱

【主治】 皮肤干湿疥疮，痛痒难堪。

【制法、用法】 上药各为细末，和匀，瓷罐装贮。先将药用猪板油调和，纱布包裹，用火烘热搽患处。如有脓泡，须用烧过的针挑破后搽之。谨防入口中毒。

13. 一扫散

【方源】 《得效》卷十九

【组成】 藜芦皮二两 真轻粉十贴 好蚌粉一两 通明 雄黄 水粉各一两

【主治】 一切疥疮。

【制法、用法】 上为末，用大鲫鱼一个，入香油煎，候熟去鱼，摊冷调药搽疮。近阴处勿用。

14. 一浴散

【方源】 《瑞竹堂方》卷五

【组成】 硫黄 雄黄 汉椒 玄精石 枯白矾各等分 轻粉少许

【主治】 疥疮热毒。

【制法、用法】 清油调搽。早起空心，饱食干物，勿饮汤，煎大防风通圣散一剂，加白沙蜜二两，送神苓丸五十至七十丸，入浴室内洗，令汗出，便沐浴。将疥抓破，用前药搽之，再入堂内洗。如此搽洗三次，然后出浴，不再搽药。

15. 一扫光疮药

【方源】 《全国中药成药处方集》（杭州方）

【组成】 苦参五两 川黄柏 烟胶各五两 木鳖子 蛇床子 川椒 明矾 枯矾各一两 硫黄一两五钱 大风子油 白樟脑各一两五钱 轻粉 雄黄各一两

【主治】 疥疮湿毒，皮肤癫癣，痒多痛少，抓破蔓延。

【制法、用法】 上为细末，将大风子油拌匀研和，用猪油搅匀，将药用稀布包裹，在开水内略浸，药从布眼内溢出，即擦患处。

16. 二黄丹

【方源】 《外科证治全书》卷四引孙真人方

【组成】 黄柏五钱 轻粉一钱

【主治】 疥疮脓窠痛甚者。

【制法、用法】 上为末。鸡子黄熬油调搽。

17. 十香丸

【方源】 《串雅外编》卷三

【组成】 乳香 没药 花椒 硫黄各一钱 水银（用唾研如泥）三钱 麝香三分 蛇床子（炒）五钱 大风子（去壳）二两

【主治】 疥疮。

【制法、用法】 上为末，旧柏油烛或胡桃为丸。外擦用。

18. 十香膏

【方源】 《寿世保元》卷九

【组成】 白矾（炒） 轻粉 水银 雄黄 川椒（去子炒） 樟脑各一钱 槟榔（研末）一个 杏仁（去皮，同研）四十个 大风子（去皮肉，另研）四十个

【主治】 疥疮遍身风痒。

【制法、用法】 上药和匀，用柏油八钱，俱入乳钵内，研至不见水银星为度，为丸如弹子大。待疮疥痒，将药丸于患处滚过。治遍身风痒生疮疥，土蒺藜苗汤洗之；治老人生皮风疥疮瘙痒，藜芦根为末，脂油调搽。

19. 三圣丸

【方源】 《疡医大全》卷三十五

【组成】 水银 潮脑各二钱 川风子肉五十粒

【主治】 疥疮。

【制法、用法】 上为极细末，加柏油二钱，研匀为丸。周身滚之。

20. 三黄丹

【方源】 《疡医大全》卷三十五

【组成】 硫黄 雄黄 黄丹 潮脑 川椒（焙） 枯矾各等分

【主治】 疥疮。

【制法、用法】 用麻油四两，鸡蛋一个，将蛋煎枯如絮，去蛋不用，将药末装粗布袋内，慢慢摆入油内，取起冷定搓之；或同猪板油捣匀搓之亦可。

21. 三黄膏

【方源】 《普济方》卷二八〇

【组成】 皂角三个 斑蝥 巴豆各二十个 黄柏半两

【主治】 疥疮久不愈者。

【制法、用法】 上将腊脂一斤，煎至药黑色，滤去滓，次入硫黄、雄黄末，搅匀搽。

22. 大风膏

【方源】 《摄生众妙方》卷八

【组成】 大风子 杏仁各四十九个 川椒 枯矾 轻粉 樟脑 蛇床子各三钱 柏油烛三两

【主治】 疥疮。

【制法、用法】 上为细末，入柏油烛同研涂之。

23. 大风膏

【方源】 《摄生众妙方》卷八

【组成】 槟榔 苍术 柴胡 人言 硫黄 花椒 飞矾 大风子

【主治】 疥疮。

【制法、用法】 上为细末。香油熬搽。

24. 从革解毒汤

【方源】 《续名家方选》

【组成】 金银花 土茯苓各二钱 川芎一钱 莪术 黄连各七分 甘草二分

【主治】 疥疮。

【制法、用法】 水煎，温服。

25. 六根散

【方源】 《普济方》卷二八〇

【组成】 鹿梨根 黄柏根 乌药 苦楝根 不辣回根 芫花根

【主治】 疥疮。

【制法、用法】 上为末。麻油调敷之。

26. 水银膏

【方源】 《圣惠》卷六十五

【组成】 水银二分 胡粉（并水银，点少水研令星尽）一两 蛇床子（末）半两 黄连（末）三分半 硫黄（细研）一分

【主治】 一切疥疮不愈。

【制法、用法】 上药相和，以麻油和如稀面糊，每用先以盐浆水洗疮令净，以药涂之，干即更换。不过两三度，愈。

27. 五龙散

【方源】 《普济方》卷二八〇

【组成】 蛇床子（炒）　花椒（炒）　牙消　枯矾　土硝各等分

【主治】 诸疥疮。

【制法、用法】 上为细末。柏油调搽。

28. 立效散

【方源】 《医方类聚》卷一六九引《经验良方》

【组成】 朴消（细研如粉）二两　硫黄（别研极细）一分

【主治】 疥疮经久不愈。

【制法、用法】 上和匀，清油调。临卧敷疮上，一夜三次。

29. 立效散

【方源】 《丹溪心法附余》卷十六

【组成】 全蝎三十枚　巴豆三十粒　皂角（炒焦）七个

【主治】 疥疮。

【制法、用法】 上为粗末。以清油四两，熬至焦黄色，去滓，次入大风子、蛇床子、白矾末各一两、黄蜡二两同煎成膏，以瓷器收贮。任意搽疮。

30. 加减八珍汤

【方源】 《洞天奥旨》卷十

【组成】 人参一钱　当归三钱　白芍二钱　生甘草一钱　茯苓三钱　白术五钱　黄芪三钱　熟地　生地各五钱　柴胡一钱　川芎八分　天花粉二钱

【主治】 疥疮脓窠。

【制法、用法】 水煎服。先用六剂，去柴胡，加北五味子十粒，再服六剂。

31. 玉烛散

【方源】 《玉机微义》卷四十九引戴人方

【组成】 四物汤　调胃承气汤

【主治】 经闭，恶露不尽，便毒，跌打瘀血，身痛。
①《玉机微义》：经候不通，腹胀或痛。②《医学正传》引《疮疡集》：便毒。③《医方考》：疥疮作痛。④《仁术便览》：产后恶露不尽，脐腹疼痛，时发寒热，大便燥结。⑤《济阴纲目》：胃热消渴，善食渐瘦。⑥《郑氏家传女科万金方》：产后血枯便秘。⑦《血证论》：跌打瘀血发渴，身痛便闭。

【制法、用法】 上㕮咀，水煎服。

32. 玉绣球

【方源】 《古今医鉴》卷十五引周后峰方

【组成】 水银一钱　枯矾五分　樟脑一钱　大风子二十个　花椒五分　柏油五钱

【主治】 疥疮。

【制法、用法】 上为末，不见水银星。火炙，擦之。

33. 四圣膏

【方源】 方出《百一》卷十六，名见《普济方》卷二八〇

【组成】 鹿梨根（捣取皮）不以多少　生姜半之　白矾随意用　吴茱萸看多少入

【主治】 疥疮。

【制法、用法】 上药同于砂盆内，入米醋烂研，以净器盛之，候白酽生，方可用。遇浴时，以代皂角，不过一两次即安，若遍身生者，尤宜用之。

34. 如意散

【方源】 《御药院方》卷八

【组成】 干漆（生）　黑狗脊（生）　轻粉（研）　僧黄芪（生，研）各一两

【主治】 疥疮时发痒痛。

【制法、用法】 上为细末。每用药前，先微搔破，以生油调药如稀糊，搽患处，一日二三次。

35. 扫疥散

【方源】 《准绳·疡医》卷五

【组成】 大黄　蛇床子　黄连　金毛狗脊　黄柏　苦参（同为极细末）各五钱　硫黄　水银（茶末杀之）各四钱　雄黄　黄丹各二钱五分　轻粉一钱　大风子（去壳）　木鳖子（去壳）各五钱

【主治】 诸疥疮，热疮，遍身疮疖。

【制法、用法】 上为细散。用生猪脂调，洗浴后搽疮上。此药宜晒合之，不见火。

36. 当归丸

【方源】 《癍论萃英》引张元素方

【组成】 当归半两　甘草一钱　黄连　大黄各二钱半

【主治】 癍疹、痘疹、疥癣等病热滞中阻，大便秘结者。

①《癍论萃英》：癍疹大便实秘，能饮食而内实。②《医学纲目》：小儿痘疮大便秘。③《玉机微义》：伤寒癍见，无大热，脉虚，秘闷。④《医学入门》：疥疮血热便秘，及痘疹已出，声哑喘息，便秘等证。

【制法、用法】 先将当归熬膏子，入药末三味为丸。渐加服之，以利为度。

37. 吸烟散

【方源】 《续名家方选》

【组成】 辰砂　硫黄　甘松　木香各一钱　石膏　沉香　赤石脂　生地黄　当归各二钱　明矾　樟脑　杉梢叶灰各三钱　茶一钱

【主治】 霉疮结毒，淋疾痔疾，脱肛疳疮，风毒痛疔。

【制法、用法】 上为末，盛纸袋，为七贴，渍麻油，点火吸油烟，日尽一袋。勿含口中，恐损齿舌。

38. 合手香

【方源】 《良朋汇集》卷五

【组成】 大风子二三个　水银一钱　杏仁（去皮尖）七个　桐油一两　油核桃仁五钱　木鳖（去皮）十个　潮脑五钱　人言豆大（为末）一块

【主治】 疥疮。

【制法、用法】 上捣为泥，为丸如核桃大。用一丸两手撮揉，令鼻搐其药气，再以两手上油搽痒处。

39. 合掌丸

【方源】 《冯氏锦囊·杂证》卷十九

【组成】 大风子四十九粒　水银（制）二钱　雄黄　海螵蛸各五分　枯矾　番木鳖　川椒各三钱

【主治】 沙疮，疥疮。

【制法、用法】 上为末，用油胡桃肉为丸。

40. 合掌丸

【方源】 《全国中药成药处方集》（哈尔滨方）

【异名】 合手香、合掌散

【组成】 大风子（去皮）十四两　红矾五分　胡桃（去皮）三个　硫黄一钱红枣（去皮核）七个　水银（制）一钱

【主治】 湿毒疥疮，遍体蔓延，瘙痒流水，烦扰难寐。

【制法、用法】 共捣一处，兑猪油为丸，二钱重。瓷坛存贮，擦敷疥上，谷草微火熏烤之。

41. 合掌散

【方源】 《普济方》卷二八引《简易方》

【组成】 槟榔四个　全蝎二个　白芷四块　草乌（大者）二个　地龙四钱　青葙子一合　海桐皮一钱　枯白矾　硫黄各指大二块　麝香一字

【主治】 肾瘀气毒，两腿入骨痒痛，两膀内疥疮，两手脓疮下，指缝露白，每日疼痛不可忍。

【制法、用法】 上为末，和匀，香油调开。临睡时，先于两手心上涂药搽热，用鼻嗅得心中觉有硫黄气，似此依前三次毕，第四次需时要多，然后以原涂药之两手心，合着捧外肾睡，不可放开，睡熟为度，重者不过三至五度即愈，更再不发。

42. 合掌散

【方源】 《青囊立效秘方》卷一

【组成】 吴萸二钱　升底三钱　朝脑一钱　西丁三钱　铜绿一钱五分　白胡椒二钱五分　扫盆一钱

【主治】 疥疮，脓窠。

【制法、用法】 上为细末，麻油调匀。每浴后。挑药少许于手心，以两手对擦至热，再以手心摩擦患上，隔三日一次。约三四次全好。

43. 杀疥药

【方源】 《三因》卷十五。

【异名】 杀疥散《中医皮肤病学简编》

【组成】 羊蹄根（生切）一两　姜一分　矾半钱　硫黄一钱　草乌头一个

【主治】 疮疡，疥疮。

【制法、用法】 上以米泔淹一宿，研极细，入酽醋和匀。入浴时，抓破疮敷之；迟顷，入温汤洗。

44. 灵宝丸

【方源】 《博济》卷四

【组成】 天麻（洗）　天南星　白附子　独活　白僵蚕　川乌头（炮）　羌活（洗）　干蝎（全者）各一两　牛黄　龙脑（研细）各一分　麝香（研细，旋入众药）半两

【主治】 小儿疥疮，及三十六种风疾。

【制法、用法】 上净洗，日内晒干，不用近水，杵为细末，炼蜜为丸，如豌豆大。诸色风疾，每服五丸，薄荷、温酒送下；女人血风，更入少当归末，温酒送下；如瘫痪风，下床不得，每服三十丸，先用白矾半两为末，葱十茎，煎汤温浴，后用薄荷汁、温酒送下；衣被盖出汗，别服补药。如是男子、妇人疥癣、瘰疬，并须依前法洗浴，服三十丸，出汗，当日必愈；小儿疮疥亦须如常浴，每一岁一丸，并须出汗，并愈。忌食面、猪肉、鱼、毒等物。

45. 灵验疥疮药饼

【方源】 《丁甘仁家传珍方选》

【组成】 蛇床子　大风子肉　蜡烛油各四钱　净江子肉一钱五分　洋樟二钱油桃肉三枚　明矾七钱　血竭二钱　猪油一两

【主治】 疥疮。

【制法、用法】 上为细末，烊化猪、烛油，乘温调药作饼七个。每日用一饼，贴扎胸前，逐日更换，用完即愈，扎手背上亦可。

46. 妙功散

【方源】 《瑞竹堂方》卷五

【组成】 黄柏　蛇床子　白矾各等分

【主治】 疥疮。

【制法、用法】 上为细末，用清油二两、黄柏、花椒、巴豆数粒、葱三茎、厚朴、枳壳各少许，上药同清油一处，熬数沸，滤去滓，将妙功散入于热油内，更加烛一二枝，放冷。调搽。

47. 鸡子涂方

【方源】 《圣济总录》卷一三六

【组成】 鸡子（煮熟取黄，铛中熬成膏）七枚　腻粉　乱发灰　白矾灰各一分石硫黄（研）半两

【主治】 恶疥疮。

【制法、用法】 上除鸡子外，为末，入鸡子膏，和研令匀，涂敷患处。每日三至五次即愈。

48. 连翘败毒膏

【方源】 《天津市固有成方统一配本》

【组成】 连翘十六两　桔梗　甘草　木通各十二两　金银花十六两　防风　玄参　白藓皮　黄芩　浙贝母　地丁　白芷各十二两　天花粉八两　赤芍十二两　蝉蜕八两　大黄十六两　蒲公英　栀子各十二两

【主治】 诸疮初起，红肿疼痛，疮疖溃烂，灼热流脓，无名肿毒，丹毒疮疹，疥疮癣疮，痛痒不止。

【制法、用法】 上药洗净切碎，加水浓煎成清膏，再加炼蜜（每清膏十两，加置二十两）收膏。每服一两，日服二次，白开水送服。或制成水丸。名连翘败毒丸。每服三钱，日服二次，温开水送服。忌食腥荤及刺激性之物，孕妇慎用。

49. 苦参汤

【方源】 《济生》卷八

【组成】 苦参　蛇床子　白矾　荆芥穗各等分

【主治】 疥疮。

【制法、用法】 上煎汤。放温洗。

50. 拔毒散

【方源】 《保婴撮要》卷十二

【组成】 黄芩　黄连　白矾（俱生用）　雄黄各五钱　铜绿（痒甚加之）二钱松香

【主治】 胎毒，头面生癞，或延及遍身，痒痛不安，浸淫不愈；及眉炼疮，疥

癫，疮癣。

【制法、用法】 上药各为末。干掺患处或用油调搽。

51. 金不换

【方源】 《回春》卷八

【组成】 蛇床子五钱 大枫子（去壳） 水银二钱 白锡一钱 枯白矾一钱

【主治】 血风疮，癣疮，疥疮，虫疮及坐板疮、疥癞。

【制法、用法】 上药各为细末，先将锡化开，次入水银，研匀不见星，再入末药，柏油共捣匀，搽疮宜干些。或无柏油，腊猪油亦可。

52. 治要除湿汤

【方源】 《直指》卷十三

【组成】 半夏曲 川厚朴（制） 苍术（炒）各二两 藿香叶 陈皮 茯苓各一两 甘草（炙）七钱

【主治】 ①《直指》：霍乱吐泻。②《医方集解》：伤湿腹痛，身重足软，大便溏泻。

【制法、用法】 上锉散，每服四钱，生姜七片，大枣一枚，水煎服。

53. 卷疮散

【方源】 《外科方外奇方》卷三

【组成】 松香一钱 水银二钱 硫黄一钱 枯矾 樟脑各二钱

【主治】 疥疮。

【制法、用法】 松香、水银先研，再同余二味用麻油和为丸。每取此丸，在脉上（擦）揸。凡一切痛痒诸疮自能痊愈。

54. 细辛汤

【方源】 《眼科全书》卷四

【组成】 细辛 芜蔚子 玄参 黄芩 桔梗 大黄 车前子

【主治】 大患后生翳外津。初时陡然而起，肿痛发来甚重，沙涩难忍，憎寒发热，坐卧不安，或通夜行至达旦，羞明怕日，泪出如汤，鼻涕溏流，两眼肿起如桃，日夜呻吟，饮食无味，二七不愈，遂生白翳，如黄脓疥疮，占在风轮，其脑牵痛。

【制法、用法】 水煎，食后服。

55. 苦参散

【方源】 《鲁府禁方》卷四

【组成】 石菖蒲（九节者） 威灵仙 胡麻（炒） 川芎各一两 苦参四两 荆芥 甘草各一两

【主治】 风癣疥疮。

【制法、用法】 上为细末。每服三钱，好黄酒调下。

56. 苦参煎

【方源】 《仙拈集》卷四

【组成】 苦参 荆芥 防风 白矾 花椒 野菊 马鞭草各等分

【主治】 疥疮。

【制法、用法】 水煎，洗浴数次效。

57. 荆芥丸

【方源】 《普济方》卷二八〇

【组成】 荆芥穗不拘多少

【主治】 疥疮，及风热疮。

【制法、用法】 上为细末，蒸烂。入萝卜于木石器内，烂捣为丸，如梧桐子大。每服三十至四十丸。食后茶汤、熟水任下。服荆芥药，忌食无鳞鱼。

58. 牵牛子丸

【方源】 《圣济总录》卷一三六

【组成】 牵牛子（一半瓦上炒，一半生用） 茴香子（微炒）各一两 陈橘皮（水浸，去白，子瓦上焙干）二两

【主治】 一切风热疥疮攻注。

【制法、用法】 上为细末，用生姜汁煮面糊为丸，如绿豆大。每服十丸，空心、临卧用炒盐汤送下。

59. 轻桃丸

【方源】 《洞天奥旨》卷十

【组成】 轻粉 白薇 防风 苏叶各一钱

【主治】 疥疮。

【制法、用法】 上药各为细末，用油胡桃肉三钱，捣碎研绝油，同猪板油再捣，为丸如弹子大。擦疮处。一二日即愈。

60. 便易散

【方源】 《外科百效》卷五

【组成】 花椒一两 香附半斤 槟榔三两 蛇床二两 白矾一两

【主治】 疥疮。

【制法、用法】 上为极细末，核桃油或木油调搽。

61. 独圣丸

【方源】 《外科证治全书》卷四

【组成】 荆芥（连穗）

【主治】 疥疮愈后年年发者。

【制法、用法】 上为末，用生地黄自然汁熬膏为丸，如梧桐子大。每服三钱，

茶、酒任下。忌鱼蟹。

62. 独炼硫

【方源】 《疡科纲要》卷下

【组成】 明净硫黄

【主治】 疥疮湿疮痒者。

【制法、用法】 入铁锅，文火熔化，倾入盐卤中，凝定取出，再熔再淬数十次，俟硫色深紫为度，为细末。熬鸡子黄成油调敷。先须洗涤净，挹干敷药，每日一洗，再敷。

63. 疥灵丹

【方源】 《外科方外奇方》卷三

【组成】 硫黄 水银各一钱 油核桃肉一两 生猪板油一两

【主治】 疥疮。

【制法、用法】 上药共捣如泥。闻嗅及擦患处。

64. 疥疮搽药

【方源】 《外科方外奇方》卷三

【组成】 白薇三钱 白芷 炒花椒 细茶叶 寒水石各二钱 大黄 明矾各五钱 蛇床子 雄黄各一钱 百部二钱 潮脑一钱

【主治】 疥疮。

【制法、用法】 上为细末，用生腊猪油和匀捣烂。擦之

65. 疥药一扫光

【方源】 《全国中药成药处方集》（济南方九）

【组成】 大风子仁五钱 核桃肉五钱 水银一钱

【主治】 疥疮。

【制法、用法】 上捣细泥为丸，每付六丸，装纸匣。每用一丸擦心口，连用六日，忌刺激性等物，不可入口。

66. 疥疮一扫光

【方源】 《慈幼新书》卷十一

【组成】 水银一钱五分 乳香 没药 硫黄 樟脑 花椒各五分 蛇床子（炒）二钱五分 大风子（净肉）五钱

【主治】 疥疮。

【制法、用法】 烛油调敷。

67. 洗疥药

【方源】 《古今医鉴》卷十五

【组成】 防风 荆芥 白矾 马鞭草 苦参 花椒 野菊花

【主治】 疥疮。

【制法、用法】 水煎，频洗。

68. 活血四物汤

【方源】 《医学入门》卷八

【组成】 当归　川芎　芍药　生地各一钱半　桃仁九个　红花一钱　苏木八分　连翘　黄连　防风　甘草各六分

【主治】 疥疮经久不愈。

【制法、用法】 水煎服。

69. 神捷散

【方源】 《圣济总录》卷一三六

【组成】 吴茱萸一两　赤小豆四十九粒　白蒺藜一两　白芜荑仁半两　轻粉五钱匕　石硫黄（研）少许

【主治】 诸疥疮。

【制法、用法】 上为散，令匀，每用半钱匕，以生油调药于手心内摩热，遍揩周身有疥处便睡，其疥自愈。

70. 除湿饮

【方源】 《揣摩有得集》

【组成】 苍术（炒）　白术（炒）　骨皮　白鲜皮　白附子　五加皮　僵蚕（炒）　秦艽　连翘　白芷　羌活　防风各一钱　蝉蜕三钱　生草一钱

【主治】 身受潮湿，遍体发痒，或起疙瘩，或成疥疮。

【制法、用法】 生姜为引，水煎服。

71. 秦艽丸

【方源】 《圣惠》卷六十五

【组成】 秦艽（去苗）　黄芪（锉）各二两　漏芦一两半　乌蛇（酒浸，去皮骨，炙令微黄）四两　防风（去芦头）　黄连（去须）各一两半　苦参（锉）　川大黄（锉碎，微炒）各二两

【主治】 疥疮、湿疹、顽癣。

①《圣惠》：遍身生疥，干痒，搔之皮起。②《金鉴》：脓窠疥。③《赵炳南临床经验集》：慢性湿疹（顽湿疡）、神经性皮炎（顽癣）、皮肤瘙痒症（瘾疹）、寻常性狼疮（流皮漏）、盘状红斑狼疮。

【制法、用法】 上为末，炼童为丸，如梧桐子大。每服三十丸，食后以温酒送下。《赵炳南临床经验集》，体弱者慎用，孕妇忌服。

72. 秦艽散

【方源】 《济众新编》卷五

【组成】 秦艽 蓝漆各一钱五分 羌活 黄丹各一钱 胆矾 水银各五分

【主治】 疥疮。

【制法、用法】 上为末，香油调涂。

73. 换肌丸

【方源】 《疡医大全》卷三十五

【组成】 白砒 水银各三分 油核桃五钱 大风肉一钱

【主治】 疥疮。

【制法、用法】 上为末，不见星为度，绢包。每临卧时，擦心口片时。

74. 秘传一擦光

【方源】 《医学正传》卷六

【组成】 蛇床子 苦参 芜荑各一两 雄黄五钱 枯矾一两二钱 硫黄五钱 轻粉二钱 樟脑二钱 大风子（取肉）五钱 川椒五钱

【主治】 疥疮，及妇人阴蚀疮、漆疮、天火丹，诸般恶疮。

【制法、用法】 上为细末，生猪油调敷。

75. 秘传愈疥散

【方源】 《松崖医径》卷下

【组成】 牛皮岸（即熏牛皮烟岸。如无，以香炉岸代） 蛇床子 硫黄 黄柏 黄丹各一两 雄黄 大枫子（去壳） 川椒各半两 枯矾二两 轻粉二钱

【主治】 疥疮及小儿癞头。

【制法、用法】 上各为细末。以生猪油调匀敷之。

76. 秘传靖肤散

【方源】 《松崖医径》卷下

【组成】 大枫子四十九枚 枯白矾 真川椒 蛇床子 水银各三钱 樟脑五钱

【主治】 疥疮。

【制法、用法】 上各为细末，入水银，共再研匀。用柏油调敷。

77. 秘制金毛狮子疮药

【方源】 《疡医大全》卷三十五引刘氏方

【组成】 黄芩 荆芥穗 黄连 五倍子 茜草 槐枝头 芒消 黄柏各二两（上为粗末，再炒老黄色） 土硫黄（醋煮） 枯矾各二两（上为细末） 巴豆肉三钱 蓖麻仁五钱 大风子（净肉）二两（上药捣如泥，同前药和研匀细） 水银 黑铅（同研）各一两 雄黄 潮脑各五钱（共与前药研和一处）

【主治】 一切血风疥疮，手足诸疮。

【制法、用法】 每用一钱，以前制疮药油调搓。凡脚上患血风疮多年不愈，先以药水洗净拭干，再以研细轻粉薄薄扫上，再搓疮药。凡搓疮药先一日用油调鹿角

霜细末，厚敷疮上过夜，次日再搓疮药更妙。

78. 臭灵丹

【方源】 《外科大成》卷四

【组成】 硫黄末 油核桃各一两 水银一钱 生猪脂油一两

【主治】 疥疮，酒齄，顽癣，溃疡。

①《外科大成》：干疥。②《金鉴》：湿疥。③《中医皮肤病学简编》：酒齄，顽癣，溃疡。

【制法、用法】 捣匀任用；如脓疥，挑破搽之，微痛，三次愈。

79. 脂调散

【方源】 《玉机微义》卷十五

【组成】 蛇床子二两 菵茹 草乌 花椒 苦参 荆芥各一两 雄黄 硫黄 矾各半两

【主治】 疥疮，脓窠疮。

【制法、用法】 上为细末。猪脂调搽。

80. 脂调散

【方源】 《杂病治例》

【组成】 苦参 荆芥 雄黄 硫黄 矾末各半两 蛇床二两 草乌尖一两

【主治】 湿热、湿毒疥疮

【制法、用法】 上为末。敷之。

81. 脓疱疥疮散

【方源】 《痘学真传》卷七

【组成】 硫黄 川椒 白矾各一钱五分 朱砂 雄黄各一钱 血竭六分

【主治】 痘疮后生脓疱疥疮。

【制法、用法】 上为末，用鸡蛋三个钻破一头，将箸调和，倒出拌药末，仍入蛋壳中，外用盐泥封固，炉中煅枯取出，加轻粉一钱，为末。和油调敷。

82. 脓窠疥疮药酒

【方源】 《疡医大全》卷三十五

【组成】 生地 金银花 当归 苍术各二两 猪板油十两

【主治】 脓窠疥疮。

【制法、用法】 上药入坛内，加酒十五斤，封口，隔水煮一炷香，退火气三日。任饮。

83. 消疥丸

【方源】 《仙拈集》卷四

【组成】 苦参 白芷 鲜皮各一两 枳壳 连翘 羌活 山栀 当归 荆芥各三钱

【主治】 疥疮。

【制法、用法】 上为末，蜜为丸，如梧桐子大。每服五十丸，食后白汤送下。

84. 绣球丸

【方源】 《外科正宗》卷四

【组成】 樟冰 轻粉 川椒 枯矾 水银 雄黄各二钱 枫子肉（别碾）一百枚

【主治】 一切干、湿疥疮，及脓窠烂疮，瘙痒无度者。

【制法、用法】 上为细末，同大枫子肉再研和匀，加柏油一两化开，和药搅匀作丸，如龙眼大。于疮上擦之。

85. 猪膏金银花酒

【方源】 方出《医方集解》，名见《成方切用》卷八

【组成】 猪脂二升 酒五合

【主治】 疮疥。

【制法、用法】 加金银花煮，饮。

86. 硫黄散

【方源】 《普济方》卷二八〇引《仁存方》

【组成】 硫黄 荆芥穗 黑狗脊 蛇床子

【主治】 疥疮。

【制法、用法】 上为末，油调成膏。先以火灸疮令痒，抓破，用麻油涂敷于手心，擦热嗅了，再搽疮上。

87. 硫糕丸

【方源】 《洞天奥旨》卷十五

【组成】 硫黄（精，明的）一两

【主治】 疥疮。多年不愈，多致瘦弱，一家皆相染为患。

【制法、用法】 上为细末，用米糕为丸，如梧桐子大。每服五十至六十丸，上体疥，食后荆芥汤送下；下体疥，食前服。不必搽药。

88. 雄黄膏

【方源】 《医方类聚》卷一六九引《居家必用》

【组成】 槟榔 雄黄（别破，如无，舶上硫黄代之） 轻粉（别入） 枯矾 黄蜡各半两 蛇床子 黄柏 吴茱萸 苦参 黄连各一两 五倍子 海桐皮各六钱 蒿茹二两

【主治】 顽恶疮疥癣，小儿奶癣，头疮，无时痛痒；大人脚气下疰。

【制法、用法】 上为细末，先将腊月猪肪脂一斤，入皂角五条，带须葱五茎，全蝎十个。巴豆三十粒去壳，蓖麻仁四十粒去壳，川椒三钱，同煎黑色，去滓，入前药末，再熬成膏子，方入轻粉，腊月内合者。瓷盒内收贮，可留十年余。若治疥疮，加入舶上硫黄与雄黄同两。

89. 普济丹
【方源】 《青囊秘传》

【组成】 硫黄　川椒　樟水各二钱　明矾　枯矾各三钱

【主治】 疥疮脓窠作痒。

【制法、用法】 上为末，猪板油调，布包擦。

90. 滴露膏
【方源】 《医学探骊集》卷六

【组成】 大风子（去皮）二十四粒　江子仁（要肥润者）三十六粒　核桃（去皮）一个　水银（炙成泥或成面用）一钱

【主治】 疥疮。

【制法、用法】 上药前三味用香油炙紫色，入水银细研成膏。从头顶往下，有疥无疥之处，遍身全行抹到，惟男子前裆，妇人两乳不抹，此两处若见药膏，恐其溃烂；抹后用微火烤之，半日后，其遍身必起一层红点，三至五日即干，结小薄靥，其湿毒已全托出，永不再发。

91. 漏芦汤
【方源】 《外科大成》卷四

【组成】 漏芦一钱五分　紫花地丁　荆芥　当归　连翘　薄荷　白芷　升麻各一钱　麻黄三钱　大黄二钱　生甘草四分

【主治】 痈疽疔肿，不问阴阳初起者，及初溃红肿尚未消尽者，及湿烂疥疮。

【制法、用法】 水二钟，煎八分，食远温服，盖衣取微汗，渣再煎服。次日，麻黄用二钱，大黄用一钱半，甘草用六分，温服；第三日则麻黄、大黄、甘草各用一钱，温服；如肿尚未消尽，照第三日方再二三服，无不愈者。如不欲汗，则麻黄少用，温服之，如大便不实及不欲下者，则少用大黄，不用亦可；随病上下，在食前、食后服。如便毒，服利药，正气伤，皮厚未穿者服此一汗，不砭而穿。

92. 韩氏驱毒散
【方源】 《全国中药成药处方集》（沈阳方）

【组成】 龙骨　甘石各一两　轻粉二钱五分　冰片三钱　儿茶七钱　元连五钱　红粉五钱五分

【主治】 痈疽恶疮，下疳阴蚀，杨梅疮，痔疥疮，疔毒红伤，烫伤破伤，以及小儿胎毒风火毒，其他皮肤糜烂。

【制法、用法】 上研极细末。酌量用之，敷患处，以万应膏贴之。

（四）毛虫皮炎

桑毛虫（Porthesia xanthocamapa Dyar）又名桑毒蛾，属鳞翅目，毒蛾科，是桑园主要害虫之一。桑毛虫毒毛对人体有很大的危害，因桑毛虫毒毛刺入或接触人体而引起的皮炎称为桑毛虫皮炎，松毛虫皮炎多发生于 4～10 月，松毛虫毒毛有倒刺状小棘，刺入皮肤后不易拔出，毒毛刺入处的皮损中心有时可见黑点，为刺入的毒毛，可用消毒针具将毒毛刺取，有利于减轻症状，缩短疗程。双柏酊方中，黄柏性味苦寒，有清热燥湿、泻火解毒作用；侧柏叶有凉血止血、祛风湿、散肿毒功效；泽兰有活血利水之功效；薄荷性味辛凉，疏散风热，消毒止痒；大黄外敷有泻热解毒、行瘀血积滞作用。诸药合用，共奏活血化瘀、消肿止痛、清热解毒之功效。对松毛虫皮炎及关节疼痛具有较好疗效。

（五）隐翅虫皮炎

隐翅虫是一种黄褐色的小甲虫，属节肢动物门翅目，隐翅虫科。隐翅虫皮炎全年均可发生，主要见于 7～9 月份，因为这期间为隐翅虫活动和繁殖季节。隐翅虫具有趋光性，而且喜欢在夜间活动，在血淋巴中含有被称为隐翅虫素的毒素，是一种具有强刺激性的生物碱，能导致水泡性炎症性皮肤病。临床特征：皮损主要见于暴露的部位。如面、颈、肩、上肢等，皮损以红斑、丘疹、水疱、脓疱为主，严重者可有头痛、头晕、发热、附近淋巴结肿大。

（六）虱病

阴虱病是人体寄生阴虱所致的一种性传播类皮肤病，可引起皮肤瘙痒及炎症反应，还可传播回归热及斑疹伤寒等传染病。好发于外生殖器及肛门等部位，偶见寄生于腋毛、眉毛或睫毛。祖国医学对本病早有认识，称"阴虱疮"。清代《疡医大全》强调："此虫最易传染，得此者，勿近好，近之则好人即生此虫，不可不慎。"

本病主要传播途径是性接触，可以通过被褥、内裤、床垫等间接传染，应及早彻底治疗。百部对阴虱有强力的杀灭作用，是治疗阴虱病的要药。

1. 大黄散
【方源】 《圣惠》卷七十三

【组成】 川大黄（锉碎，微炒）　黄芩各一两　赤芍药　玄参各半两　黄芪（锉）一两　丹参　山茱萸　蛇床子各半两

【主治】 妇人阴痒。

【制法、用法】 上为细散。每服二钱，食前以温酒调下。

2. 五加皮汤
【方源】 《普济方》卷三〇一引《海上名方》

【组成】 五加皮

【主治】 阴痒有汗。

【制法、用法】 煎汤外洗。

3. 龙胆泻肝汤

【方源】 《医方集解》引《局方》

【异名】 泻肝汤《类证治裁》卷四

【组成】 龙胆草（酒炒） 黄芩（炒） 栀子（酒炒） 泽泻 木通 车前子 当归（酒洗） 生地黄（酒炒） 柴胡 甘草（生用）

【主治】 肝胆火盛之胁痛，口苦目赤，耳肿耳聋；肝胆湿热下注之阴肿阴痒，小便淋浊，尿血，带下等。

①《医方集解》引《局方》：肝胆经实火、湿热，胁痛耳聋，胆溢口苦，筋痿阴汗，阴肿阴痛，白浊溲血。②《疡科心得集》：鱼口下疳，囊痛。

4. 宁坤锭

【方源】 《吉林省中药成药集》

【组成】 雄黄五两 冰片五两 青盐五两 五倍子五两

【主治】 湿热下注引起的妇人阴痒、带下。

【制法、用法】 冰片、雄黄单包，先将雄黄、冰片各为细末，青盐、五倍子共轧为细末，另取大枣十两，煮烂，去核取肉，与上药末搓揉为丸。用白绸一寸五分方块、做成袋，将药装袋内，以白线扎紧。每次一丸，同时将药袋纳入阴道内，留线在外，三日一换。外用药品，切勿内服。

5. 加味逍遥散

【方源】 《医略六书》卷二十六

【组成】 柴胡（盐水炒）六钱 白芍（炒）二两 白术（制）一两半 当归三两 茯苓 炙草四钱 山栀（炒）二两 丹皮一两半 蛤壳（生研）三两

【主治】 阴痒，脉弦虚数。

【制法、用法】 上为散。白雷丸三钱，煎汤调下三钱。

6. 石斛散

【方源】 《圣惠》卷十四

【组成】 石斛（去根，锉）一两半 巴戟（去心）一两 桑螵蛸（微炒）三分 菟丝子（酒浸三日，晒干，别杵为末）一两 杜仲（去粗皮，炙微黄赤，锉）三分

【主治】 肾气虚损，小便余沥，梦遗白浊，阴痒腰背寒痛。

①《圣惠》：伤寒后肾气虚损，小便余沥，及夜梦失精，阴下湿痒。②《圣济总录》：阳气虚惫，小便白淫。③《普济方》：男子阴衰，腰背痛苦寒。

【制法、用法】 上为细散，入菟丝末和匀，每服二钱，食前温酒调下。

7. 芦荟丸

【方源】 《医学集成》卷三

【组成】 芦荟 当归 白芍 川芎 胡连 芜荑 木香 甘草

【主治】 阴痒生虫。

【制法、用法】 上为末，糊为丸。每服一钱半，开水送下，外用桃叶、白果捣烂绵囊，纳阴中，一日三换。

8. 杏仁膏

【方源】 《医统》卷八十三

【组成】 杏仁（烧存性） 麝香少许

【主治】 妇人阴痒不可忍。

【制法、用法】 上为末，用旧帛裹之，缚定，火上炙热。纳阴中。

9. 洗阴煎

【方源】 《仙拈集》卷三

【组成】 蛇床 五倍 明矾 花椒 葱白各五钱

【主治】 妇人阴痒生疮。

【制法、用法】 煎汤洗之。

10. 将军散

【方源】 《寿世保元》卷七

【组成】 大黄（微炒） 黄芩 黄芪（炙）各一两 赤芍 玄参 丹参 山茱萸（去核） 蛇床子各五钱

【主治】 妇人阴痒，是虫蚀，微则为痒，重则痛。

【制法、用法】 上为末。每服二钱，食前温酒调下。

11. 神功至宝丹

【方源】 《纲目拾遗》卷九引王秋泉方

【组成】 苦参（为末）一斤 鹅毛（香油炒存性）六两

【主治】 溜脓肥疮，脓窠疮，瘌痢头，遍身风癞瘾疹疥癣，瘙痒异常，麻木不仁，诸风手足酸痛，皮肤破烂，阴囊痒极，并妇人阴痒湿痒。

【制法、用法】 上用黄米糊为丸，朱砂为衣。随病上下，茶汤送下，一日二次。戒暴怒、房劳、炙酸、发毒之物。

12. 珠母散

【方源】 《外科方外奇方》卷四

【组成】 陈蚌壳（煅） 儿茶 轻粉 飞滑石 人中白（煅）各二钱 煅龙骨 枯矾各一钱 冰片三分

【主治】 妇人阴痒，甚者令人发热如劳。

【制法、用法】 上为末。先以鸡肝或猪肝切作长条，蒸熟，插入阴户，过一夜，次早取出，如此二三次，痒减虫净，然后用麻油调搽。

13. 桃仁雄黄膏

【方源】 《金鉴》卷四十九

【组成】 桃仁　雄黄末

【主治】 阴痒。

【制法、用法】 桃仁研膏，合雄黄末，鸡肝切片，蘸药纳户中。其虫一闻肝腥，皆钻肝内吮食，将肝提出，其病即愈。

14. 真丹散

【方源】 《外台》卷三十四引《崔氏方》

【组成】 真丹（研）一分　矾石（烧，研）二分　川芎四分

【主治】 阴痒似有虫状，烦闷。

【制法、用法】 上为散，以谷囊盛，著阴中，虫当死尽。

15. 柴胡石膏汤

【方源】 《郑氏家传女科万金方》卷五

【组成】 柴胡　石膏　黄芩　荆芥　前胡　茯苓　升麻　桑皮　甘草

【主治】 妇人湿热阴痛、阴痒。

16. 黄丹散

【方源】 《圣惠》卷七十三

【组成】 黄丹一两　白研三两　川芎一两

【主治】 妇人阴痒，似有虫状，烦闷。

【制法、用法】 上为末。以谷囊盛，纳阴中。虫当自出。

17. 椿根皮汤

【方源】 《医统》卷八十三

【组成】 臭椿皮　荆芥穗　藿香各等分

【制法、用法】 上锉。煎汤熏洗，既入即止。

【主治】 妇人阴痒突出。

（七）虫咬皮炎

虫咬皮炎属中医学"恶虫叮咬""水疥"范畴。中医学认为本病多因夏秋暑热季节，湿热内蕴，外受毒虫咬伤，以致湿热毒汁交阻于肌肤而引起。治宜清热解毒利湿。

中医认为，虫咬皮炎最常见的证候是热毒蕴结证，常表现为虫咬处瘙痒、红肿热痛等。若邪毒较盛，挠破后出血，毒邪深入机体，严重者可见紫斑，甚至局部脓疱、全身发热等症状。针对热毒蕴结证，治疗应清热泻火、解毒消肿。《本草经疏》载："薄荷，辛多于苦而无毒。"辛合肺，肺外合皮毛，主气，司呼吸，为阳脏也。《本草求真》言："薄荷，气味辛凉，功专入肝与肺。"薄荷味辛，性凉，无毒，归

肺、肝经，根茎和叶子富含挥发油，故能闻到清凉香味，具有疏风散热作用，故可治疗皮肤风疹瘙痒、麻疹不透等症，对痈、疽、疥、癣、漆疮也具有很好的疗效。

（八）皮肤猪囊虫病

猪囊虫也称猪带绦虫，寄生在脊椎动物的小肠。虫卵在进入小肠经消化液作用后，囊尾蚴溢出，穿过肠壁，经血循环或淋巴系统到达身体的各处，以在运动功能较多的肌肉组织如心、舌、股、眼等多见，到达寄生部位后囊尾蚴虫体逐渐长大，形成病灶，可引起各种症状和严重的后果，其囊液如进入机体则可能引起变态反应甚至休克。